W0258554

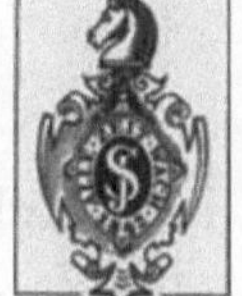

Die Durchführung des Diuretika-Symposions, das vom
1. bis 2. Juni 1979 in Düsseldorf stattfand, wurde von
Melusin Schwarz-Monheim übernommen.

DIURETIKA

1. Diuretika-Symposion Düsseldorf 1979

Herausgegeben von

Prof. Dr. med. F. Krück
Medizinische Univ.-Poliklinik, Bonn

Dr. med. A. Schrey
Melusin Schwarz-Monheim GmbH, Monheim

Mit 86 Abbildungen und
31 Tabellen

Springer-Verlag
Berlin Heidelberg New York 1980

Prof. Dr. med. FRIEDRICH KRÜCK,
Medizinische Univ.-Poliklinik Bonn,
Wilhelmstraße 35–37, D-5300 Bonn

Dr. med. ALFRED SCHREY,
Melusin Schwarz-Monheim GmbH, D-4019 Monheim

ISBN-13: 978-3-642-67522-5   e-ISBN-13: 978-3-642-67521-8
DOI: 10.1007/978-3-642-67521-8

CIP-Kurztitelaufnahme der Deutschen Bibliothek
Diuretika/1. Diuretika-Symposion Düsseldorf 1979. Hrsg. von F. Krück; A. Schrey.
[Die Durchführung wurde von Melusin-Schwarz, Monheim übernommen]. –
Berlin, Heidelberg, New York: Springer, 1980.

NE: Krück, Friedrich [Hrsg.]; Diuretika-Symposion ⟨01, 1979, Düsseldorf⟩;
Melusin-Schwarz-Monheim-GmbH

2121/3130-543210

Vorwort

Im Juni 1979 hatte in Düsseldorf ein Symposion über
Diuretika stattgefunden. Behandelt wurden experimentelle
und klinische Ergebnisse mit Diuretika, unter anderem mit
Diucomb.

Ziel des Symposions war, Untersuchungsergebnisse zu
referieren und diskutieren. Teilnehmer waren Wissenschaft-
ler aus der Schweiz, Österreich, Großbritannien, USA und
der Bundesrepublik Deutschland.

Das Material dieses Symposions wurde überarbeitet,
Diskussionen durch einen Redaktionsstab gestrafft.

Wir danken Frau J. BOROS für wertvolle technische
Assistenz. Der Springer-Verlag hat uns wiederum sach-
kundig beraten und ist in großzügiger Weise unseren
Wünschen entgegengekommen

Die Herausgeber

Inhaltsverzeichnis

Autorenverzeichnis

Prof. Dr. H.-D. Bolte
Klinikum Großhadern
Innere Medizin
D-8000 München

Dr. L. F. Chasseaud
Huntingdon Research Centre
GB-Huntingdon PE 18 6 ES

Prof. Dr. P. Deetjen
Physiologisches Institut
Schöpfstr. 41
A-6020 Innsbruck

Prof. Dr. med. A. Distler
Johannes-Gutenberg-Universität
Mainz Klinikum
Postfach 3960
Langenbeckstr. 1
D-6500 Mainz

Prof Dr. E. Frömter
Max Planck Institut
für Biophysik
D-6000 Frankfurt/Main 70

Prof Dr. G. Giebisch
Department of Physiology
Yale University
333 Cedae Street
New Haven, Conn. 06510/USA

Prof. Dr. K. Greeff
Pharmakologisches Institut
der Universität Düsseldorf
Moorenstr. 5
D-4000 Düsseldorf

Dr. D. Häberle
Physiol.-Institut der Universität
Pettenkofer Str. 12
D-8000 München

Lothar L. Hansen
Klinikum Steglitz
der Freien Univ. Berlin
Institut für Klinische Physiologie
Hindenburgdamm 30
D-1000 Berlin 45

Priv.-Doz. Dr. med. K. Hayduk
Marien-Hospital
Innere Abteilung
Rochusstr. 2
D-4000 Düsseldorf

Dr. H.-J. Hoppe
IPHAR-Institut
Pestalozzistr. 25
D-8012 München-Ottobrunn

Dr. W. Hummerich
Med. Univ. Poliklinik
Josef-Stelzmann-Str. 9
D-5000 Köln 41

Prof. Dr. H. Kewitz
Institut für Klinische Pharmakologie
Kaunstr. 2
D-1000 Berlin 37

Prof. Dr. R. Kinne
Max Planck Institut
für Biophysik
D-600 Frankfurt/Main 70

Prof Dr. H. Knauf
Klinikum d. Albert-Ludwigs-Univ.
Abtlg. Innere Medizin IV
Hermann-Herder-Str. 6
D-7800 Freiburg

Dr. A. Konrads
Klinikum Steglitz
der Freien Univ. Berlin
Institut für Klinische Physiologie
Hindenburgdamm 30
D-1000 Berlin 45

Prof. Dr. H. J. Kramer
Med. Univ. Poliklinik Bonn
Wilhelmstr. 35–37
D-5300 Bonn

Prof. Dr. O. Kraupp
Pharmakologisches Institut
der Univ. Wien
Währinger Str. 13a
A-1090 Wien IX

Prof. Dr. F. Krück
Direktor der Med. Univ. Polikl.
Wilhelmstr. 35–37
D-5300 Bonn

Prof Dr. F. Leuschner
Laboratorium f. Pharmakologie
und Toxikologie
Francoper Str. 66b
D-2154 Hamburg 92

Prof. Dr. B. Lüderitz
Med. Klinik I
Klinik Großhadern der Univ.
Marchionnistr. 15
D-8000 München 70

Dr. med. F. Matzkies
Kurparkklinik
Kurhausstr. 31
D-6740 Bad Neustadt/Saale

Dr. med. K. W. Rumpf
Med. Univ. Poliklinik
Robert-Koch-Str. 40
D-3400 Göttingen

Prof. Dr. K. O. Stumpe
Med. Univ.-Poloklinik Bonn
Wilhelmstr. 35–37
D-5300 Bonn

PD Dr. W. Vetter
Universitätsspital Zürich
Department für Innere Medizin
Med. Poliklinik
CH-8091 Zürich

Dr. E. Werner
Abtlg. f. Biophysikalische
Strahlenforschung
Paul-Ehrlich-Str. 15a u. 20
D-6000 Frankfurt/Main

Prof. Dr. med. M. Wiederholt
Klinikum Steglitz
der Freien Univ. Berlin
Institut für Klinische Physiologie
Hindenburgdamm 30
D-1000 Berlin 45

Einleitung

F. KRÜCK

Wer nicht voll in das Problem des Elektrolyt- und Wasserhaushaltes und dessen Beeinflußbarkeit durch Diuretika eingeweiht ist, könnte die Frage stellen, welchen Sinn eigentlich ein Symposion über Substanzen haben soll, von denen bekannt ist, und in der klinischen Praxis täglich beobachtet werden kann, daß sie zu einer Mehrausscheidung von Wasser und Salzen führen. Dies ist allerdings eine recht oberflächliche Betrachtung. Wer nämlich mehr von der Problematik weiß, dem ist auch bewußt, in welch geringem Maße die Vorgänge, die dem Netto-Effekt einer Salurese und Diurese zu Grunde liegen, bisher aufgeklärt sind. Dies trifft nicht nur für die Wirkungsmechanismen der verschiedenen Diuretika, sondern ganz allgemein für unsere Kenntnisse über den Salz- und Wasserhaushalt zu. Deshalb erscheint es mir durchaus auch heute noch lohnenswert, ein Expertengespräch über diese Probleme in Gang zu bringen. Aus diesem Grunde habe ich die Arbeitsgruppen, von denen ich weiß, daß sie sich mit diesen Fragen beschäftigen, gebeten, über neuere und neueste Erkenntnisse auf dem Gebiet der Wirkung der Diuretika und ganz allgemein auf dem Gebiet des Elektrolyt- und Wasserhaushaltes, zu berichten und ihre Ergebnisse zur Diskussion zu stellen. Das Symposion soll also eine Art Fortbildung für fortgebildete Experten sein.

Die Beschäftigung mit den Diuretika hat nicht nur dem Kliniker eine Bereicherung seines therapeutischen Repertoirs gebracht, sie hat uns allen, Physiologen und Pharmakologen eingeschlossen, viel über renale und extrarenale Elektrolyttransportmechanismen gelehrt. Und daß dieser Lernprozeß auch am heutigen Tage noch nicht abgeschlossen ist, daß wir auch weiterhin offen bleiben müssen für neue Fragen oder auch nur für eine neue Beurteilung alter Probleme, das sollte – und das wird uns hoffentlich – unser heutiges Symposion zeigen.

1. Wirkungsmechanismen

Moderation: K. Greeff

Plasma Concentrations and Comparative Bioavailability of Bemetizide and Triamterene in Combination

L.F. Chasseaud

Introduction

Thiazide diuretics such as bemetizide (Fig. 1) and the potassium-sparing triamterene (Fig. 1) have been in clinical use for several years but it is only recently that pharmacokinetic data on these compounds have become available. A major reason for this is the increasing awareness of the usefulness of pharmacokinetic data and of the availability of adequately sensitive and specific methods for the measurement of these drugs in biological fluids.

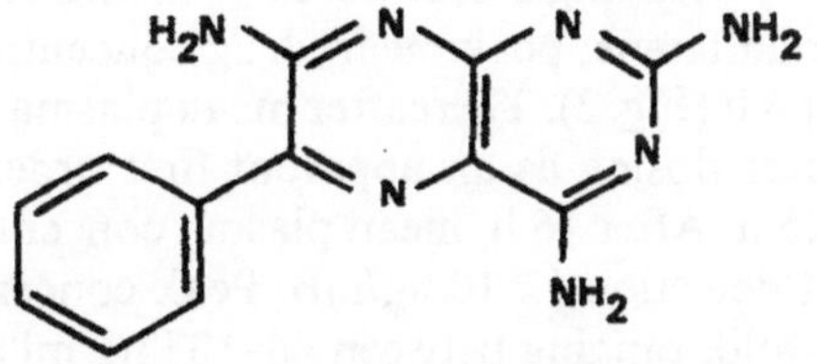

Fig. 1. Structure of bemetizide *1* and triamterene *2*

Measurement of Bemetizide and Triamterene

Both bemetizide and triamterene can be measured by reversed-phase high-performance liquid chromatography (HPLC) using an ultraviolet absorption detector for the former (*Brodie* et al. 1978) and a fluorescence detector for the latter (*Brodie* et al. 1979).

Some details of the analytical methods for both drugs are shown in Tables 1 and 2 respectively.

Table 1. Characteristics of the HPLC methods for the measurement of bemetizide in plasma and urine

Internal standard	Cyclopenthiazide
Detector	Ultraviolet absorption at λ 271 nm
Sensitivity	10 ng/ml plasma
Precision	Plasma – $\pm$ 15% at 25 ng/ml
	$\pm$ 3% at 75 ng/ml
	Urine – $\pm$ 5% at 200 ng/ml
	$\pm$ 4% at 600 ng/ml
Recovery	Plasma – mean 90%
	Urine – mean 98%

Table 2. Characteristics of the HPLC methods for the measurement of triamterene in plasma and urine

Internal standard	p-Methoxytriamterene
Detector	Fluorescence,
	excitation λ 365 nm
	emission λ 440 nm
Sensitivity	1 ng/ml plasma
Precision	Plasma – $\pm$ 11% at 1 ng/ml
	$\pm$ 3% at 20 ng/ml
	Urine – $\pm$ 6% at 200 ng/ml
	$\pm$ 4% at 400 ng/ml
Recovery	Plasma – mean 79%
	Urine – mean 85%

Concentrations of Bemetizide in Plasma

Concentrations of bemetizide have been determined in human plasma after administration of the drug alone and in combination with other drugs.

After single oral doses of 25 mg of bemetizide alone, peak mean drug concentrations in plasma of 83 ng/ml were reached at 3–4 h (Fig. 2). Thereafter mean plasma concentrations declined to 15 ng/ml as an apparent first order process with a half-life of approximately 7.5 h. After 24 h, mean plasma concentrations of bemetizide were below the limits of detection (< 10 ng/ml). Peak concentrations in different subjects varied less than 2-fold, ranging between 69–108 ng/ml and occurring between 2 and 6 h (Table 3).

After single oral doses of 25 mg of bemetizide in combination with 50 mg of triamterene, peak mean drug concentrations in plasma of 66 ng/ml were reached at 4 h (Fig. 2). Thereafter mean plasma concentrations declined to 21 ng/ml at 16 h after dosing as an apparent first order process with an approximate half-life of 7.5 h. After 16 h, mean plasma concentrations of bemetizide were below the limits of detection (< 10 ng/ml). Peak concentrations in different subjects varied about 2-fold, ranging between 46–107 ng/ml and occurring between 3 and 8 h (Table 3).

The rate of absorption of bemetizide was not significantly altered when the drug was ingested together with triamterene (Table 3 and Fig. 2). However, comparison of the areas under the plasma concentration-time curves (Fig. 2) showed that the extent of bioavailability of bemetizide in these studies was significantly ($p < 0.01$) less when the drug was administered together with triamterene (Table 4) than when it was administered alone. An explanation for this difference is that the diuretic action of triamterene enhanced the plasma clearance of bemetizide; however, this was not indicated by an increase in the amount of unchanged drug excreted in the urine (see Table 5). Also, formulation effects seem an unlikely explanation since the dissolution rates of the two formulations were rather similar.

The clinical significance of this finding (Tables 3 and 4) is debatable since the reverse result was obtained in another study when mean plasma concentrations were greater after bemetizide (20 mg) was administered in combination with triamterene (40 mg), dihydralazine (40 mg) and bupranolol (40 mg) than when it was ad-

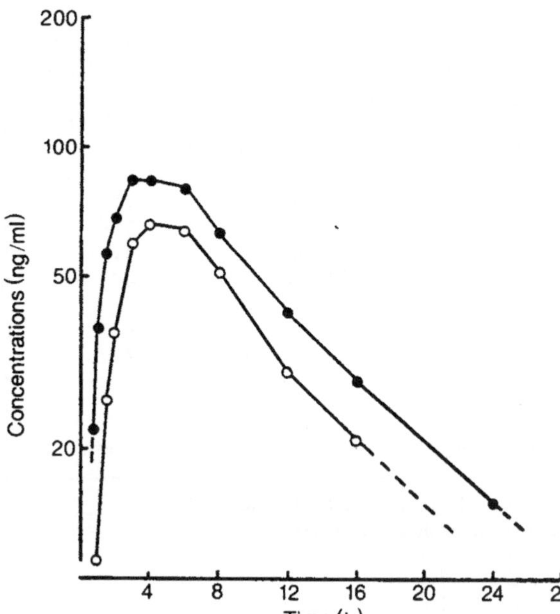

Fig. 2. Mean concentrations of bemetizide in the plasma of 9 human subjects after single oral doses of bemetizide (25 mg) alone (●) or in combination with triamterene (50 mg) (○)

Table 3. Peak levels in the plasma of different subjects after oral administration of bemetizide (25 mg) alone or in combination with triamterene (50 mg)

Subject No.	Bemetizide		Bemetizide + triamterene[a]	
	Peak level (ng/ml)	Peak time (h)	Peak level (ng/ml)	Peak time (h)
1	71	3	48	8
2	90	6	50	4
3	69	4	63	6
4	91	2	105	4
5	104	4	65	4
6	93	6	60	3
7	86	4	71	4
8	79	3	46	4
9	108	4	107	4
Mean	88[b]	4	68†	5

[a] Diucomb, produced by Sanol Schwarz-Monheim GmbH
[b] Significantly different ($p < 0.01$)

ministered alone (Fig. 3). The peak mean levels of 85.0 and 59.2 ng/ml occurred at 4–6 and 3–4 h respectively. From peak levels to 10 h, concentrations declined with an apparent half-life of about 6 and 4.5 h respectively; the concentrations measured at 24 h have been ignored in calculation of these half-lives, due to their being close to the limits of detection of the analytical method.

The results shown in Fig. 2 and 3 are not strictly comparable since the studies were each carried out under somewhat different conditions.

Table 4. Ratio of areas under the plasma concentration-time curves after oral administration of bemetizide (25 mg) alone or in combination with triamterene (50 mg)

Subject No.	Area ratio[a] (%)
1	55
2	35
3	91
4	124
5	52
6	69
7	83
8	38
9	89
Geometric mean	65

[a] Ratio of areas, bemetizide and triamterene: bemetizide alone doses

Table 5. Excretion of bemetizide in urine during 24 h after oral administration of bemetizide (25 mg) alone or in combination with triamterene (50 mg)

Subject No.	Bemetizide (% dose)	Bemetizide + triamterene (% dose)
1	5.8	1.5
2	5.0	1.0
3	2.9	1.9
4	4.6	1.7
5	2.8	5.5
6	1.5	4.0
7	3.1	1.7
8	2.5	1.6
9	3.4	2.8
Mean	3.5	2.4

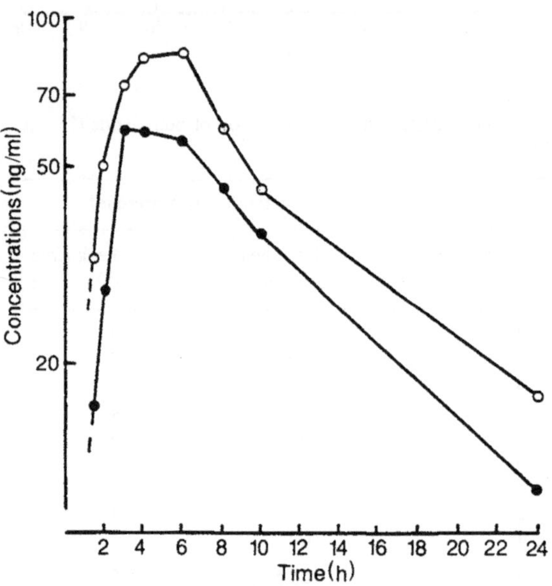

Fig. 3. Mean concentrations of bemetizide in the plasma of 6 human subjects after single oral doses of bemetizide (20 mg) alone (●) or in combination with triamterene (40 mg), dihydralazine (40 mg) and bupranolol (40 mg) (○)

Excretion of Bemetizide in Urine

During 24 h after single oral doses of 25 mg of bemetizide in combination with 50 mg of triamterene, a mean of 2.4% of the dose was excreted in the urine unchanged whereas after single oral doses of 25 mg of bemetizide alone, a mean of 3.5% of the dose was excreted in the urine (Table 5). The ratio of these proportions of the dose excreted as unchanged drug in the urine was 0.68, which is remarkably similar to the relative extent of bioavailability of bemetizide determined from plasma concentrations of the drug (see Table 4).

Concentrations of Triamterene in Plasma

After single oral doses of 50 mg of triamterene alone, peak mean drug concentrations in plasma of 13 ng/ml were reached at 1.5 h (Fig. 4). Thereafter mean plasma concentrations declined to 10 ng/ml at 4 h, 5 ng/ml at 8 h and to 3 ng/ml at 12 h. Thereafter during 12–36 h after dosing, low concentrations of 2–3 ng/ml persisted in plasma (Fig. 4). Peak concentrations in different subjects varied over 3-fold, ranging between 8–26 ng/ml and occurring between 1 and 4 h (Table 6).

After single oral doses of 50 mg of triamterene in combination with 25 mg of bemetizide, peak mean drug concentrations in plasma of 33 ng/ml were reached at 1–1.5 h (Fig. 4). Thereafter mean concentrations declined to 16 ng/ml at 4 h, 5 ng/ml at 8 h and to 2 ng/ml at 12 h. Low concentrations of between 1 and 2 ng/ml persisted in plasma during 12–36 h (Fig. 4). Peak concentrations in different subjects varied over 4-fold, ranging between 21–80 ng/ml and occurring between 0.75 and 2 h (Table 6).

Between 1.5 and 12 h after administration of triamterene alone and between 2 and 8 h after administration of triamterene in combination with bemetizide, mean plasma concentrations of triamterene declined with half-lives of about 5 and 2.5 h respectively. However, inspection of the data shows that these half-lives do not represent the terminal elimination phase, and the former probably reflected continuing absorption.

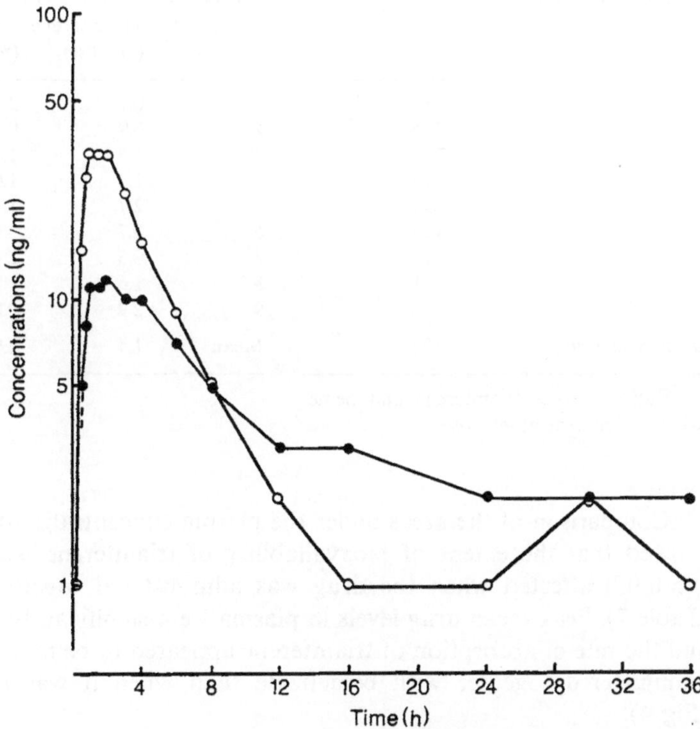

Fig. 4. Mean concentrations of triamterene in the plasma of 9 human subjects after single oral doses of triamterene (50 mg) alone (●) or in combination with bemetizide (25 mg) (○)

Table 6. Peak levels in the plasma of different subjects after oral administration of triamterene (50 mg) alone or in combination with bemetizide (25 mg)

Subject No.	Triamterene		Triamterene + bemetizide[a]	
	Peak level (ng/ml)	Peak time (h)	Peak level (ng/ml)	Peak time (h)
1	11	4	21	1
2	8	1	26	2
3	14	1	23	0.75
4	14	1.5	80	1.5
5	15	1.5	44	1.5
6	23	1	78	0.75
7	19	4	24	0.75
8	12	2	41	1
9	26	1.5	64	2
Mean	16[b]	2	45†	1.3

[a]   Diucomb, produced by Sanol Schwarz-Monheim GmbH
[b]   Significantly different ($P < 0.001$)

Table 7. Ratio of areas under the plasma concentration-time curves after oral administration of triamterene (50 mg) alone or in combination with bemetizide (25 mg)

Subject No.	Area ratio[a] (%)
1	88
2	165
3	136
4	213
5	91
6	124
7	115
8	101
9	138
Geometric mean	125

[a]   Ratio of areas triamterene and bemetizide: triamterene alone doses

Table 8. Excretion of triamterene in urine during 24 h after oral administration of triamterene (50 mg) alone or in combination with bemetizide (25 mg)

Subject No.	Triamterene (% dose)	Triamterene + bemetizide (% dose)
1	0.7	2.1
2	0.9	0.7
3	1.5	1.4
4	1.4	1.0
5	2.7	1.7
6	0.7	3.8
7	0.5	2.9
8	1.6	1.0
9	2.9	2.8
Mean	1.4	1.9

Comparison of the areas under the plasma concentration-time curves (Fig. 4) showed that the extent of bioavailability of triamterene was not significantly ($p > 0.05$) affected when the drug was administered together with bemetizide (Table 7). Peak mean drug levels in plasma were significantly different (Table 6), and the rate of absorption of triamterene appeared to be more rapid when it was administered together with bemetizide than when it was administered alone (Fig. 4).

By contrast, another study has shown that mean plasma drug concentrations obtained when triamterene (40 mg) was administered in combination with beme-

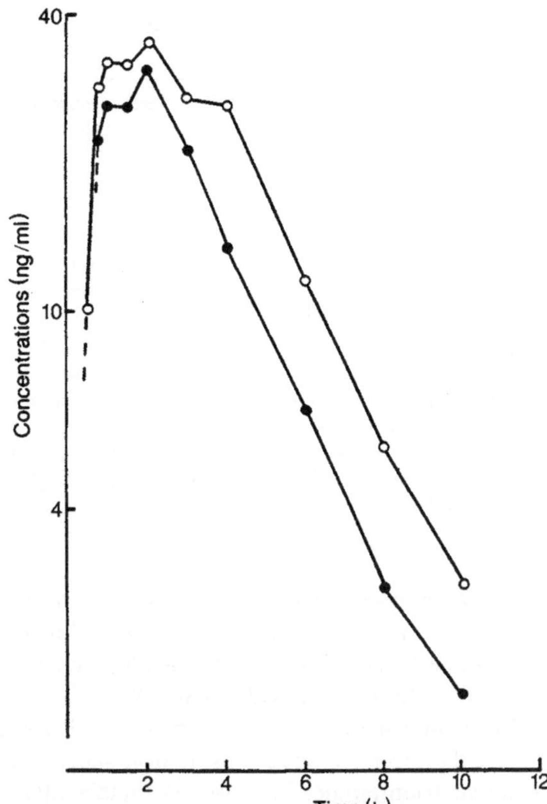

Fig. 5. Mean concentrations of triamterene in the plasma of 6 human subjects after single oral doses of triamterene (40 mg) alone (●) (40 mg) and bupranolol (40 mg) (○)

tizide (20 mg), dihydralazine (40 mg) and bupranolol (40 mg) were similar to when it was administered alone (Fig. 5). The peak mean levels of 34.7 and 30.8 ng/ml respectively, occurred at 2 h in both cases. As before, concentrations declined between 2 and 10 h with a half-life of about 2 h in both cases (Fig. 5).

Excretion of Triamterene in Urine

During 24 h after single oral doses of 50 mg of triamterene alone, a mean of 1.4% of the dose was excreted in the urine unchanged, somewhat similar to the mean proportion (1.9%) excreted after single oral doses of 50 mg of triamterene in combination with 25 mg of bemetizide (Table 8).

Discussion

The kinetic data obtained for bemetizide in these studies are similar to those previously reported from our laboratories (*Chasseaud* 1977; *Brodie* et al. 1978). Table 9 shows selected pharmacokinetic parameters for a number of thiazide diuretics that have recently been reported. Although the plasma half-life of bemetizide is closest to that of hydrochlorothiazide, bemetizide is probably more exten-

Table 9. Comparison of some pharmacokinetic parameters[a] of thiazide diuretics in human subjects after oral doses

Thiazide	Dose (mg)	Peak level (ng/ml)	Peak time (h)	Half-life (h)	Urinary excretion (% dose)	References
Bemetizide	25	83	3	7.5	3.5	[1]
Bemetizide	25	78	4	6.1	3.0	[2, 3]
Bendroflumethiazide[b]	5	50	2.3	4.1	17.7	[4]
Hydrochlorothiazide	50	260	2–4	6.5	64.8	[5]
Hydroflumethiazide	100	301	2.1	1.9	46.7	[6]
Polythiazide	1	3.2	5	25.7	20.3	[7]

[a] Parameters of mean data or means of individual parameters
[b] Studies in hypertensive patients after the last of 14 daily doses
References: [1] This report; [2] *Chasseaud* (1977); [3] *Brodie* et al. (1978); [4] *Beermann* et al. (1978); [5] *Beermann and Groschinsky-Grind* (1977); [6] *Yakatan* et al. (1977); [7] *Hobbs and Twomey* (1977)

sively metabolised since a much smaller proportion is excreted unchanged in the urine. Peak plasma levels of bemetizide adjusted for dose are similar to those of hydroflumethiazide and polythiazide, which appear to be less extensively metabolised than bemetizide (Table 9).

More pharmacokinetic data are available for triamterene. However, since most of these data were generated using non-specific analytical methods which not only measured triamterene, but also its metabolites, these data cannot be compared validly to those obtained in the present studies. As might be expected if non-specific analytical methods are used, a greater proportion of triamterene (about 30%) was reported to be excreted unchanged in the urine after oral doses of the drug (*Baba* et al. 1962; *Lassen* and *Nielsen* 1963; *Badinand* et al. 1964) and peak serum levels were also relatively much greater (about 1.2 µg/ml at 1 h after a 200 mg oral dose) (*Badinand* et al. 1964) than those observed in the present study. Another HPLC method recently reported for the measurement of triamterene in plasma did not appear to detect the prolonged phase for the elimination of triamterene in plasma, even after a 200 mg oral dose (*Sved* et al. 1979). However, peak levels after a 50 mg dose to a single volunteer were reported to be 16.2 ng/ml at 3 h, (*Sved* et al. 1979) in reasonable agreement with some of the results shown in Table 6: A more detailed study by *Pruitt* et al. (1977) showed that after oral doses of 200 mg of triamterene, peak plasma drug levels of 92–280 ng/ml occurred at 2–4 h and declined with a half-life of about 1.5–2 h. Less than 10% of the dose was excreted in the urine as unchanged triamterene (*Pruitt* et al. 1977).

References

Baba, W.I., Tudhope, G.R., Wilson, G.M. (1962). Brit. Med. J. *2*, 756
Badinand, A., Rondelet, J., Vallon, J.J., Chappuis, O. (1964). J. Med. (Lyon), *1047*, 101
Beermann, B., Groschinsky-Grind, M. (1977). Eur. J. Clin. Pharmacol. *12*, 297

Beermann, B., Groschinsky-Grind, M., Lindstrom, B., Wikland, B. (1978). Eur. J. Clin. Pharmacol. *13*, 119
Brodie, R.R., Chasseaud, L.F., Taylor, T., O'Kelly, D.A., Darragh, A. (1978). J. Chromatogr. *148*, 152
Brodie, R.R., Chasseaud, L.F., Taylor, T., Walmsley, L.M. J. Chromatogr. Submitted
Chasseaud, L.F. (1977). Ergebnisse der Angiologie, *16*, 43
Hobbs, D.C., Twomey, T.M. (1978). Clin. Pharmacol. Ther. *23*, 241
Lassen, J.B., Nielsen, O.E. (1963). Acta Pharmacol. Toxicol. *20*, 309
Pruitt, A.W., Winkel, J.S., Dayton, P.G. (1977). Clin. Pharmacol. Ther. *21*, 610
Sved, S., Sertie, J.A.A., McGilveray, I.J. (1979). J. Chromatogr. *162*, 474
Yakatan, G.J., Smith, R.B., Frome, E.L., Doluisio, J.T. (1977). J. Clin. Pharmacol. *17*, 37

Pharmakokinetik von Diuretika bei eingeschränkter Nierenfunktion

H. KNAUF und E. MUTSCHLER *

Die heute gebräuchlichen Diuretika lassen sich im wesentlichen in 3 Gruppen einteilen:

1. die Schleifendiuretika mit den wichtigsten Vertretern Furosemid, Etacrynsäure und Etozolin,
2. die Gruppe der Thiazide und wirkungsgleicher Substanzen wie Hydrochlorothiazid, Chlortalidon und Xipamid,
3. die kaliumretinierenden Diuretika (auch Antikaliuretika genannt) Spironolacton, Triamteren und Amilorid.

Die Wirkungsweise eines Diuretikums erklärt sich aus seinem Wirkungsort im Nephron. Die Hemmung des im jeweiligen Nephronsegment lokalisierten Ionentransportprozesses bestimmt die Zusammensetzung des vermehrt ausgeschiedenen Urins. Neben der Pharmakodynamik eines Diuretikums spielen heute in der Klinik die pharmakokinetischen Parameter eine große Rolle. In Abb. 1 sind die Zusammenhänge zwischen Pharmakokinetik und Pharmakodynamik dargestellt. Nur ein Teil der resorbierten Substanzmenge erreicht die eigentlichen Wirkorte, die Rezeptoren. Die pharmakokinetische Phase bestimmt also mit ihren Teilprozessen Invasion und Evasion bzw. Elimination (s. Abb. 2) die Wirksamkeit des Pharmakons in hohem Maße mit. Die Invasionskinetik beschreibt die Vorgänge bei der Aufnahme des Pharmakons in den Organismus. Die Eliminationskinetik kennzeichnet den zeitlichen Ablauf von Vorgängen, die zur Entfernung (Elimination) des aufgenommenen Stoffes aus dem Organismus führen (Biotransformation und Ausscheidung) (*Dost* 1968). Bei der Biotransformation, der enzymatischen Umwandlung des Pharmakons, spielt die Leber eine zentrale Rolle. Die enzymatischen Prozesse laufen vorwiegend im endoplasmatischen Reticulum ab. Bei gestörter Leberfunktion sind diese Vorgänge verzögert, ja sie können sogar aufgehoben sein. Das wichtigste Ausscheidungsorgan für Arzneistoffe sind die Nieren. Die Kinetik der renalen Elimination wird von

a) der glomerulären Filtration,
b) der tubulären Rückresorption und
c) der tubulären Sekretion

bestimmt. Glomerulonephritiden wirken sich vorwiegend auf die Filtration, tubuläre Erkrankungen (Pyelonephritis, interstitielle Nephritis, Harnstauungsniere) primär auf die tubulären Transportprozesse aus. Bei fortgeschrittener Niereninsuf-

* An den Untersuchungen wirkten mit: G. HASENFUS, CH. NIEMEYER, J. SCHNIPPENKOETTER, P. SCHOLLMEYER, U. WAIS, Zentrum Innere Medizin, 7800 Freiburg (Breisgau), sowie H. GEISSLER, B. GREBIAN, M. SCHÄFER, Pharmakologisches Institut, 6000 Frankfurt (Main)

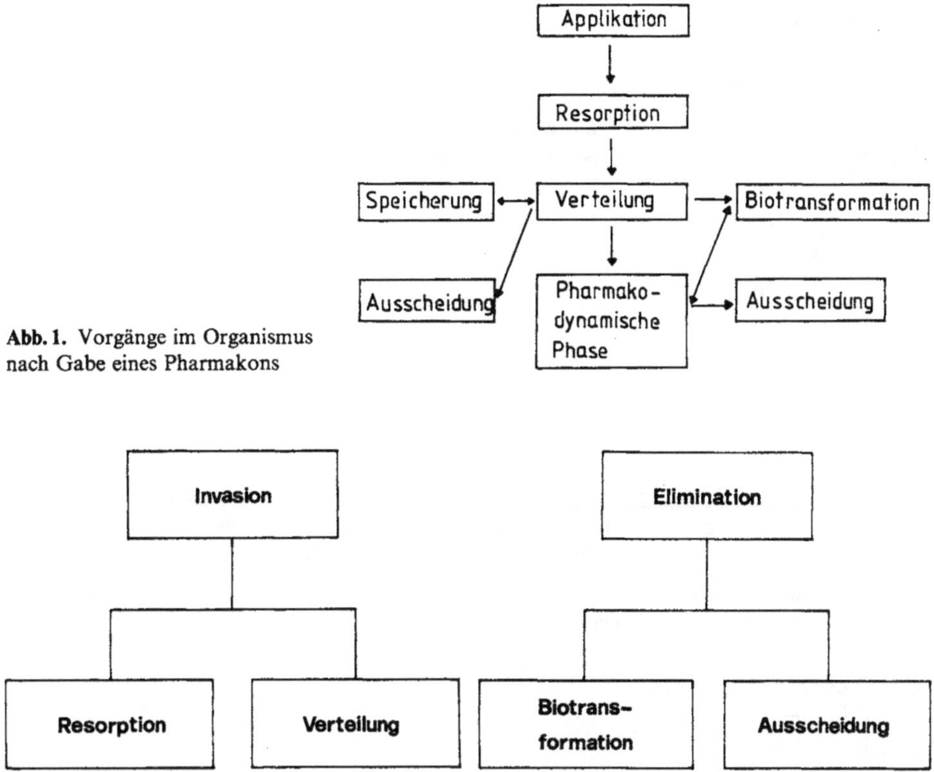

Abb. 1. Vorgänge im Organismus nach Gabe eines Pharmakons

Abb. 2. Pharmakokinetische Teilprozesse

fizienz wird in der Klinik gewöhnlich die endogene Kreatinin-Clearance als Maß der Schädigung bestimmt. Wenn sie auch keine differenzierte Aussage über die vorwiegende Schädigungsform zuläßt, so dient die Kreatinin-Clearance doch als gutes Maß in der Verlaufskontrolle chronischer Nierenkrankheiten. Im folgenden soll das pharmakokinetische Verhalten einiger Diuretika bei Niereninsuffizienz zur Kreatinin-Clearance in Beziehung gesetzt werden.

I. Schleifendiuretika

a) Furosemid. Oral verabreichtes Furosemid ist zu etwa 60% bioverfügbar und etwa zu 98% an Eiweiß gebunden. Es gelangt somit vorwiegend über proximal-tubuläre Sekretion an seinen Wirkungsort (*Deetjen* 1965). Sein Metabolisierungsgrad ist noch nicht vollständig geklärt. Die Plasmaspiegelkurve von Furosemid kann mit einem 3-Kompartiment-Modell beschrieben werden. Klinisch relevant ist die Eliminationshalbwertszeit (HWZ) der β-Phase, da die langsamere γ-Phase quantitativ keine Rolle spielt. Die HWZ (β-Phase) beträgt bei Gesunden ca. 1 h (26–70 min) (*Benet* 1979). Bei Patienten mit eingeschränkter Nierenfunktion nimmt die HWZ bis zu Werten um 3 h zu (*Knauf* et al. 1979). Mit zunehmender Nierenschä-

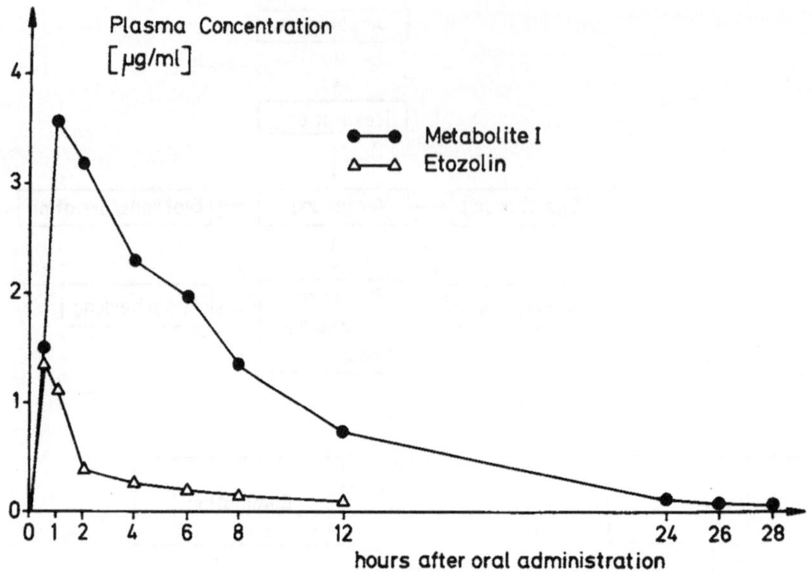

Abb. 3. Plasmaspiegel von Etozolin und seinem wirksamen Metaboliten I, dem Ozolinon, nach einmaliger oraler Gabe von 800 mg Elkapin

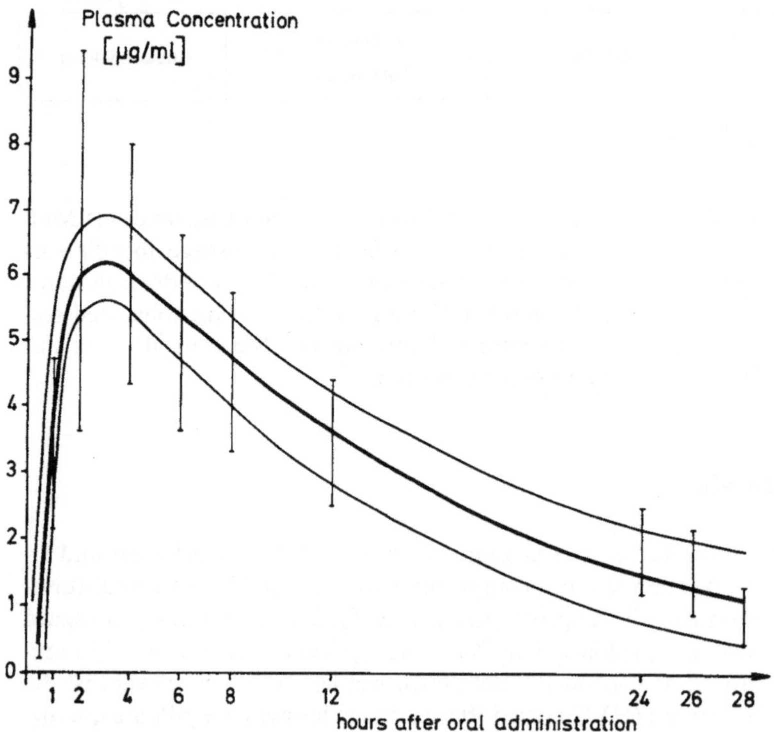

Abb. 4. Summenfunktion der Plasmaspiegel von Ozolinon nach einmaliger oraler Gabe von 800 mg Elkapin. Die Balken begrenzen den 95%-Vertrauensbereich der Meßwerte, die Mittelwertskurve (*dicke Linie*) wird von dem 95%-Vertrauensbereich (*obere und untere Kurve*) der Eliminationsfunktion begrenzt

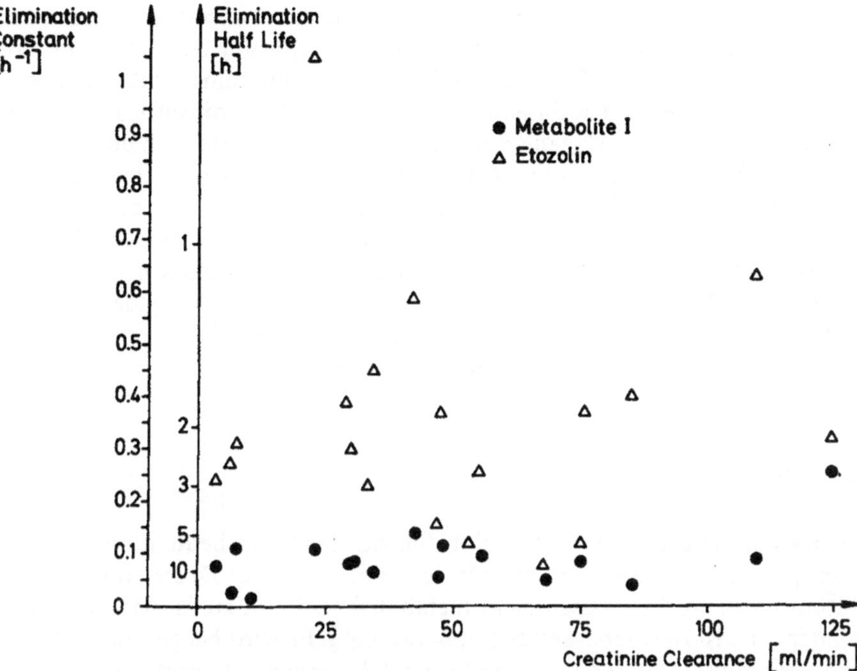

Abb. 5. Beziehung zwischen der Halbwertszeit der Elimination von Etozolin (△) und Ozolinon (●) und der endogenen Kreatinin-Clearance der Patienten

digung werden vermutlich kompensatorisch extrarenale Eliminationswege beschritten (*Rupp* et al. 1971).

b) Etacrynsäure. Von diesem potenten Schleifendiuretikum liegen u. E. noch keine human-pharmakokinetischen Daten vor.

c) Etozolin. Das Etozolin (Elkapin) ist nicht wie Furosemid ein Sulfonamidderivat, sondern gehört zu einer neuen Stoffklasse, den Thiazolidonen (*Satzinger* 1977). Seine absolute Bioverfügbarkeit ist hoch, seine Proteinbindung beträgt nur 35%. Bei einmaliger oraler Applikation findet man bereits in der ersten Stunde die höchsten Plasmaspiegel. Auffällig ist jedoch, daß der Etozolin-Metabolit Ozolinon weit höhere Plasmaspiegel erreicht als das native Etozolin (Abb. 3). Dies weist auf eine rasche Metabolisierung hin (*v. Hodenberg* et al. 1977; *Vollmer* et al. 1977). Da Ozolinon noch diuretisch aktiv ist, kann dieser Metabolit als das wesentliche Wirkprinzip von Etozolin angesehen werden.

Um den Einfluß der Nierenfunktion auf die Elimination von Etozolin und seinem wirksamen Metaboliten zu untersuchen, wurde bei einem Kollektiv von 20 Patienten mit unterschiedlichen Graden einer Nierenfunktionseinschränkung die HWZ der diuretischen Substanzen untersucht (*Knauf* et al. 1979). Die Kreatinin-Clearance der Patienten umfaßte einen Bereich von Normalwerten (> 100 ml/min) bis zu Werten der Restfiltration (< 10 ml/min). Die Eliminationscharakteristik der Plasmaspiegel ist in Abb. 4 dargestellt. Sie ergab eine HWZ für Ozolinon von 11,2 ± 2,4 h. Dieser Wert ist signifikant verschieden von der weit kürzeren HWZ des nativen Etozolin, für das eine HWZ von 2,4 ± 0,4 h bestimmt wurde. In Abb. 5

wurde die Eliminations-HWZ mit den Kreatinin-Clearance-Werten der Patienten korreliert. Im Akutversuch hat selbst eine schwere Störung der Nierenfunktion keine Rückwirkung auf die Elimination des Etozolin und seines wirksamen Metaboliten Ozolinon. Selbst bei Patienten mit schwerer Niereninsuffizienz (Kreatinin-Clearance < 10 ml/min) lag die Eliminations-HWZ von Etozolin und Ozolinon im Normbereich. Inwieweit jedoch bei chronischer Verabfolgung des Präparates an Nierenkranke ein Rückstau von Metaboliten, die aus Ozolinon entstehen und renal eliminiert werden, erfolgt, ist bislang noch nicht untersucht. Auch bei deutlicher Beeinträchtigung der Leberfunktion waren die pharmakokinetischen Parameter von Etozolin und Ozolinon gegenüber Gesunden nicht verändert (*Knauf* et al. 1979). Offenbar ist die enzymatische Kapazität zur Esterdialyse noch ausreichend, um eine Erhöhung der Plasmaspiegel zu verhindern.

II. Thiazide

Hydrochlorothiazid. Das Hydrochlorothiazid (HTC) ist heute in der ambulanten Therapie die am meisten verabfolgte Substanz aus dieser Diuretikaklasse. Hydrochlorothiazid wird praktisch nicht metabolisiert. Es ist zu ca. 65% an Eiweiß gebunden. Die Bioverfügbarkeit beträgt etwa 60%. Es wird bei gesunden Probanden praktisch vollständig renal ausgeschieden (*Beermann u. Groschinsky-Grind* 1977). Um den Einfluß der Nierenfunktion auf die Elimination von Hydrochlorothiazid zu untersuchen, haben wir bei 23 Patienten mit unterschiedlichen Graden einer Niereninsuffizienz die Eliminations-HWZ sowie die renale Wiederfindungsrate bestimmt. Die Analytik erfolgte mit Hilfe fluorimetrischer Direktauswertung von Dünnschichtchromatogrammen (*Schäfer* et al. 1977). Es ließ sich nachweisen, daß die Eliminations-HWZ mit der Kreatinin-Clearance korreliert ist. Mit Abnahme der glomerulären Filtrationsleistung nahm die Eliminations-HWZ von Hydrochlorithiazid zu. Die renale Clearance von HCT zeigt wie erwartet eine besonders enge Korrelation mit der Kreatinin-Clearance. Auffällig war jedoch der Befund, daß die renale Wiederfindungsrate mit Abnahme der Nierenfunktion zurückging. So fanden wir bei Patienten mit sogenannter Restfiltration nur noch ca. 10% der verabfolgten HCT-Dosis im Urin wieder. Auch eine wesentliche Verlängerung der Sammeldauer erbrachte keine höhere Wiederfindungsrate. Das Ergebnis dieser Untersuchungen ist in Abb. 6 wiedergegeben. Hieraus muß gefolgert werden, daß der Körper bei Nierenerkrankungen die renale Ausscheidungsbarriere durch kompensatorische Nutzung extrarenaler Eliminationswege umgehen kann. Die Gefahr einer Kumulation von HCT bei Niereninsuffizienz wird durch diesen Kompensationsmechanismus gemindert.

III. „Kaliumsparer"

Triamteren und Amilorid. Die beiden kaliumretinierenden Substanzen Triamteren und Amilorid haben sich als wertvolle Kombinationspartner besonders in der ambulanten Diuretikatherapie erwiesen. Während Amilorid keiner Metabolisierung

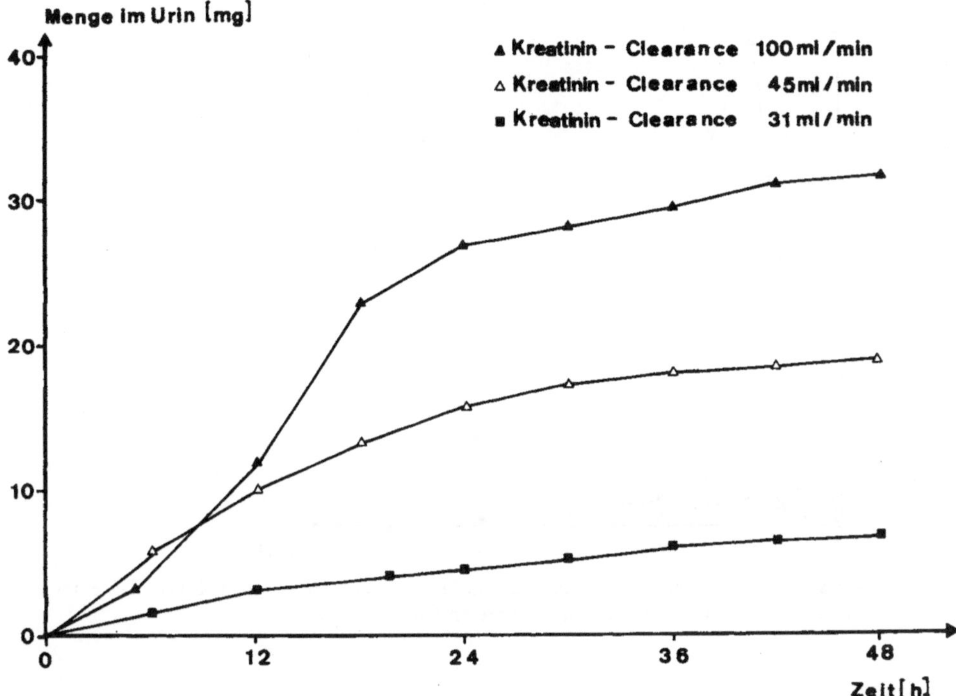

Abb. 6. Kumulative Wiederfindung im Urin von HCT bei unterschiedlicher Kreatinin-Clearance

unterliegt, wird Triamteren sehr schnell von der Leber hydroxyliert und dann zum Schwefelsäureester (Phase-II-Metabolit) umgewandelt (*Lehmann* 1965). Der Phase-II-Metabolit des Triamteren ist erstaunlicherweise noch diuretisch wirksam (*Knauf* et al. 1978; *Leilich* et al. 1979). Er ist als wesentliches Wirkprinzip von Triamteren anzusehen (Abb. 7) (*Grebian* et al. 1978). Das oral verabfolgte Triamteren wird etwa zu 50% resorbiert und dann praktisch vollständig mit seinen Metaboliten über die Niere ausgeschieden (*Lehmann* 1965). Auch Amilorid wird weitgehend renal eliminiert.Da die Substanzen nur über die Niere ausgeschieden werden können, ist zu erwarten, daß bei Beeinträchtigung der Nierenfunktion insbesondere die Ausscheidung des Schwefelsäureesters verzögert abläuft. Dies wurde systematisch bei Patienten mit unterschiedlichen Graden einer Nierenfunktionsstörung untersucht, deren Kreatinin-Clearance wiederum Werte von normal bis zur Restfiltration aufwiesen. Die Abhängigkeit der Eliminations-HWZ des diuretisch wirksamen Triamteren-Schwefelsäureesters von der Kreatinin-Clearance ist in Abb. 8 dargestellt. Hier wird deutlich, daß die bei Gesunden ermittelte HWZ des Triamteren-Esters von ca. 3 h bis auf Werte um 10 h bei Nierenkranken ansteigt. Somit ist bei eingeschränkter Nierenfunktion eine Kumulation der Substanz im Plasma zu befürchten. Kompensatorische extrarenale Eliminationswege für den Triamteren-Schwefelsäureester sind nicht bekannt.

Die Wiederfindungsrate von Triamteren und seinen Metaboliten im Urin ist von der Nierenfunktion weitgehend unabhängig. Bei eingeschränkter Nierenfunktion ist die renale Wiederfindung lediglich verzögert, was zu erwarten ist. Diese Er-

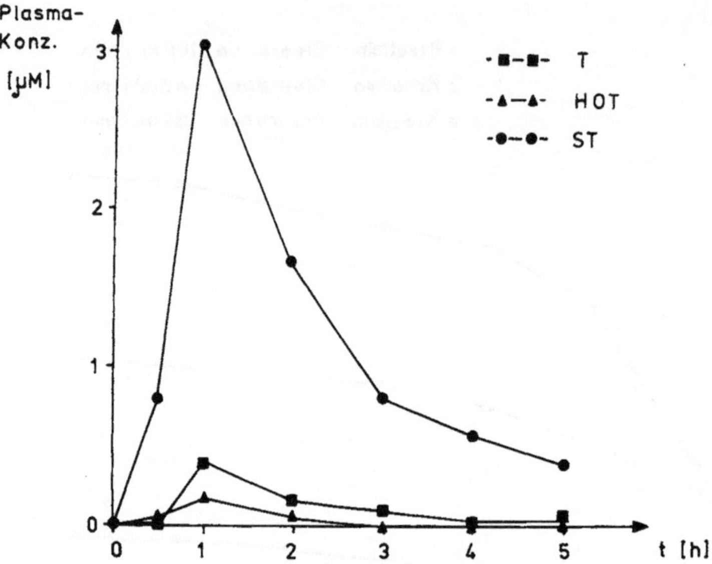

Abb. 7. Plasmaspiegel von Triamteren (*T*) und seinem Metaboliten I (*HOT*) sowie Phase-II-Metaboliten (*ST*) nach einmaliger Gabe von 100 mg Triamteren (Jatropur)

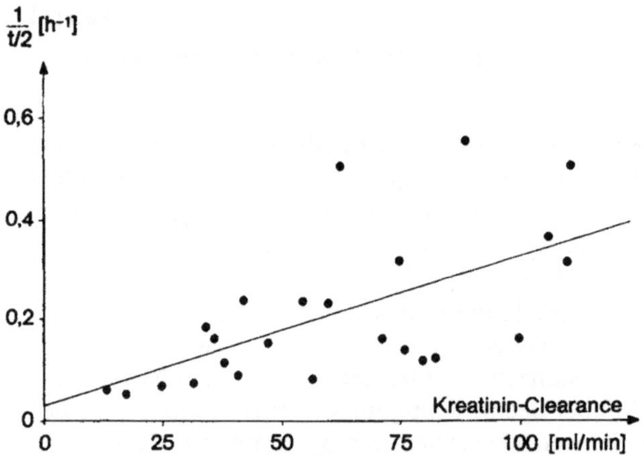

Abb. 8. Beziehung zwischen dem Kehrwert der Eliminationshalbwertzeit des wirksamen Phase-II-Metaboliten von Triamteren und der endogenen Kreatinin-Clearance

gebnisse sind in Abb. 9 wiedergegeben. Sie stellen einen prinzipiellen Unterschied zu den Befunden bei HCT dar, bei dem bei Niereninsuffizienz die renale Wiederfindung nicht verzögert, sondern vermindert war (vgl. Abb. 6). Aus diesen Befunden muß der Schluß gezogen werden, daß im Falle einer Indikation von Triamteren (z. B. bei Kaliumverlust-Niere) die applizierte Dosis der Einschränkung der Nierenfunktion angepaßt werden muß. Analoge Gesetzmäßigkeiten gelten sicherlich auch für Amilorid, obwohl hierfür bislang keine kinetischen Daten vorliegen.

Da Triamteren weitgehend metabolisiert wird, ist es verständlich, daß bei Störungen der Leberfunktion (z. B. Zirrhose) die Metabolisierungsschritte verzögert sind (*Mutschler* et al. 1979). Wie Abb. 9 zeigt, ist im Urin von Leberkranken das

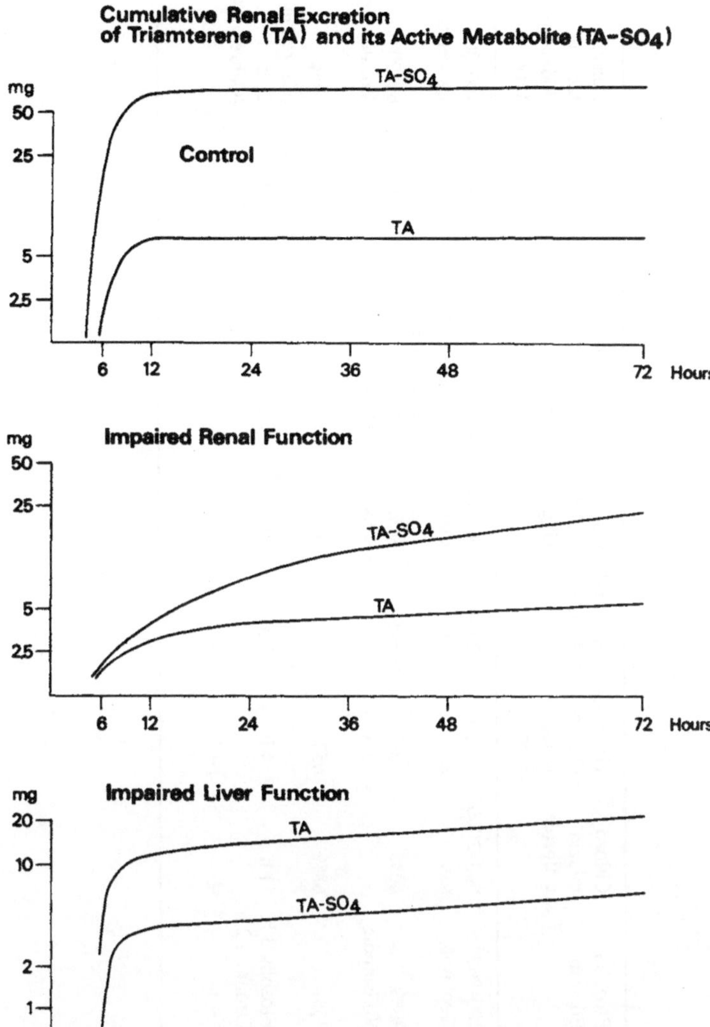

Abb. 9. Kumulative Urinausscheidung von Triamteren (*TA*) und seinem Phase-II-Metaboliten (*TA-SO₄*) bei Nierenkranken (*Mitte*) und Leberkranken (*unten*) im Vergleich zum Gesunden (*oben*)

Verhältnis von nativem Triamteren zu seinem Hauptmetaboliten, dem Schwefelsäureester des Hydroxytriamterens, verschoben. Im Unterschied zum Gesunden ist vermehrt natives Triamteren nachweisbar, da offenbar die Hydroxylierung durch die Lebererkrankung beeinträchtigt ist. Da kein freies Hydroxytriamteren nachweisbar war, scheint die Veresterung mit Schwefelsäure nicht entscheidend beeinträchtigt zu sein.

Aus den beschriebenen Befunden ergibt sich, daß bei der klinischen Anwendung der Diuretika das Ausmaß der Nierenschädigung bei der Dosisfindung berücksichtigt werden muß. Dies trifft besonders für rein renal eliminierte Substanz zu. Tabelle 1 gibt eine Übersicht über die wichtigsten pharmakokinetischen Daten der gebräuchlichsten Diuretika.

Tabelle 1

	Furosemid Lasix	Etozolin Elkapin	Chlorothiazid Chloride	Hydrochlorothiazid Esidrix	Xipamid Aquaphor	Chlorthalidon Hygroton	Triamteren Jatropur	Amilorid Arumil	Spironolactone Aldactone Osywol
Tagesdosis (mg) oral	40–80	200–800	500–2000	25–50	20–40	50–200	50–100	5–10	100–300
Hauptwirksubstanz	s. o.	Ozolinon	s. o.	s. o.	s. o.	s. o.	Triamteren-Phase-I- und Phase-II-Metabolit	s. o.	Canrenon
Bioverfügbarkeit	60%	>90%	40%	60%	>60%	64%	50%	50%	60–90%
Metabolisierungsgrad	Noch nicht vollständig geklärt	Vollständig	–	< 5%	–	<30%	80%	–	Vollständig
Proteinbindung	98%	35%	68%	65%	?	76%	70%	?	98% (Canrenon)
Halbwertzeit (β-Phase)	1 h	Etozolin 3 h Ozolinon 2 h	1 h	4 h	2 h	50 h	3 h	9 h	20 h (Canrenon)
Änderung der Kinetik bei Niereninsuffizienz	+	–	+	(+)	+ ?	+ ?	+	+	–

Literatur

Beermann, B., Groschinsky-Grind, M.: Pharmacokinetics of Hydrochlorothiazid in Man. Europ. J. clin. Pharmacol. *12*, 297–303 (1977)

Benet, L.Z.: Pharmacokinetics/Pharmacodynamics of Furosemide in Man: A Review. J. Pharmacokinet. Biopharm. *7*, 1–27 (1979)

Deetjen, P.: Mikropunktionsuntersuchungen zur Wirkung von Furosemid. Pflügers Arch. *284*, 184–190 (1965)

Dost, F.H.: Grundlagen der Pharmakokinetik. Georg Thieme Verlag, Stuttgart, 2 Aufl. (1968)

Grebian, B., Geissler, H.E., Knauf, H., Mutschler, E., Schnippenkoetter, I., Völger, K.-D., Wais, U.: Zur Pharmakokinetik von Triamteren und seinen wirksamen Metaboliten bei eingeschränkter Nierenfunktion. Arzneim. Forsch. *28*, 1420–1425 (1978)

v. Hodenberg, A., Vollmer, K.O., Klemisch, W., Liedtke, B.: Metabolismus von Etozolin bei Ratte, Hund und Mensch. Arzneim.-Forsch. *27*, 1776–1785 (1977)

Knauf, H., Hasenfuss, G., Wais, U., Schollmeyer, P.: Independence of etozoline elimination from kidney function. Europ. J. Clin. Invest. subm. f. pupl. 1979

Knauf, H., Mutschler, E., Völger, K.-D., Wais, U.: Pharmakologische Wirksamkeit von Phase-I- und Phase-II-Metaboliten des Triamteren. Arzneim.-Forsch. *28*, 1417–1420 (1978)

Knauf, H., Mutschler, E., Niemeyer, Ch., Schäfer, M., Wais, U.: Pharmacokinetics of furosemide in renal insufficiency. In prep.

Lehmann, K.: Trennung, Isolierung und Identifizierung von Stoffwechselprodukten des Triamterens. Arzneim. Forsch. *15*, 812–816 (1965)

Leilich, G., Knauf, H., Völger, K.-D.: Influence of triamterene and hydroxytriamterene-sulfuric acid ester on diuresis and saluresis of rats after oral and intravenous application. Naunyn Schmiedeberg's Arch. Pharmacol. *307*, R 48 (1979)

Mutschler, E., Geissler, H.E., Schäfer, M.: In Vorb. 1979

Rupp, W.A., Heidland, A., Hajdu, P., Neuhaus, G.: Pharmakokinetik von Furosemid bei normaler und eingeschränkter Nierenfunktion. In: 4. Freiburger Tagung über Nephrologie, 1970. Thieme Verlag, Stuttgart 1971

Satzinger, G.: Struktur-Aktivitäts-Betrachtungen zu Etozolin, einem neuartigen Diuretikum. Arzneim.-Forsch. *27*, 1742–1745 (1977)

Schäfer, M., Geissler, H., Mutschler, E.. Fluorimetrische Bestimmung von Hydrochlorothiazid in Körperflüssigkeiten durch direkte Auswertung von Dünnschichtchromatogrammen. J. Pharmacother. *143*, 615–623 (1977)

Vollmer, K.O., v. Hodenberg, A., Poisson, A., Gladigau, V., Hengy, H.: Resorption, Verteilung, Metabolismus und Ausscheidung von ^{14}C-Etozolin bei Ratte, Hund und Mensch. Arzneim.-Forsch. *27*, 1767–1776 (1977)

Diskussion

Schütterle: Gibt es Hinweise dafür, daß die tubuläre Ausscheidung von Hydrochlorothiazid, z. B. kompensatorisch, gehemmt wird? Gibt es ferner Hinweise für einen enterohepatischen Kreislauf?

Knauf: Ja, Herr Schütterle, die gibt es offenbar. Wir fanden nämlich bei Abnahme der glomerulären Filtrationsrate eine Abnahme der Wiederfindungsrate von Hydrochlorothiazid im Urin. Anders ausgedrückt: mit Abnahme der endogenen Kreatinin-Clearance nimmt auch die HCT-Clearance ab, um schließlich bei Restfiltration nur noch etwa 10% der normalen HCT-Clearance zu betragen. Welche Eliminationswege kompensatorisch einspringen, ist noch nicht geklärt. Hinweise für einen enterohepatischen Kreislauf sind bislang noch nicht gewonnen. Die enterale Resorption von HCT scheint bei Nierenkranken gleich wie bei Gesunden etwa 60% der verabfolgten Dosis zu betragen. Nach den Untersuchungen von *Beermann* und Mitarbeitern (Europ. J. clin. Pharmacol. *11*, 203–205 [1977]) wissen wir, daß die Resorption von HCT durch gleichzeitige Nahrungsaufnahme gefördert wird.

Greeff: Wird Hydrochlorothiazid bei Niereninsuffizienz stärker metabolisiert?

Knauf: Bislang liegen hierfür keine Hinweise vor. Man nimmt an, daß HCT stets praktisch unmetabolisiert ausgeschieden wird.

Schütterle: Von anderen Substanzen ist bekannt, daß bei Niereninsuffizienz unter Umständen neue Metaboliten entstehen können. So entsteht z. B. aus Digitoxin Dihydrodigitoxin als Metabolit.

Krück: Würden Sie aus Ihren Befunden der verzögerten renalen Elimination von Triamteren bei Niereninsuffizienz nun schließen, daß in der Klinik nun auch auf weitere Toxizitätserscheinungen durch das Medikament geachtet werden müßte?

Knauf: Der sog. Kaliumsparer Triamteren sollte bei deutlicher Beeinträchtigung der Nierenfunktion, und zwar bei einem Plasma-Kreatininwert von über 1,8 mg%, nicht mehr angewendet werden, zumal die Substanz dann auch nicht mehr indiziert ist. Eine saluretische Wirkung ist zwar selbst bei sehr niedriger Clearance noch nachweisbar, doch sie hat therapeutisch keine Relevanz mehr.

Heidenreich: Wenn ich Sie richtig verstanden habe, sagten Sie, daß die Plasmakonzentration von Etozolin und seinem Metaboliten I, Ozolinon, von der Nierenfunktion unabhängig ist. Braucht man also in der Dosierung auf die Nierenfunktion keinerlei Rücksicht zu nehmen? Wenn das so ist, müßte das Etozolin entweder metabolisiert oder über die Galle ausgeschieden werden. Und wie verhält es sich bei Leberkranken, wenn die Substanz metabolisiert wird? Beim Triamteren haben Sie uns gezeigt, daß bei Leberinsuffizienz nicht mehr hauptsächlich die Metaboliten, sondern das Triamteren selbst im Plasma erscheint.

Knauf: Meine Aussage, daß die Nierenfunktion die Kinetik von Etozolin und Ozolinon praktisch nicht verändert, bezieht sich auf den Akutversuch. Ich kann nicht sagen, was mit den weiteren Metaboliten des Etozolin geschieht. Bekanntlich wird die Substanz praktisch vollständig metabolisiert. In unseren Untersuchungen haben wir nur die Muttersubstanz und den diuretisch wirksamen ersten Metaboliten betrachtet. Es ist denkbar, daß man, wie bei Propranolol, eine Kumulation weiterer, noch nicht identifizierter Metaboliten im Plasma findet, eventuell mit Rückwirkung auf pharmakokinetische Parameter der Muttersubstanz und des Phase-I-Metaboliten. Ich möchte daher zur Vorsicht raten, solange wir noch nicht das Verhalten aller weiterer Metaboliten und ihrer Eliminationswege im chronischen Versuch kennen.

Kewitz: Hat der Schweregrad einer Leberzirrhose einen Einfluß auf das Ausmaß der Verschiebung von den Metaboliten zum Triamteren?

Knauf: Leider kann man bei der Leberinsuffizienz nicht, wie es mit der Kreatinin-Clearance bei der Niereninsuffizienz möglich ist, den Grad der Leberfunktionsstörungen bestimmen. So konnte nur festgestellt werden, daß es bei Leberinsuffizienz zu einer Beeinträchtigung des Triamteren-Abbaus kommt. Unverändertes Triamteren war im Plasma vermehrt nachweisbar, und im Urin war die Wiederfindungsrate des nativen Triamteren stark zu Lasten des Schwefelsäureesters erhöht.

Schnurr: Haben Sie bei Patienten mit einer Kreatinin-Clearance bis 40–50 ml/min ausgeprägte Hyperkaliämien gesehen?

Knauf: Wir haben im Akutversuch Triamteren auch Patienten mit einem Plasma-Kreatininwert von 8–10 mg% und einer Restfiltration von 5–10 ml/min gegeben. Bei einmaliger Gabe haben wir keine Änderung der Serumkaliumwerte gefunden. Eine Dauermedikation ist bei Niereninsuffizienz kontraindiziert.

Diskutant: Wie stark ist die diuretische Wirkung des Triamteren-Metaboliten? Es wäre wichtig zu wissen, ob mit einer Änderung des Metabolismus auch die diuretische Wirkung sich verändert.

Knauf: Die Wirkung des Phase-I- und des Phase-II-Metaboliten von Triamteren auf den Elektrolyttransport haben wir zunächst am Hauptausführungsgang der Submaxillardrüse der Ratte untersucht. Dieses Gangepithel hat eine gewisse funktionelle Analogie zum corticalen Sammelrohr der Niere. Wir haben hier auf zellulärer Ebene zeigen können, daß nicht nur das native Triamteren und sein Phase-I-Metabolit, das Hydroxytriamteren, sondern sogar der Phase-II-Metabolit, der Schwefelsäureester des Hydroxytriamteren, in gleichen Dosen die Natriumresorption und die Kaliumsekretion hemmen (Arzneim.-Forsch. *28*, 1417–1420 [1978]). Es liegt also der erstaunliche Befund vor, daß ein Phase-II-Metabolit genauso wie die native Substanz wirkt und mengenmäßig als Hauptwirkprinzip dieses Pharmakons anzusehen ist. In Clearance-Untersuchungen an der Ratte hat sich die Wirksamkeit des Phase-II-Metaboliten bestätigen lassen (Naunyn-Schmiedeberg's Arch.-Pharmacol. *307*, R48 [1979]). Bezüglich der diuretischen Wirksamkeit des Phase-II-Metaboliten bestehen jedoch offenbar große Speziesunterschiede.

Heidenreich: Wir haben ein paar orientierende Versuche mit dem Metaboliten II von Triamteren an Hunden gemacht und hatten den Eindruck, daß die Wirkung doch erheblich schwächer und vor allem auch kürzer ist als die von Triamteren.

Neue Daten zur Toxizität von Diuretika

F. Leuschner

Zur Abschätzung der Unbedenklichkeit von Arzneimitteln werden heute zu einem großen Teil tierexperimentelle Studien herangezogen. Art und Umfang solcher Tierversuche sind weitgehend international abgestimmt.

Die Erfahrungen, die mit diesem System besonders in den beiden letzten Jahrzehnten gewonnen wurden, lassen erkennen, daß von den Nebenwirkungen, die später beim Menschen am häufigsten auftreten, im Mittel etwa 50% durch Tierexperimente vorhergesagt werden können. Einzelne Nebenwirkungsgruppen sind allerdings prädiktiv schwerer zu erfassen und bereiten damit toxikologisch große Schwierigkeiten.

Prädiktive Tierversuche werden heute auch bei Arzneimitteln nachgeholt, die bereits seit langem am Menschen angewendet werden, um so nach Möglichkeit Erkenntnislücken zu füllen, die trotz aufwendiger humanexperimenteller Studien offengeblieben sind.

Die derzeit gebräuchlichen modernen Diuretika genießen hinsichtlich ihres Anwendungsrisikos einen guten Ruf, wobei sich dieses Urteil hauptsächlich auf Erfahrungen mit Benzothiadiazinen und analog wirksamen Verbindungen stützt.

Eine gewisse Sonderstellung nehmen einzelne sulfonamidfreie Diuretika ein. Hier stehen übersteigerte pharmakodynamische Effekte auf den Wasser- und Mineralhaushalt im Vordergrund des Nebenwirkungsspektrums, die nach Art und Ausmaß stark von der Dosis und Anwendungsdauer des Diuretikums abhängig sind. Bei disponierten Patienten kann eine verminderte Glucosetoleranz auftreten, seltener eine Hyperurikämie. Allergische Reaktionen sind nach Gabe von Chlorothiazid beobachtet worden.

Dagegen wurden – selbst nach hohen Dosen – keine Nierenschäden berichtet, wenn man von gelegentlicher, mit Nierenkoliken verbundener Auskristallisation in den Harnwegen absieht.

Trotz dieser von vielen Seiten testierten Unbedenklichkeit der Diuretika sollte den tierexperimentellen Erfahrungen der letzten Jahre Aufmerksamkeit gewidmet werden; sie eröffnen günstige und ungünstige Blickrichtungen.

Bei den stark und schnell wirksamen Diuretika – z. B. Furosemid, Bumetanid, Piretanid und z. T Etacrynsäure – sowie bei den kaliumsparenden Diuretika sind bei Hunden und Ratten in verhältnismäßig niedrigen Dosierungen Nierenschäden nachzuweisen (Tabelle 1).

Diese Nierenveränderungen bestehen nach Verabreichung eines Diuretikums der erstgenannten Gruppe bei Hunden aus Tubulusatrophien, die im intakten Gewebe lokal begrenzt bereits nach einer Behandlung über wenige Tage auftreten. Anfangs beschränken sie sich auf die Rinde, später ist auch das Mark einbezogen.

Tabelle 1. Toxische Eigenschaften (Tierexperiment)

Beispiele	Niere		Knochen	Wenig spezifisch	Anwendungsbreite
	Ratte	Hund			
Hydrochlorothiazid	0	0	0	(+)	~600
Bemetizid	0	0	0	(+)	~700
Furosemid	+	+++	+	+	~ 16
Bumetanid	+	+++	+	+	~ 20
Piretanid	+	+++	+	+	~ 20
Etacrynsäure	+	++	?	++	~ 30
Triamteren	+	+	0	+++	~ 20

Die Atrophien können dann auch von resorptiv-entzündlichen Infiltraten begleitet sein, Nekrosen fehlen jedoch.

Bei den kaliumsparenden Diuretika zeigt das Vergiftungsbild an der Niere von Hunden nephrotisch-nekrotische Züge mit Narbenbildung und Verkalkung leichten bis mittleren Grades.

Ratten lassen nach Gabe stark und schnell wirksamer Diuretika (ausgenommen Etacrynsäure) und auch kaliumsparender Diuretika eine Zunahme von normalerweise nur geringfügig auftretenden kleinen Verkalkungen an der Mark-Rinden-Grenze erkennen, entzündliche Reaktionen und funktionelle Ausfälle können diese Verkalkungen begleiten.

Bemerkenswert ist für die Entwicklung der Veränderungen bei Hunden und Ratten die Abhängigkeit vom Störungsgrad des Wasser- und Mineralhaushaltes. Ein subtiler Ersatz der nach Diuretika ausgeschiedenen Wasser- und Elektrolytmengen vermindert den Schädigungsgrad, eine Überladung mit NaCl und Wasser verstärkt die morphologischen Befunde. Daß derartige Veränderungen bei Hunden und Ratten keine spezifischen Eigenschaften der Diuretika sind, soll hier nicht unerwähnt bleiben.

Für die Bewertung der beschriebenen Schäden ist die Qualität der Tiermodelle kritisch zu betrachten.

Die pharmakokinetisch vergleichenden Studien über Resorption, Verteilung im Organismus und Ausscheidung lassen Ratte und Hund als geeignete Versuchstiere erscheinen. Differenzen im Gefäßsystem der Niere von Hund und Mensch könnten dagegen die Relevanz beeinträchtigen. Werden neuere Befunde mit Piretanid und Triamteren an Rhesusaffen einbezogen, die denjenigen des Hundes gleichgerichtet sind, so sprechen die Ergebnisse an 3 Tierspezies dafür, daß die Niere Zielorgan für schnell und stark wirksame sowie kaliumsparende Diuretika sein könnte.

Eine weitere morphologische Besonderheit der stark und schnell wirksamen Diuretika sind reaktive Knochenveränderungen. Bereits die beträchtliche Ausscheidung von Ca-Ionen läßt bei langdauernder Anwendung Störungen erwarten. Tatsächlich konnte in subakuten und chronischen Prüfungen an Hunden und Rhesusaffen eine erhebliche Zunahme der Osteoklastenzahl und lakunäre Osteoklasie erkannt werden. Die gesteigerte Osteoklasie wird von vermehrtem Knochenanbau begleitet. Interessant ist in diesem Zusammenhang, daß die Schäden nach

<table>
<tr><td>

Tabelle 2. Hinweise auf cancerogene Eigenschaften (Tierexperiment)

Hydrochlorothiazid	0 [a]
Bemetizid	0 [b]
Furosemid	0 [a]
Etacrynsäure	0 [b]
Triamteren	0 [b]

0 = Kein Hinweis auf cancerogene Eigenschaften
[a] Vollwertige Cancerogenstudien
[b] Chronische Toxizitätsprüfungen

</td><td>

Tabelle 3. Teratogene Eigenschaften (Tierexperiment)

	Maus	Ratte	Kaninchen	Sonstige
Azetazolamid	+	+	+	0 (Affe)
Chlorothiazid	−	0	−	−
Hydrochlorothiazid	0	0	0	−
Bemetizid	−	0	0	−
Furosemid	−	0	0	−
Etacrynsäure	−	0	−	−
Triamteren	−	0	0	−

0   = Keine teratogenen Eigenschaften
(+) = Teratogene Eigenschaften im muttertoxischen Bereich
 + = Teratogene Eigenschaften im subtoxischen Bereich

</td></tr>
</table>

4 Behandlungswochen ausgeprägter sind als nach 12monatiger Gabe. Offenbar führen auch hier – wie in anderen Bereichen des Mineralhaushaltes – Gegenregulationen zu einer günstigeren Verknöcherungsbilanz.

Tabelle 1 gibt einen Überblick über diese Befunde bei einer Reihe von Diuretika. Dort ist auch die Anwendungsbreite aufgeführt; dieser Quotient vermittelt einen Eindruck über den Abstand zwischen niedrigster toxischer und pharmakodynamisch effektiver Dosis. Deutlich ist die günstige Position der Benzothiadiazine und analog wirksamer Verbindungen zu erkennen.

Schließlich ist eine interessante Beobachtung erwähnenswert, die bei Kombinationspräparaten aus mehreren Diuretika gemacht wurde. Wenn Triamteren aufgrund seiner kaliumsparenden Eigenschaften mit herkömmlichen Benzothiadiazinen oder analog wirksamen Verbindungen (z. B. Bemetizid) kombiniert in Langzeitstudien an Ratte und Hund eingesetzt wird, dann liegt der „no-effect-level" auf toxischem Bereich günstiger, als es aus den Einzelkomponenten zu errechnen ist. Offenbar liegt ein partieller Antagonismus vor.

Neuere tierexperimentelle Untersuchungen vermitteln auch mehr Sicherheit in Nebenwirkungsproblemen der Diuretika, die noch nicht endgültig geklärt sind. So ergaben Langzeitstudien an Nagetieren keine Hinweise auf cancerogene Eigenschaften der in Tabelle 2 aufgeführten Verbindungen. Zur Erkennung teratogener Wirkungen wurde eine große Anzahl Substanzen in Reproduktionsstudien (Phase 2) überprüft. In diesen Versuchen wurden trotz hoher Dosierungen bei keinem der heute therapeutisch angewendeten Diuretika teratogene Eigenschaften gefunden. Hier sei zum Vergleich auf das früher vielfach gebrauchte Acetazolamid hingewiesen, das in einem für Muttertiere subtoxischen Dosisbereich ausgeprägte teratogene Eigenschaften aufwies (Tabelle 3).

Zusammenfassend kann gesagt werden, daß die geschilderten neueren Befunde das alte Urteil über die gute Verträglichkeit der Diuretika nicht ins Wanken bringen, sondern es eher verstärken konnten. Es erübrigt sich zu sagen, daß bei Patienten mit geschädigten Nieren die genannten Resultate berücksichtigt werden sollten.

Diskussion

Weidmann: Zu den sehr interessanten Daten über Nierenveränderungen beim Tier habe ich zwei Fragen. Erstens: Welche Dosen Furosemid, Etacrynsäure und Bumetizid ergeben sich bei Übertragung auf den Menschen? Zweitens: Trotz dieser Befunde bei den Schleifendiuretika gibt es bei der Behandlung der Niereninsuffizienz keine Alternative?

Leuschner: Zur Dosierungsfrage: Die bei den Tierexperimenten verwendete Dosierung beträgt etwa das 15–13fache der therapeutischen Dosis. Dabei ist allerdings zu berücksichtigen, daß alle diese Versuche an vollkommen gesunden Tieren, zumindest in der Ausgangssituation, durchgeführt wurden. Zu den schnell und stark wirksamen Saluretika ist zu sagen, daß sie in der Regel nicht für eine Langzeitanwendung vorgesehen sind und die beschriebenen Veränderungen zwar nach Tagen beginnen, aber erst nach Wochen und Monaten voll ausgebildet sind.

Greeff: Werden die Nierenschäden durch den diuretischen Effekt begünstigt?

Leuschner: Es besteht tatsächlich ein Zusammenhang mit dem Elektrolyt- und Wasserhaushalt. Wenn wir die ausgeschiedenen Elektrolyt- und Wassermengen ersetzt haben, ist die Schädigung zwar vorhanden, aber weniger ausgeprägt. Wenn wir aber eine Überladung des Organismus mit Natriumchlorid und Wasser vornehmen, sind die Vergiftungszeiten wesentlich ausgeprägter.

Schütterle: Erstens: Besteht eine Altersabhängigkeit in bezug auf die Toxizität der von Ihnen untersuchten Substanzen? Zweitens: Haben diese Substanzen bei Kombination mit anderen Pharmaka andere Toxizitätseigenschaften?

Leuschner: Zu 1.: Diese Frage ist verhältnismäßig schwierig zu beurteilen, da wir zunächst einmal von Standardversuchen im Tierexperiment ausgehen. Die Lebensdauer der Versuchstiere ist sehr viel kürzer. Bei einem 1–2jährigen Rattenversuch würde man praktisch mit der Kindheitsphase beginnen und am Ende das Alter erreicht haben. Zu 2.: Die Toxizität ändert sich tatsächlich bei 2- und 3fach Kombinationen; zum Teil im Sinne einer Abnahme der toxischen Eigenschaften. Dies habe ich vorhin für die Kombination von Triamteren mit Hydrochlorothiazid dargestellt. Hier ist ein Antagonismus zu beobachten. Wir finden aber auch Synergismen, vielleicht sogar potenzierende Synergismen.

Holzgreve: Ich möchte nicht verhehlen, daß mich als Kliniker ein gewisses Unbehagen erfaßt, wenn ich Ihre Daten höre und die Vorhersagekraft solcher Tierexperimente, die erfahrungsweise etwa 50% beträgt. Andererseits betonten Sie selbst, daß einige dieser Substanzen, insbesondere die stark wirksamen Diuretika, durch mehr als 10–15jährige therapeutische Anwendung sich ein bemerkenswertes Unbedenklichkeitszeugnis erworben haben. Ich sehe die Gefahr, daß durch eine unkritische Verbreitung solcher Daten eine Abkehr von alten, langbewährten Diuretika stattfindet und dann vielleicht statt dieser Substanzen bevorzugt werden, die wir sehr viel weniger genau kennen.

Leuschner: Diese Konsequenz sollte nicht gezogen werden. Seltene Nebenwirkungen sind allerdings sehr schwierig festzustellen. Um eine 1%ige Nebenwirkungsquotensteigerung festzustellen, müßten 35000 Patienten prospektiv untersucht werden. Am Beispiel der multizentrischen Clofibrat-Studie mit 8000 Patienten kann der enorme Aufwand erkannt werden. Bei selteneren Nebenwirkungen haben wir zunächst nur die Alternative, auf Möglichkeiten hinzuweisen, die sich aus Tierexperimenten ergeben haben. Solche Hinweise des Toxikologen sollten den praktizierenden Arzt veranlassen, besonders auf solche „Zielorgane" zu achten.

Froer: Bei welcher Furosemid-Dosierung haben Sie diese toxischen Erscheinungen an der Niere gesehen? Dies interessiert den Kliniker, weil er z. B. bei einer schweren Herzinsuffizienz eine Dosisbreite von 0,5 mg/kg bis 10 mg/kg in 24 h anwendet.

Leuschner: Bei Furosemid beginnen die Nierenveränderungen bei 10–20 mg/kg peroral bei Hunden und Affen.

Deetjen: Herr Helmchen hat schon vor etwa 10 Jahren als erster beobachtet, daß die nach hohen Dosen auftretenden Nierenveränderungen sich nach einiger Zeit völlig zurückgebildet hatten. Haben Sie Ähnliches beobachten können?

Leuschner: Eine solche Rückbildung haben wir auch beim Tierexperiment gefunden, soweit es sich nicht um Narben oder Verkalkungen handelte.

Kewitz: Um Hinweise auf seltenere Nebenwirkungen zu erhalten, verwendet man bei Toxizitätsprüfungen hohe Dosen. Sind die von Ihnen dargestellten Nebenwirkungen bei einer Dosis von 10–20 mg/kg regelmäßig aufgetreten oder nur gelegentlich?

Leuschner: Dieser toxische Effekt nimmt dosisabhängig zu. Er beginnt mit den sog. Schwellendosen und findet sich bei hohen Dosen bei allen Tieren.

Greeff: Wichtiger als die Feststellung, daß bei hohen Dosen Schädigungen auftreten, erscheint mir die Beobachtung im Langzeitversuch, daß mit niedrigeren Dosen ähnliches passiert.

Dehmel: Sind bei Anwendung, evtl. auch kurzzeitig, der schnell wirkenden Diuretika wie Furosemid und Etacrynsäure beim Menschen irreversible Schäden bekannt geworden?

Krück: Bei Fehlen der Vorschädigung der Niere und nicht zu langer Anwendung sind keine irreversiblen Schädigungen bekannt geworden. Eine Ausnahme stellt die Ototoxizität der Etacrynsäure dar. Diese tritt aber auch erst nach längerer Zeit auf. Bei Patienten mit terminaler Niereninsuffizienz verwenden wir solche Diuretika über Wochen und Monate. Daraus ergibt sich die Frage, ob wir unter Umständen die bereits vorhandene Nierenschädigung noch durch unsere therapeutischen Bemühungen verschlimmern, obwohl die Dialyse als letzte Möglichkeit verfügbar ist.

Leuschner: Die Übertragbarkeit solcher Befunde auf den Menschen haben wir an 23 bekannten Substanzen untersucht und dabei eine etwa 50%ige Übereinstimmung gefunden. Wenn aber 2 oder 3 Tierarten pathologische Befunde in bestimmten Organen aufweisen, ergibt sich daraus ein Hinweis für den Kliniker, daß man nun beim Menschen besonders aufmerksam sein muß. Es könnte sehr gut sein, daß der Mensch ganz anders reagiert, u. U. diesen Effekt überhaupt nicht zeigt oder konträre Reaktionen aufweist. Für alle diese Möglichkeiten gibt es Beispiele.

2. Renale Wirkungen

Moderation: O. KRAUPP

Die Wirkungsweise diuretischer Substanzen in Abhängigkeit von ihrer renalen Behandlung

P. Deetjen

Diuretika sind Substanzen, die den transtubulären Transport von Salzen und Wasser hemmen – entweder durch Blockierung aktiver Ionenpumpen oder durch Erschwerung der Ionen- und/oder Wasserpermeabilität.

Für die einzelnen Ionensorten nimmt man eine ganze Anzahl verschiedener Pumpen an und alle diese aktiven Ionenpumpen benötigen Stoffwechselenergie und greifen dabei vorwiegend auf die im ATP gespeicherten energiereichen Phosphatbindungen zurück. Hier liegt auch eine besonders empfindliche Störstelle der Ionenpumpen und es ist daher nicht verwunderlich, daß den meisten Salu-Diuretika, wenn nicht eine direkte Hemmung der ATPase, so doch eine Hemmung der vorgeschalteten Schlüsselreaktionen des Energieumsatzes zugeschrieben wird.

Ionenpumpen besitzen die Membranen jeder lebenden Zelle in unserem Organismus und Diuretika müßten eigentlich sämtliche Lebensprozesse lähmen und daher auch im Akutexperiment höchst toxische Substanzen sein. Das ist aber zweifelsohne nicht der Fall. Es muß daher die Niere selbst und die besonders funktionelle Eigenart dieses Organs sein, was eine Substanz zu einer nephrotropen Droge und damit zu einem Diuretikum macht.

Nun ist die Niere ja darauf eingerichtet, verschiedene Substanzen in der Tubulusflüssigkeit (TF) zu akkumulieren, um sie dann mit dem Endharn auszuscheiden. Und so kann auch eine diuretisch wirksame Substanz in der Tubulusflüssigkeit in sehr hohen Konzentrationen angereichert werden und dabei gleichzeitig in der gesamten übrigen Extrazellulärflüssigkeit eine niedrige Konzentration haben. Auf diese Weise wird nur in der TF eine wirksame Konzentration erreicht, während überall sonst im Organismus die Konzentration unter der Wirkungsschwelle auf die Ionenpumpen bleibt.

Die zwangsläufige Folgerung aus dieser These ist die, daß ein Diuretikum vornehmlich von der Lumenseite her wirksam sein muß, denn nur hier werden ja die hohen Substanzkonzentrationen aufgebaut. Dies ist auch tatsächlich der Fall. Ähnlich wie an der Froschhaut, wo eine Substanz wie Furosemid von der Serosaseite her kaum wirksam ist und dagegen den NaCl-Transport weit stärker hemmt, wenn sie von der Coriumseite her angeboten wird [4, 7], so muß auch am Tubulusepithel – um etwa gleiche Wirkeffekte zu erreichen – die Furosemidkonzentration an der interstitiellen Seite um etwa das 10fache höher sein als an der luminalen Seite [1].

Die meisten modernen Diuretika gehören zur Klasse der Sulfonamide; doch gibt es auch Substanzen von ganz anderer Struktur, wie z.B. die Ethacrynsäure. Trotzdem scheint es im Wirkungsmechanismus auf epitheliale Ionenpumpen keine prinzipiellen Unterschiede unter den diversen Substanzen zu geben. Einziges ge-

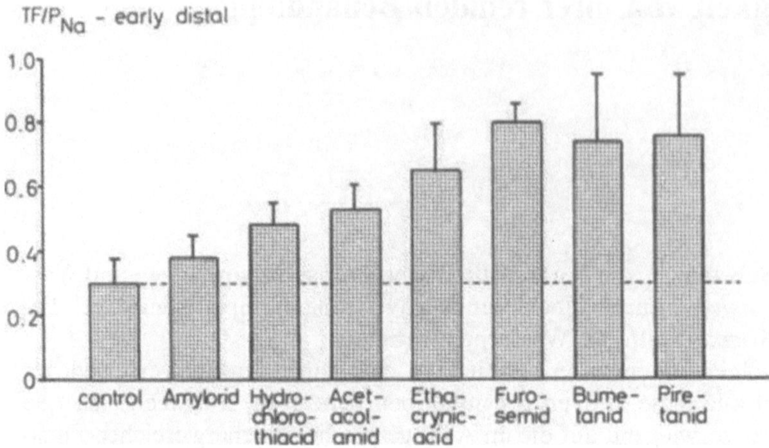

Abb. 1. Natrium-Konzentrationsquotienten von Tubulusflüssigkeit am Ende der Henle-Schleife und Blutplasma unter der Einwirkung verschiedener Diuretika an der Ratte. Mittelwerte ±SEM. (Quellen: Amilorid [2], Hydrochlorothiazid und Acetazolamid [6], Ethacrynsäure [3], Furosemid [1]

meinsames Merkmal der Diuretika scheint ihre Natur als schwache organische Elektrolyte zu sein.

Als solche aber können sie den im proximalen Tubulus lokalisierten Sekretionsmechanismus für schwache organische Säuren oder Basen mitbenützen. Neben der begrenzten Menge an Substanz, die durch glomeruläre Filtration in die TF gelangt, kann ein Vielfaches durch diese Sekretion dazukommen. Eine weitere Konzentrationserhöhung erfahren die in der TF gelösten Substanzen, je weniger permeabel sie im proximalen Tubulus sind. Da dort bereits $^2/_3$ des filtrierten Volumens resorbiert werden, erfährt eine mitfiltrierte, aber nicht resorbierbare Substanz eine Konzentrierung um den Faktor 3, bei zusätzlicher Sekretion aber bereits bis zu einem Faktor 15. Die in die Henle-Schleife (HS) einströmende Flüssigkeit verliert bis zur Schleifenspitze noch einmal die Hälfte ihres Volumens, so daß eine Substanz, die den proximalen Sekretionsmechanismus benützen konnte, im günstigsten Fall dort bereits bis zu 30fach höher konzentriert vorliegen kann als im Plasma des systemischen Blutes.

Die nun mit der betreffenden Substanz angereicherte TF erreicht im dicken aufsteigenden Schleifenschenkel der Henle-Schleife (HS) die Schlüsselstelle der Diuretika-Wirkung. Die hier lokalisierte NaCl-Pumpe ist der Motor der Gegenstromkonzentrierung. Ihre Hemmung lähmt nicht nur den Prozeß der Harnkonzentrierung, sondern verringert auch die Volumenresorption im absteigenden Schenkel der HS. Die Folge ist eine Stromvolumenzunahme in der ganzen HS. Dazu kommt ein Verlust der Fähigkeit, die im dicken Schenkel der HS aufsteigende TF auf hypotone Konzentrationen zu bringen. Je stärker wirksam ein Diuretikum ist, um so mehr nähert sich der Quotient von frühdistaler NaCl-Konzentration und Plasma-Isotonie-Werten von 1.0 (Abb. 1).

Wie kommt es zu einer unterschiedlichen Wirkungsdauer von Diuretika, wenn der Angriffsort und der Angriffsmechanismus wahrscheinlich bei den hier genannten Substanzen so ähnlich ist?

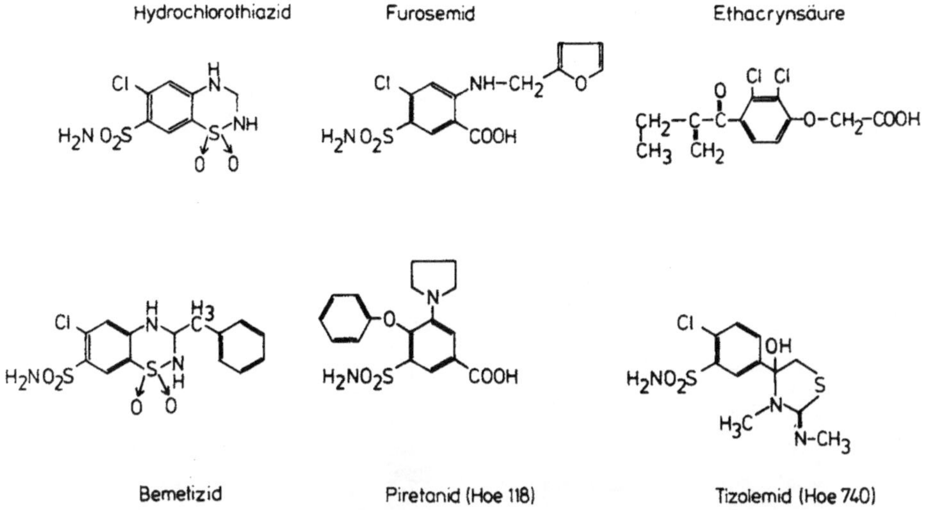

Abb. 2. Strukturformeln einzelner Diuretika

Dies nun liegt offenbar an den Unterschieden in der Molekülstruktur (Abb. 2), die zwar, wie gesagt, kaum zu unterschiedlichen biochemischen Effekten führt, die aber den einzelnen Substanzen unterschiedliche physiko-chemische Eigenschaften verleiht und daher zu differenzierter renaler Behandlung dieser Substanzen selbst führt. Dies sei am Beispiel dreier Diuretika erläutert, die wir kürzlich untersucht haben. Es handelt sich um die Substanzen Tizolemid, Piretanid und Bemetizid.

Tizolemid ist eine Sulfonamidbase mit mittlerer Wirkungsstärke aber relativ langer Wirkungsdauer, Piretanid ist die stärkste mir bekannte Substanz und übertrifft an Wirkungsintensität noch Furosemid und Ethacrynsäure, Bemetizid liegt etwa dazwischen. Auf Abb. 3 sind zum groben Vergleich die Änderungen der fraktionellen Exkretionen von Wasser, Natrium und Kalium unter maximaler Diuretikawirkung, bezogen auf die Kontrollwerte aus Experimenten an Ratten, gegeneinandergestellt. Um Piretanid, das die Ausscheidung von Wasser und Natrium um 4000 bzw. 6000% steigert, in ein Bild mit den beiden anderen Substanzen aufnehmen zu können, mußte für die Ordinate ein logarithmischer Maßstab gewählt werden.

Wie erwähnt, ist der Hauptangriffspunkt zur Auslösung einer Natriumchloriddiurese der dicke aufsteigende Schenkel der Henle-Schleife. Wie schon gezeigt, läßt sich die unterschiedliche Wirkungsstärke eines Diuretikums – bei peroraler oder intravenöser Applikation – weitgehend durch den unterschiedlichen Wirkungsgrad an der HS herleiten. Appliziert man jedoch die 3 vorgenannten, so unterschiedlich effektiven Diuretika direkt über die TF der Henle-Schleife, dann führen alle 3 dort zu nahezu vollständiger Hemmung der NaCl- und Flüssigkeitsresorption (Abb. 4).

Daraus ist der Schluß zu ziehen, daß diese 3 Substanzen auf Grund ihrer renalen Behandlung nicht in gleichem Ausmaß diesen Ort der Wirkung erreichen.

Solche Unterschiede in der renalen Behandlung lassen sich tatsächlich erheben und seien an 2 Meßgrößen herausgestellt. In Abb. 5 sind Messungen zusammengestellt, in denen die Rückdiffusion von ^{14}C-markierter Substanz aus dem proxi-

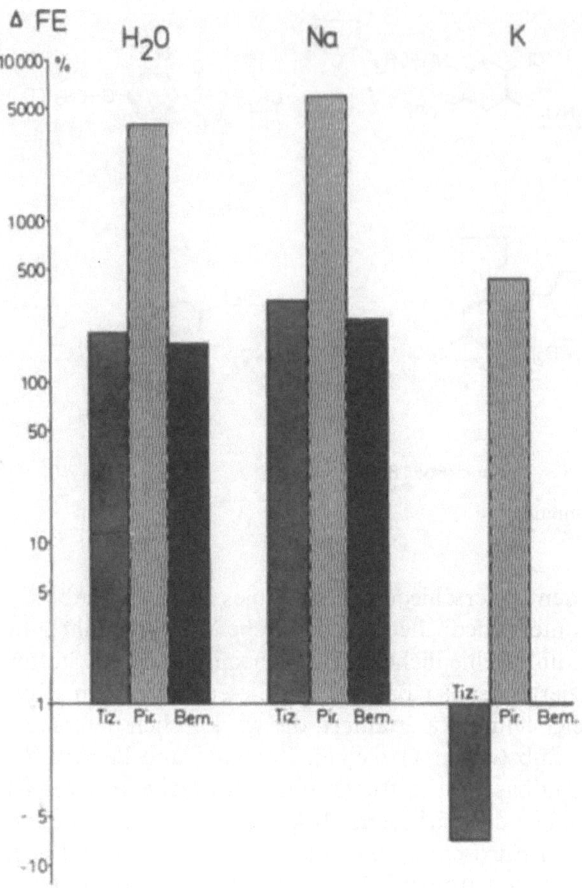

Abb. 3. Fraktionelle Exkretion *(FE)* von Wasser, Natrium und Kalium unter der Einwirkung von Diuretika in Prozent der Kontrollwerte bei der Ratte.
Tiz. = Tizolemid, *Pir.* = Piretanid, *Bem.* = Bemetizid

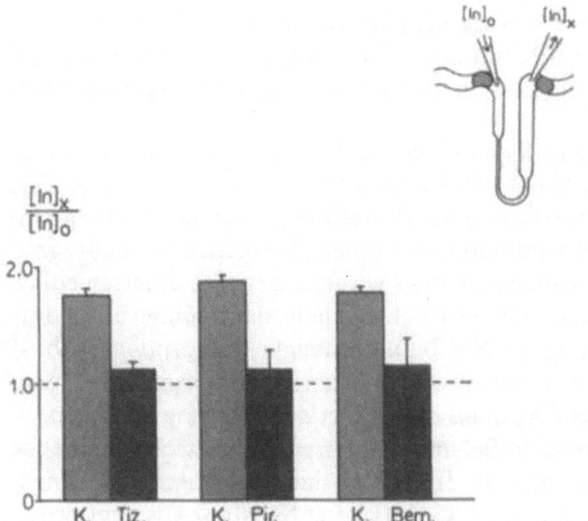

Abb. 4. Kontinuierliche Mikroperfusion der Henle-Schleife mit isotoner Ringer-Lösung unter Kontrollbedingungen (*K*) und unter Zugabe verschiedener Diuretika. Die Verringerung des Konzentrationsquotienten der Testsubstanz Inulin am Anfang (0) und Ende (x) der Henle-Schleife zeigt bei den 3 untersuchten Diuretika – Tizolemid (2 mmol/l), Piretanid (0,4 mmol/l), Bemetizid (1 mmol/l) – an, daß jeweils mehr als 75% der unter Kontrollbedingungen erfolgenden Flüssigkeitsresorption gehemmt wird

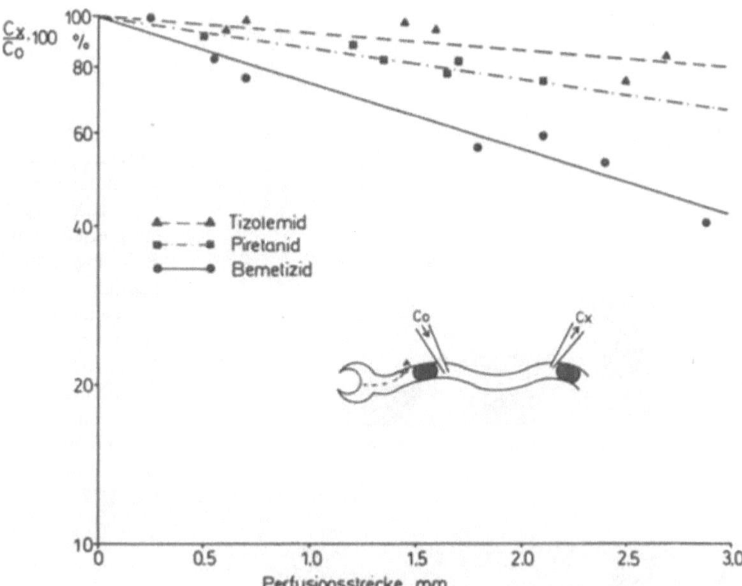

Abb. 5. Kontinuierliche Mikroperfusion proximaler Tubulussegmente mit ^{14}C-markierten Diuretika. Die Quotienten der Konzentration von markierter Substanz an der Meßstelle (C_x) zu derjenigen in der Perfusionslösung (C_0) fallen exponentiell mit jeweils verschiedener Steilheit ab. Die daraus errechenbaren Permeabilitäten verhalten sich für Tizolemid:Piretanid:Bemetizid wie 1:1,8:3,6

malen Tubulus gemessen wurde. Gegenüber Tizolemid hat Piretanid eine ca. doppelt, gegenüber Bemetizid eine etwa 3fach höhere Permeabilität. Die beiden letzten jedoch sind organische Säuren und es gibt keinen ernsthaften Zweifel, daß sie mit dem nahezu unspezifisch arbeitenden proximalen Sekretionsmechanismus für schwache organische Säuren in der TF akkumuliert werden. Tizolemid ist eine Base, die auf Grund der pH-Differenz zwischen Interstitium und TF sich in letzterer anhäuft, allerdings in geringerem Ausmaß als die sezernierten Säuren. Da zudem schon nach dem ersten Drittel des proximalen Konvolutes sich ein pH-Wert von 6,7 einstellt, der dann bis in die HS unverändert bleibt, ist auch dadurch eine weitere Konzentrationserhöhung der basischen Substanz begrenzt, während die Effektivität des Säuretransportes erst in der Pars recta des proximalen Tubulus, also erst im Anfangsteil der HS ihr Maximum erreicht. Die Folge ist, daß Tizolemid in weitaus niedrigerer Konzentration in der TF der HS vorliegen wird, Piretanid von allen 3 Substanzen die höchste Konzentration aufweisen muß, während Bemetizid als zwar mit dem Säuretransport sezernierte, dann aber wieder stärker rückdiffundierende Substanz in der Mitte liegen sollte.

Umgekehrt muß es mit dem Zeitverlauf der Wirkung stehen. Hier hat Piretanid, das auf Grund seiner renalen Behandlung die höchste Eliminationsrate aufweist, auch die kürzeste Wirkzeit. Bei Tizolemid und besonders dem in der Niere immer wieder rezirkulierenden Bemetizid hält die Wirkung entsprechend länger an.

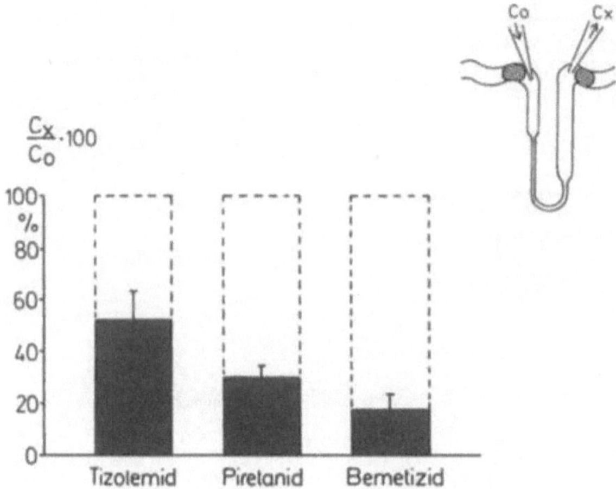

Abb. 6. Kontinuierliche Mikroperfusion der Henle-Schleife mit ^{14}C-markierten Diuretika und ^{3}H-markiertem Inulin. Konzentrationsänderungen durch Wasserflüsse wurden über Inulin korrigiert. Infolge unterschiedlicher Permeabilitäten kommt es durch die unidirektionalen Tracer-Flüsse zu Änderungen der Quotienten der Diuretika-Konzentrationen am Anfang (C_0) und Ende (C_x) der Henle-Schleife

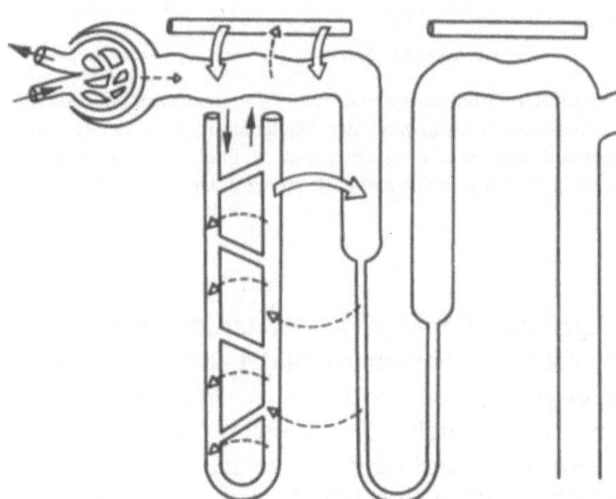

Abb. 7. Schema eines Nephrons mit Vas-rectum-Schleife zur Illustrierung der Akkumulation eines Diuretikums mit Säure-Charakter. Die Sekretion der Substanz ist durch ⇒, passive Bewegung durch ---→ gekennzeichnet

Wichtig hierfür ist auch das Verhalten der 3 Substanzen im Nierenmark. Auch hier in der HS existiert die abgestufte Permeabilität der 3 Substanzen (Abb. 6). Im Gleichgewicht werden sich hier jedoch auf Grund der Gegenstromdiffusion die Verhältnisse anders einstellen als dies die unidirektionalen Tracer-Flüsse auf den ersten Blick vermuten lassen mögen (Abb. 7). Eine genauere Diskussion übersteigt den Rahmen dieser kurzen Darstellung, in der auch vereinfachend fortgelassen wurde, was durch unterschiedliche Metabolisierung, Lipoidlöslichkeit oder Proteinbindung der einzelnen Substanzen an verstärkenden oder abschwächenden Effekten auf die Diuretika-Wirkungen noch hinzukommt. Es sollte hier herausgestellt werden, daß Unterschiede in der Wirksamkeit zahlreicher Diuretika, von denen hier nur drei als Beispiel herausgegriffen wurden, sich weitgehend und zwanglos durch die bisher vorliegenden Befunde der renalen Behandlung der diuretischen Substanzen selbst verstehen lassen.

Literatur

1. Deetjen, P.: Micropuncture Studies on Site and Mode of Diuretic Action of Furosemide. In: "The Physiology of Diuretic Agents". Conference monograph; N. Y. Academy Sci., 1966, S. 408
2. Deetjen, P.: The localization of transport processes in the nephron and their inhibition by diuretic agents as analyzed by micropuncture techniques. In: „Renaler Transport und Diuretica", Hrsg. K. Thurau u. H. Jahrmärker, Springer Verlag, 1969
3. Deetjen, P., W. E. Büntig, K. Hardt and R. Rohde: Diuretic effect of Ethacrynic acid in the rat: A micropuncture Study of the relationship of site and mode of action. In: "Progress in Nephrology", G. Peters (Ed.), Springer Verlag, 1969
4. Eigler, J., Carl, H. and Edel, H.H.: Der Einfluß von Ethacrynsäure und Furosemid auf Membranpotential und Kurzschlußstrom an der Krötenhaut. Klin. Wschr. *44*, 417–421 (1966)
5. Horster, M., W. Nagel u. K. Thurau: Frühdistale Na^+-Konzentration und GFR in der Rattenniere unter dem Einfluß von Furosemid und Chlorothiazid. Pflügers Arch. ges. Physiol. *289* (1966), R 68
6. Meng, K.: Mikropunktionsuntersuchungen über die saluretische Wirkung von Hydrochlorothiazid, Acetazolamid und Furosemid. Arch. Pharmak. exper. Path. *257*, 355 (1967)
7. Nagel, W. u. Karger, W.: Die Wirkung von 4-Chloro-N-(2-furylmethyl)5-sulfamoyl-anthranilsäure (Lasix) auf ionenaktive Membranen. Autoref. 29. Tagg. Deutsche Physiol. Ges., Tübingen 1964

Effects of Diuretics on Renal Potassium and Hydrogen Ion Transport*

G. GIEBISCH and M. HROPOT

Advances in our knowledge of the renal transport mechanisms controlling the excretion of both potassium and hydrogen ions have provided a conceptual framework which has been useful to interpret the effects of various diuretics on potassium metabolism as well as on the acid-base status of the body [1–3]. In this review, emphasis will be placed on the following issues:

1) To what extent do diuretics modify the distal tubular potassium transport mechanism, and by what mechanisms is modification of renal excretion of potassium by diuretics achieved?

2) To what extent can diuretics, acting at *different* nephron sites, when given in combinations, act antagonistically to reduce the kaliuresis that frequently results from the more potent diuretics?

3) To what extent is titratable acid and ammonium excretion affected by diuretics, and, again, can such effects upon acid-base balance be modified by appropriate combination of diuretics?

Before specifically examining those issues, some relevant and basic aspects of renal tubular potassium transport will be reviewed [1, 2].

Figure 1 summarizes experimental data from micropuncture experiments in rats, demonstrating that it is the distal nephron that determines the rate of appearance of potassium in the urine. From tubular analyses of potassium and inulin concentrations along the nephron we can conclude the following on tubular sites of potassium transport.

1) Despite an almost 150-fold difference in urinary excretion rate in potassium conserving versus potassium loaded animals, there are no major modifications of potassium reabsorption along the proximal tubule.

2) In sharp contrast, there are dramatic differences in distal tubular potassium transport. Whereas distal potassium reabsorption continues in K-depleted animals, K-secretion is powerfully activated after various maneuvers that stimulate potassium excretion.

We conclude from these and other studies that the "distal nephron", i.e. the distal tubule and the cortical collecting tubules [4], regulate potassium excretion.

This is schematically summarized in Fig. 2. Here, the sequential analysis of tubular potassium transport is extrapolated from animal experiments to man [5]. Extensive reabsorption of filtered potassium along the "proximal nephron" (proximal tubule and Henle's loop) is followed by variable secretion along the distal tubule and collecting ducts.

* Work in the authors' laboratory was supported by NIH grant AM 17433 and by a grant from Hoechst-Roussell, N.J.

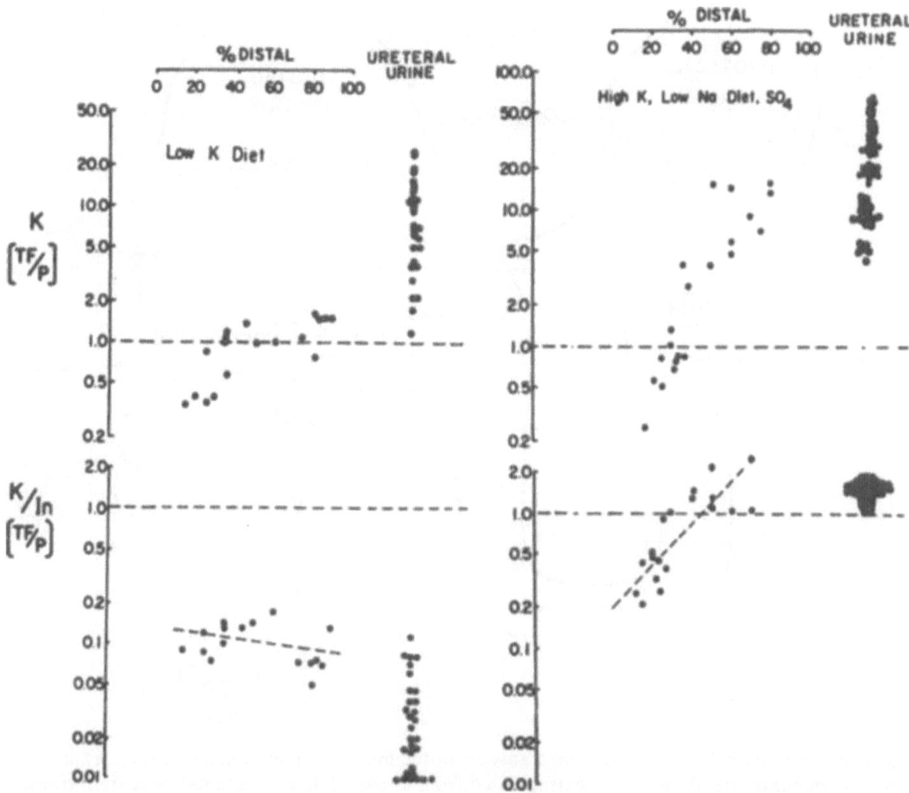

Fig. 1. Summary of distal tubular potassium and potassium/inulin concentration ratios. Urinary values are included for comparison. Results from animals kept on a low-potassium diet for several weeks prior to the experiments are shown on the left, those obtained in animals in which urinary potassium excretion had been maximally stimulated are shown on the right. Note that despite dramatically different urinary excretion rates, early distal potassium delivery does not greatly differ. (From ref. 1 and 2)

It should be emphasized that most studies that have dealt with tubular potassium handling apply to superficial nephrons, i.e. those we can study by micropuncture. However, the situation is more complicated, and next are shown some newer data, mostly provided by Dr. *Jamison* and his collaborators [6, 7].

Figure 3 demonstrated what we presently know about potassium transport in superficial and juxtamedullary nephrons [8]. The superficial nephrons reabsorb potassium proximally and along Henle's loop such that little is left by the time fluid reaches the early distal tubule. What about the juxtamedullary nephrons, originating from subcortical zones of the kidney? Observations by micropuncture of papillary tubules have shown that at the tip of Henle's loop some 100% of potassium are present. This is an important finding. If the proximal tubule of deep nephrons behaves like its superficial counterpart, potassium must have been secreted into the descending limb of the loop of Henle. For a number of reasons it is likely that the source of the secreted potassium is the medullary collecting duct because a tight relationship consists between rate of potassium secretion into the distal tubule and

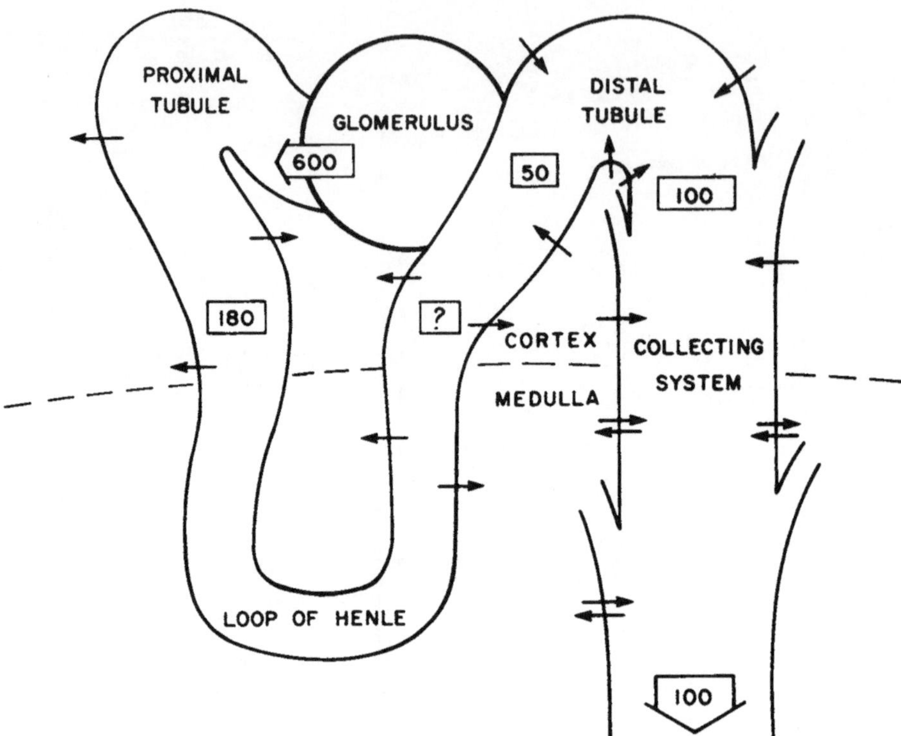

Fig. 2. Sequential analysis of potassium transport in the human kidney. Excretion rates, expressed in absolute amounts (mEq) have been extrapolated from known data of fractional potassium transport in animal experiments. (From ref. 4)

the cortical collecting ducts on the one hand, and the amount of potassium found at the tip of Henle's loop on the other. It is presently unknown to what extent such recirculated potassium, originating from juxtamedullary nephrons, contributes to urinary potassium excretion.

Next, a cell model of the secretory cells in the distal tubule is shown because it will be helpful to understand the mechanisms by which diuretics act to promote potassium loss [1].

Figure 4 shows, on the left, a distal tubule cell; on the right, a collecting tubule cell. Considering a distal tubule cell, the essential transport function of the luminal and peritubular cell membranes are the following:

1) A Na^+-K^+ pump on the peritubular site [operating either electrically neutral (A) or in a rheogenic manner (B)]
2) Electrical cell polarization (-70 mV) across the peritubular cell membrane that exceeds that across the luminal cell membrane
3) A low electrical potential difference across the luminal cell membrane favoring egress of potassium from cell to lumen, and
4) a reabsorptive pump for potassium transport from lumen to cell.

Little is known about the potassium transport system of collecting tubule cells but it is very likely that the collecting duct cell is distinguished by an additional active transport step, in the secretory direction, across the luminal membrane.

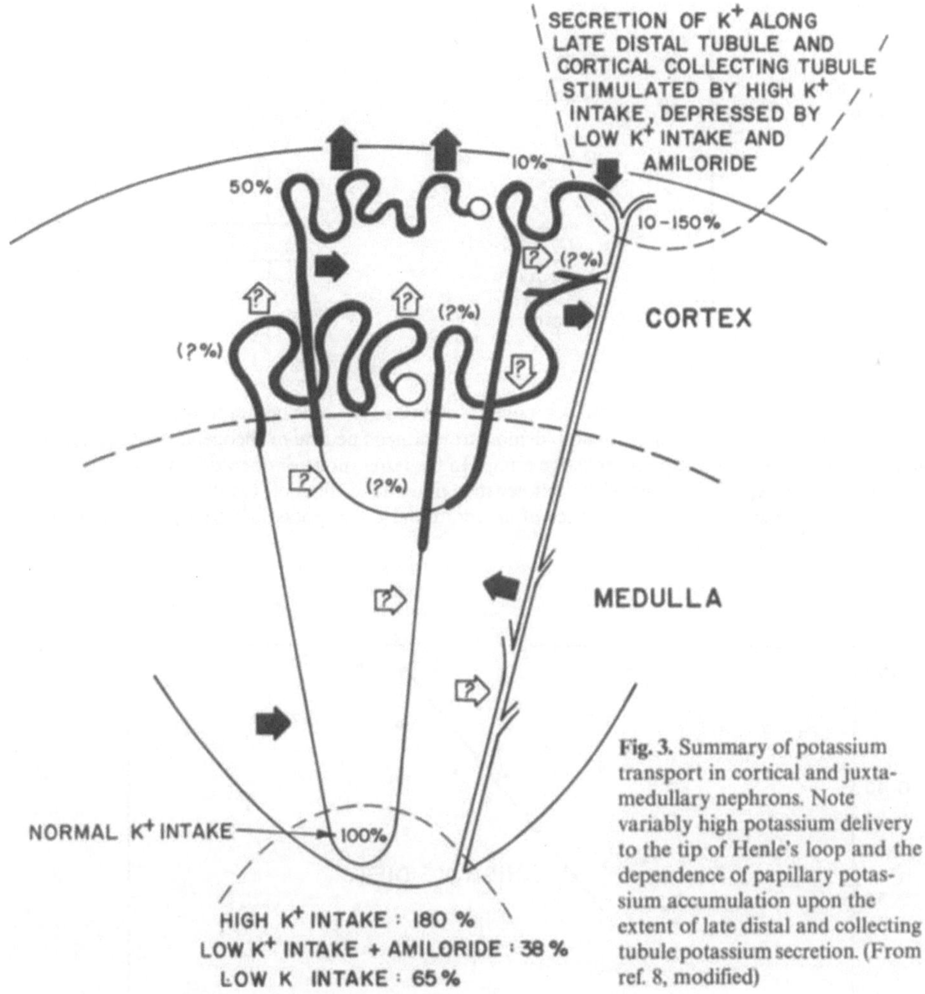

Fig. 3. Summary of potassium transport in cortical and juxtamedullary nephrons. Note variably high potassium delivery to the tip of Henle's loop and the dependence of papillary potassium accumulation upon the extent of late distal and collecting tubule potassium secretion. (From ref. 8, modified)

Effect of Diuretics on Potassium Transport

From the point of view of an analysis as to how diuretics act on renal potassium transport, an important observation is that enhanced delivery of fluid and of sodium to the distal fluid can either, by stimulating peritubular Na^+-K^+ exchange or by lowering tubular potassium concentration [9], promote potassium accumulation in the distal tubule. Since many diuretics act at the thick ascending limb, they do induce kaliuresis in this rather unspecific manner by exerting a marked flow-effect along the distal tubule.

Figure 5 shows a number of results demonstrating the very marked flow-dependence of potassium secretion. Volume flow rate along the distal tubule was augmented by progressive proximal tubular fluid inhibition (by extracellular volume

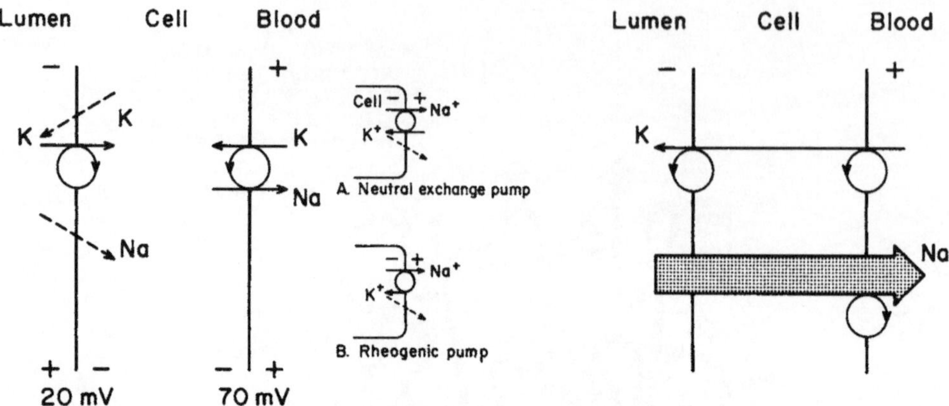

Fig. 4. Cell scheme incorporating essential components of potassium and sodium transport on the left, a late distal tubule cell is shown. Inset A and B demonstrate either a neutral or rheogenic mode of action of the peritubular sodium-potassium exchange pump. In the latter mode of operation, the peritubular pump activity generates directly part of the cell-negative potential difference. On the right, a secretory collecting tubule is shown. Note the presence of an additional active potassium transport step in the luminal cell membrane. (From ref. 1 and 2)

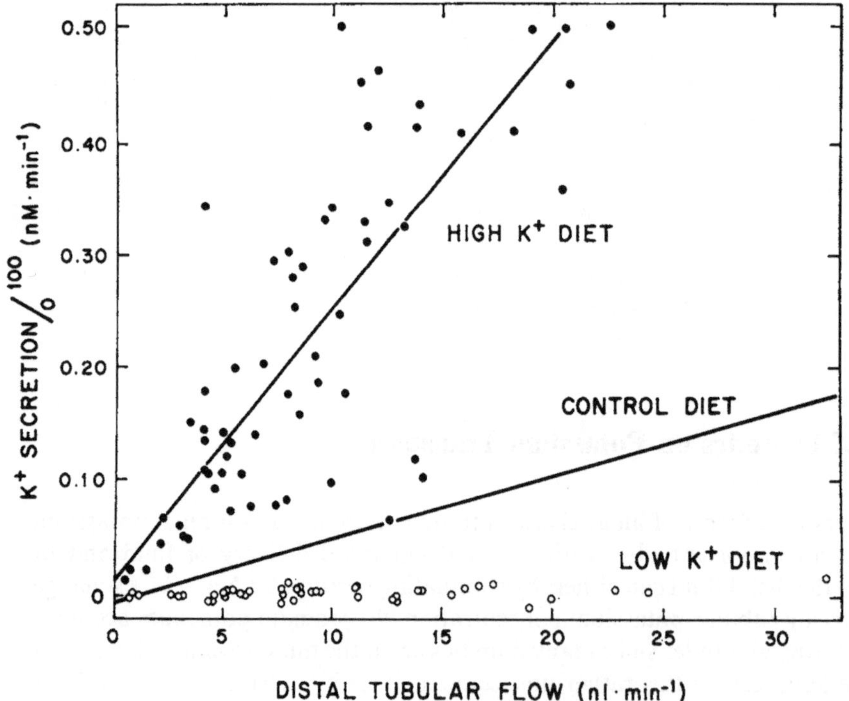

Fig. 5. Flow dependence of distal tubular potassium secretion. Absolute rates of distal tubular potassium secretion as a function of distal tubular volume flow rate. Data from rats on a low, normal and high potassium intake. Variations in distal tubular flow rate achieved by intravenous administration of urea-saline mixture at increasing rates. (From ref. 1 and 2)

Table 1

I. Kaliuretic Diuretics
   (A) Proximal inhibition of potassium reabsorption
   (B) Loop inhibition of potassium reabsorption
   (C) Stimulation of distal tubular potassium secretion
      1) Flow-effect
      2) Gradient-effect
   (D) Stimulation of collecting tubule and collecting duct potassium secretion

II. Kaliopenic Diuretics
   (E) Inhibition of potassium secretion along the distal tubule, collecting tubule and collecting duct

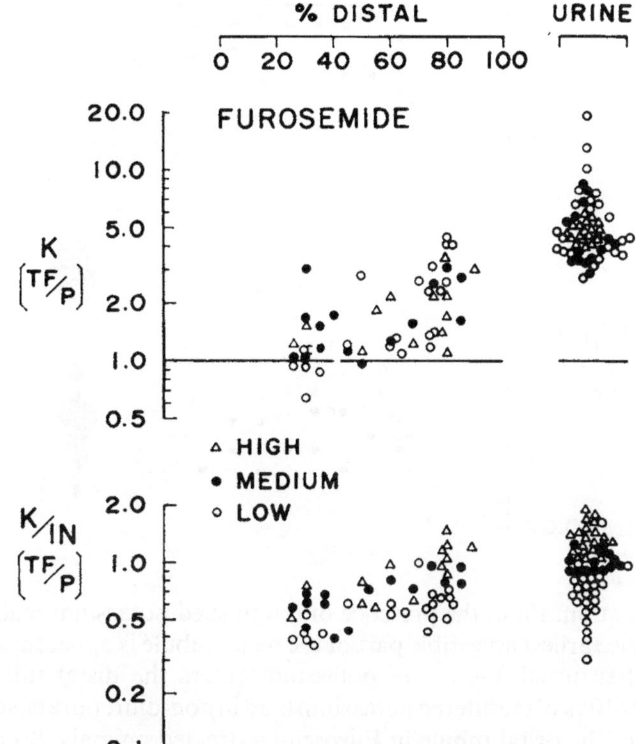

Fig. 6. Summary of potassium and potassium/inulin concentration ratios from rats given three different doses of Furosemide. Note similar progression of distal tubular potassium concentration ratios yet increasing fractional potassium excretion with higher doses of the diuretic. (From ref. 11)

expansion) and potassium secretion measured directly by distal free-flow micropuncture. Clearly, potassium secretion drastically increased with flow rate. The efficiency of this flow-dependent effect was subject to modification by dietary potassium intake, being stimulated by a high potassium intake and almost completely attenuated by dietary potassium deprivation [2, 10].

We have arrived now at a point where we might ask how diuretics could affect potassium excretion. Table 1 provides a summary of relevant mechanisms [10], and in the following, an example each of a kaliuretic and a kaliopenic diuretic is presented.

Figure 6 summarizes results of distal tubular micropuncture data of rats receiving increasing doses of the loop diuretic Furosemide [11]. Two points deserve at-

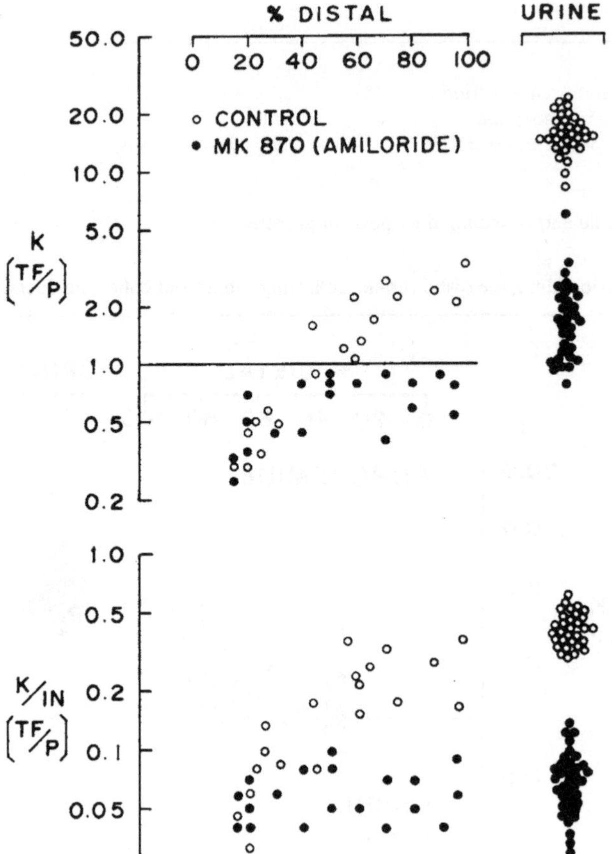

Fig. 7. Summary of potassium and potassium/inulin concentration ratios from rats on control diet and from amiloride-treated rats. Note complete suppression of distal tubular potassium secretion. (From ref. 11)

tention. First, the presence of diminished potassium reabsorption at sites *prior* to the earliest accessible part of the distal tubule is apparent from the fact that a larger than usual fraction of potassium enters the distal tubule. In contrast to some 5–10% of the filtered potassium load in non-diuretic rats, some 35% of potassium enter the distal tubule in Furosemide-treated animals. Secondly, a large increase in fluid delivery in the diuretic group is observed at a time when the progression of tubular/plasma potassium ratios along the distal tubule is essentially normal. It follows that fractional potassium secretion is proportional and dependent on volume flow. Thus, the rate at hich potassium appears in the final urine is most importantly determined by the magnitude of the flow rate through the distal tubule. The latter depends upon the dose of Furosemide so that a larger potassium loss develops with higher doses.

In contrast, amiloride [11] or triamterene [12], while mildly natriuretic, block distal tubular potassium and hydrogen ion secretion.

Figure 7 illustrates this point. It can be seen that the progressive rise in distal tubular potassium concentration which normally occurs, is strongly curtailed after amiloride [11]. This results in sharp suppression of distal tubular potassium secre-

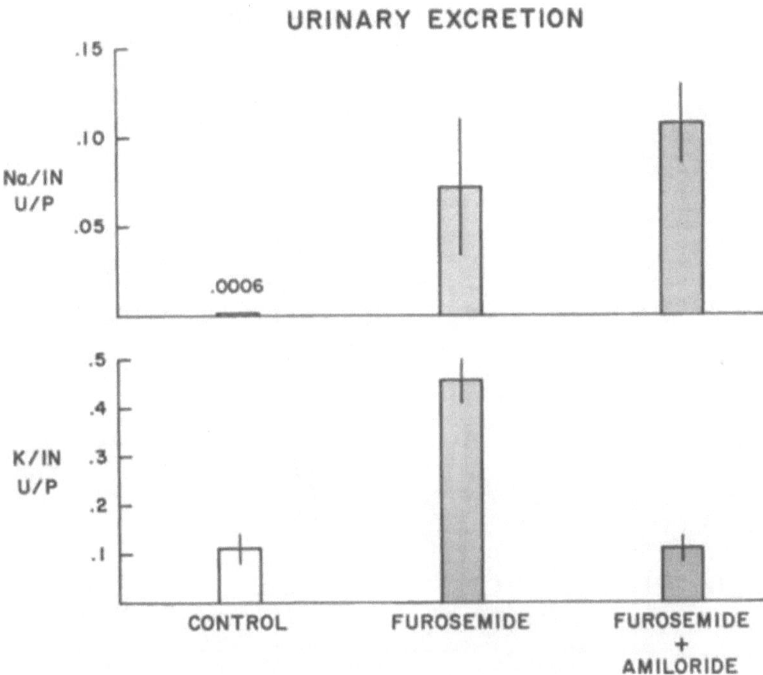

Fig. 8. Fractional excretion rate of sodium and potassium in control, Furosemide and Furosemide + amiloride-treated animals

tion. Studies on isolated perfused rabbit collecting tubules by *Stoner* and *Burg* [13] have further demonstrated that both potassium and sodium transport are sharply depressed at this nephron site.

We have also carried out a series of experiments in which both loop diuretics and amiloride or triamterene were given together. We wanted to test whether potassium and hydrogen ion transport are modified by giving mixtures of diuretics with different sites of action.

Figure 8 shows urinary excretion data [14]. It is apparent that, compared to control excretion rates of sodium and potassium, here expressed as fractions of filtered ions, Furosemide increases both sodium and potassium excretion. However, while the addition of amiloride further enhances fractional urinary sodium excretion, it sharply suppresses potassium loss into the urine. Potassium excretion in control and Furosemide plus amiloride-treated animals are not different.

Figure 9 demonstrates that this is a distal tubular effect: shown here are early and late distal tubular fractional excretion rates of sodium and of potassium. Considering first sodium, we see a large increase in sodium delivery after Furosemide, and no major modification of late distal tubular sodium delivery by the addition of amiloride to Furosemide. In sharp contrast, the marked enhancement of distal tubular potassium secretion after the loop-diuretic Furosemide is completely suppressed by giving both diuretics together. This modification of the furosemide-effect by amiloride is entirely due to lowering of potassium concentrations along the late distal tubule.

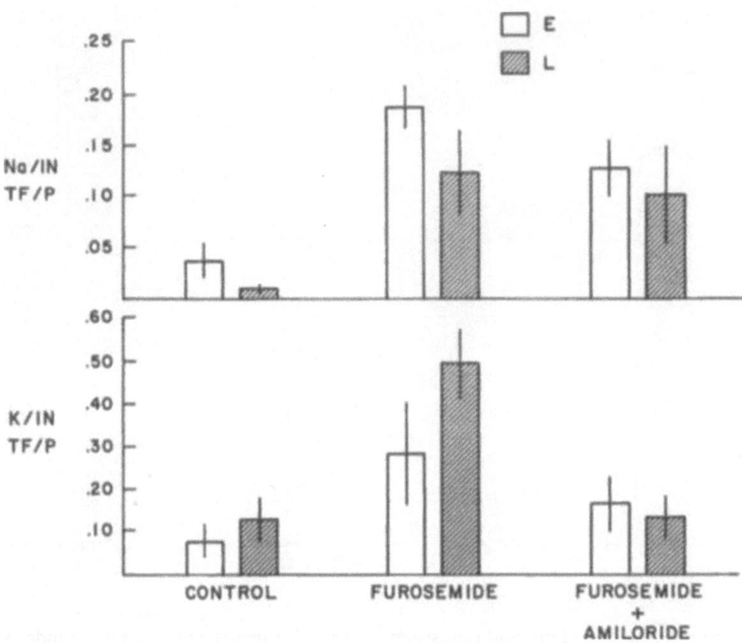

Fig. 9. Summary of early and late distal tubular fractional sodium and potassium excretion in control, Furosemide and Furosemide + amiloride-treated animals

Effect of Diuretics on Urinary Acidification

Similar to potassium, hydrogen and ammonium ion transport by the distal tubule also shows some flow dependence and sensitivity to diuretics.

Relevant urinary excretion data, summarized in Fig. 10 show a fall of urinary pH and marked enhancement of titratable acid and ammonia excretion after Furosemide. This is of considerable interest because, if sustained over a larger period of time, such continued acid loss will result in accentuating metabolic alkalosis, known to occur during prolonged diuretic treatment.

Considering the site of these effects, experimental results in control, Furosemide, Piretanide and Piretanide plus Triampterene-treated animals are relevant. The following key facts emerge:

Comparison of early and late distal tubular concentrations of both titratable acid and ammonium shows that these, similar to potassium, are not or only moderately affected by the loop diuretic. Yet distal tubular flow rate is sharply increased after Furosemide and other loop diuretics and, hence, so is urinary excretion rate of titratable acid and ammonium. However, Triamterene, when given together with loop diuretics such as Furosemide or Piretanide, depresses both titratable acid as well as ammonium concentrations along the distal tubule. Thus,

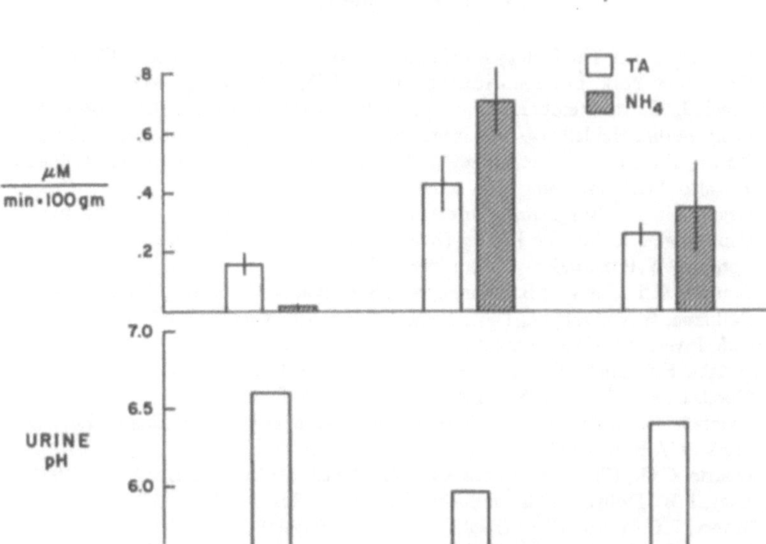

Fig. 10. Summary of urinary excretion rates of titratable acid and ammonium in control, Furosemide and Furosemide + amiloride-treated animals

similar to its effect on distal tubular potassium transport, this combination of diuretics sharply reduces the effectiveness with which the flow effect manifests itself. Clearly, administration of *both* diuretics together leads to a sharp fall of the acid loss which normally occurs under these conditions.

Conclusions

1) Due to the inherently unsaturated character of both potassium and hydrogen ion secretory mechanisms along the distal tubule, many diuretics, especially those acting at sites prior to the distal tubule, lead to a flow-dependent loss of potassium and hydrogen ions.

2) These effects can be sharply curtailed by administration of combinations of diuretics that have different sites of action. Thus, administration of loop diuretics together with diuretics that have a suppressing effect upon distal tubular potassium and hydrogen ion secretion, sharply reduces these effects upon potassium and hydrogen ion metabolism.

3) Concerning the mechanism by which these drug interactions occur, the effect of amiloride on the transepithelial potential difference must be considered. A sharp reduction of the distal tubular electronegativity has been reported after amiloride [11] and this would favor a reduction of passive entry of potassium and hydrogen ions into the distal tubule [1, 2].

References

1. Giebisch, G.: In: The Kidney Morphology, Biochemistry, Physiology. (Ch. Rouiller and A. Muller, Eds.). New York, London: Academic Press 1971, Vol. *3*, p. 329–382
2. Giebisch, G.: In: Membrane Transport in Biology (G. Giebisch, D.C. Tosteson and H.H. Ussing, Eds.). Berlin, Heidelberg, New York: Springer-Verlag 1979, Vol. *IVa*, p. 215–298
3. Rector, F.C., Jr.: In: The Kidney (B.M. Brenner and F.C. Rector, Eds.). Philadelphia, London, Toronto: W.B. Saunders 1976, p. 318–343
4. Grantham, J.J., Burg, M.B., Orloff, J.: J. Clin. Invest. *49*, 1815–1826 (1970)
5. Grantham, J.J.: In: The Kidney (B.M. Brenner and F.C. Rector, Eds.). Philadelphia, London, Toronto: W.B. Saunders 1976, p. 299–317
6. Jamison, R.L., Lacy, F.B., Pennell, J.P., Sanjama, V.M.: Kidney International *9*, 323–332 (1976)
7. Battilana, C.A., Dobyan, D.C., Lacy, F.B., Bhattacharya, I., Johnston, P.A., Jamison, R.L.: J. Clin. Invest. *62*, 1093–1103 (1978)
8. Wright, F.S., Giebisch, G.: Amer. J. Physiol. *235*, F515–F527 (1978)
9. Good, D.W., Wright, F.S.: Amer. J. Physiol. *236*, F192–206 (1979)
10. Giebisch, G.: In: Methods in Pharmacology. (M. Martinez-Maldonado, Ed.). New York: Plenum Press 1977, p. 121–164
11. Duarte, C.G., Chomety, F., Giebisch, G.: Amer. J. Physiol. *321*, 91–101 (1971)
12. Lacy, F.B., Dobyan, D.C., Jamison, R.L.: Clin. Res. *27*, 92A (1979)
13. Stoner, L.C., Burg, M.B., Orloff, J.: Amer. J. Physiol. *227*, 453–459 (1974)
14. Hropot, M., Fowler, N., Giebisch, G.: Kidney International *14*, 762 (1978)

Wirkungen von Diuretika auf den transzellulären Elektrolyttransport der Niere*

M. WIEDERHOLT und L.L. HANSEN

Zusammenfassung

Zum Studium der zellulären Wirkungsmechanismen von Diuretika wurde der distale Tubulus der isolierten Niere von Amphiuma ausgewählt. Dieses Segment weist Transportcharakteristika auf, wie wir sie in der Säugetierniere im dicken aufsteigenden Teil der Henle'schen Schleife (Chlorid-Transport) und in distalen Nephronabschnitten (Natrium-Transport) beobachten können. Vor und nach luminaler Applikation von Diuretika ($10^{-4}m$) wurden der transtubuläre Netto-Volumentransport (Methode der gespaltenen Ölsäule nach *Gertz*) und das basolaterale Membranpotential gemessen. Alle verwendeten Diuretika hemmen den Netto-Volumentransport. Durch Amilorid wird das basolaterale Membranpotential gleichzeitig depolarisiert, durch Furosemid, Ethacrynsäure oder Chlorothiazid hyperpolarisiert. Aus den Untersuchungen läßt sich schließen, daß die Hemmung des transtubulären Natrium-Chlorid-Transports über unterschiedliche Mechanismen erfolgt. Amilorid greift vorwiegend in die luminale Aufnahme von Natrium ein, während Furosemid, Ethacrynsäure und Chlorothiazid primär den Chloridtransport hemmen. Die Untersuchungen mit den genannten Diuretika zeigen außerdem, daß eine elektrogene Transport-Komponente an der basalen Zellseite des distalen Tubulus nachweisbar ist.

Um den zellulären Angriffspunkt von Diuretika in der Niere näher zu beschreiben, haben wir die Niere von Amphiuma ausgewählt. Der Vorteil dieses experimentellen Modells besteht darin, daß sich die Niere gut isolieren und perfundieren läßt. Die Tubuli mit einem Durchmesser von etwa 50 µm und Zellen mit einem Durchmesser von etwa 20 µm sind für elektrophysiologische Methoden gut geeignet. Die der Mikropunktion zugängige Oberfläche der Niere besteht ganz überwiegend aus Glomeruli und Schlingen des distalen Tubulus [19]. Wie auch bei anderen Amphibiennieren [18] weist der distale Tubulus sowohl Transportcharakteristika auf, die dem dicken aufsteigenden Schenkel der Henle'schen Schleife der Säugetierniere entsprechen (Chlorid-Transport), als auch Transportcharakteristika, wie sie in den distalen Abschnitten der Säugetierniere beobachtet werden (Natrium-Transport). Weiter wurde an diesem Modell gezeigt, daß die Potentialdifferenz an der peritubulären Membranseite von der luminalen (bzw. intrazellulären) Natrium-Konzentration abhängig ist und daß sich ein elektrogener Natrium-Transportmechanismus an dieser Membranseite lokalisieren läßt [20, 21].

---

* Mit Unterstützung durch die Deutsche Forschungsgemeinschaft (Wi 328)

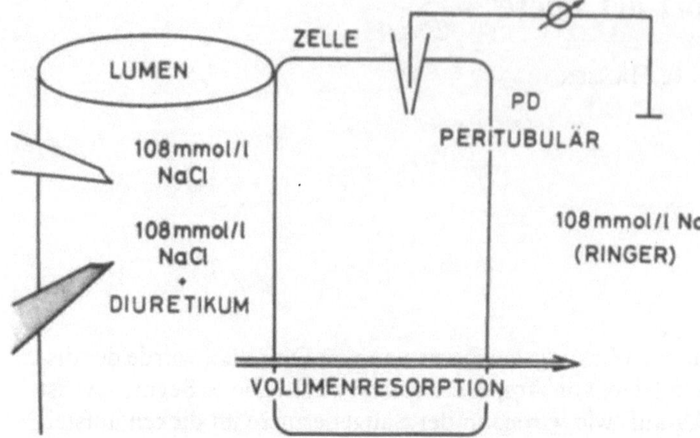

Abb. 1. Schematische Darstellung zur Messung der transtubulären Volumenresorption und der peritubulären Potentialdifferenz im distalen Tubulus von Amphiuma

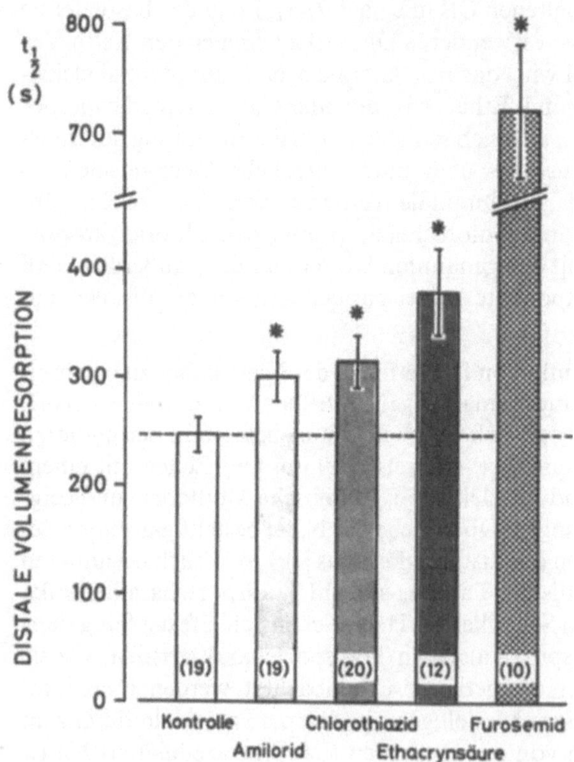

Abb. 2. Halbwertzeit $(t_{1/2})$ der Volumenresorption im distalen Tubulus. Methode der gespaltenen Ölsäule nach *Gertz* [13]. Signifikante Hemmung (* $p < 0,005$) der distalen Volumenresorption nach Applikation von Diuretika (Daten aus [14, 21])

Mit Hilfe von einläufigen Mikroperfusionskapillaren (Abb. 1) haben wir im distalen Tubulus mit der Methode der gespaltenen Ölsäule nach *Gertz* [13] die transepitheliale Netto-Volumenresorption vor und nach Gabe von verschiedenen Diuretika gemessen. In einer zweiten Versuchsserie wurde der Effekt von luminal applizierten Diuretika ($10^{-4}\,m$ Amilorid, $10^{-4}\,m$ Chlorothiazid, $10^{-4}\,m$ Furosemid) auf das peritubuläre Membranpotential registriert. In einigen Experimenten wurden Diuretika (10^{-4} m Acetazolamid, 10^{-4} m Ethacrynsäure) von der peritubulären Seite (= Blutseite) angeboten.

Abbildung 2 zeigt eine Übersicht über die Netto-Volumenresorption. Unter Kontrollbedingungen beträgt die Halbwertzeit der Flüssigkeitsresorption 246 ± 16 s. Daraus läßt sich ein Netto-Transport von Natrium bzw. ein Netto-Transport von Chlorid von 3,5 pÄq $\cdot$ s^{-1} $\cdot$ mm^{-2} errechnen. Alle verwendeten Diuretika führten zu einer signifikanten ($p < 0{,}005$) Hemmung des transtubulären Netto-Transportes. Die stärkste Hemmung ließ sich nach Furosemid nachweisen (Netto-Transport von Natrium bzw. Chlorid 1,2 pÄq $\cdot$ s^{-1} $\cdot$ mm^{-2}).

1. Natrium-Transport

Die Abb. 3 zeigt eine Originalregistrierung des peritubulären Membranpotentials vor und nach luminaler Verabreichung von 10^{-4} m Amilorid. Lumen und Extrazellulärraum (= Blutseite) wurden mit identischen Natriumchlorid-Lösungen perfundiert, so daß keine transtubulären Elektrolytgradienten bestanden (s. Abb. 1). Etwa 3–5 s nach luminaler Perfusion von Amilorid kam es zu einer Depolarisation des peritubulären Membranpotentials um etwa 15 mV von -70 mV auf -55 mV. Dieser Effekt war reversibel und konnte an der gleichen Zelle mehrfach wiederholt werden. Der gleichzeitig registrierte Gesamtwiderstand der Zelle veränderte sich nicht, was eine größere Änderung der Zellmembran-Permeabilität ausschließt. Da Amilorid den luminalen Eintritt von Natrium in die Zelle blockiert [6, 9–11], lassen sich unsere Befunde folgendermaßen interpretieren: Durch die verminderte Ver-

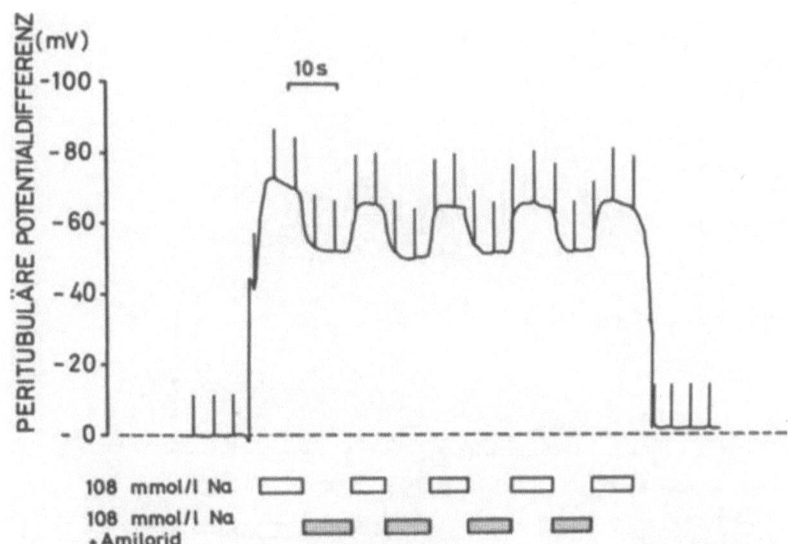

Abb. 3. Originalregistrierung einer peritubulären Potentialdifferenz vor und nach luminaler Perfusion von 10^{-4} m Amilorid (Daten aus [14, 21])

fügbarkeit von intrazellulärem Natrium wird insbesondere der elektrogene Anteil der peritubulären Natrium-Pumpe reduziert, was zu einer Depolarisation des Membranpotentials führt. Auf den Chlorid-Transport im dicken aufsteigenden Schenkel der Henle'schen Schleife [1] und auch an der isolierten Blase von Amphiuma [8] hat Amilorid keinen Effekt.

Zusammenfassend kann man also sagen, daß eine Substanz, die primär in den Natrium-Transport eingreift, den Netto-Transport hemmt und das peritubuläre Membranpotential depolarisiert.

2. Chlorid-Transport

Abbildung 4 zeigt eine Originalregistrierung nach luminaler Applikation von 10^{-4} m Chlorothiazid. Im Gegensatz zu Amilorid kam es bei diesem Diuretikum zu einer Hyperpolarisierung. Da Chlorothiazid aber ebenso wie Amilorid den transtubulären Netto-Transport hemmt, muß ein anderer als der Natrium-Transportmechanismus primär beeinflußt werden. Auch die Diuretika Ethacrynsäure und Furosemid zeigten wie Chlorothiazid eine signifikante Hyperpolarisierung (Abb. 5) bei gleichzeitiger Hemmung des transtubulären Netto-Volumentransportes.

Am dicken aufsteigenden Schenkel der Henle'schen Schleife und an anderen Epithelien mit einem aktiven Chlorid-Transport einschließlich der isolierten Blase von Amphiuma konnte gezeigt werden, daß Furosemid den Chlorid-Transport hemmt [3, 4, 7, 8]. Auch für die Diuretika Ethacrynsäure [2, 4], Chlorothiazid [5, 12, 17] und Acetazolamid [12, 15] wurde nachgewiesen, daß diese Substanzen vorwiegend den Chlorid-Transport hemmen.

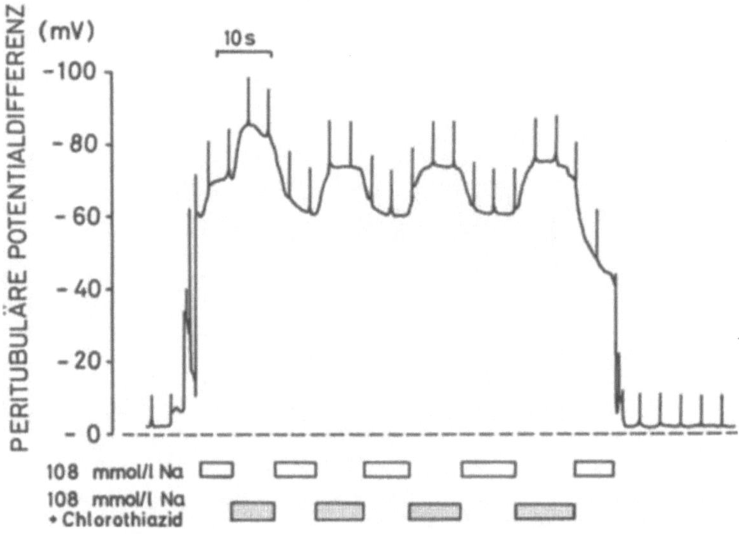

Abb. 4. Originalregistrierung einer peritubulären Potentialdifferenz vor und nach Perfusion von 10^{-4} m Chlorothiazid (Daten aus [21])

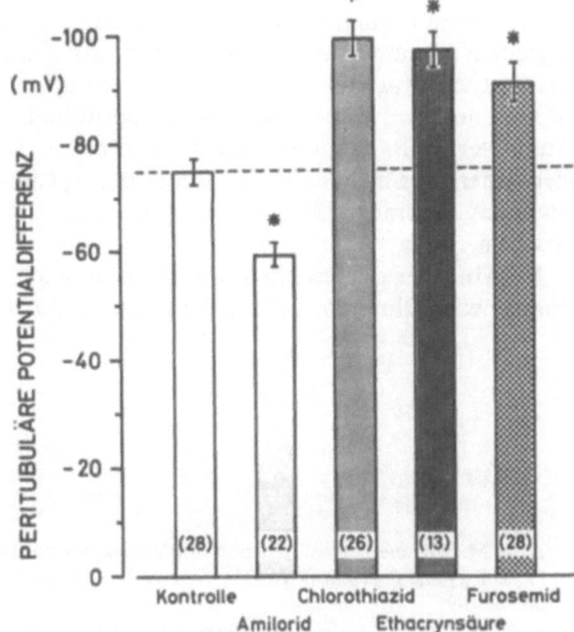

Abb. 5. Zusammenfassende Darstellung der peritubulären Potentialdifferenzen im distalen Tubulus. Gegenüber Kontrollen signifikante Depolarisierung nach Amilorid und signifikante Hyperpolarisierung nach Chlorothiazid, Ethacrynsäure und Furosemid (Daten aus [14, 20, 21])

Tabelle 1. Schematische Darstellung der Änderungen von transepithelialer Volumenresorption und peritubulärer Potentialdifferenz im distalen Tubulus

	Dosis	Applikation	Resorption	Peritubuläre Potentialdifferenz	Mechanismus		Literatur
Kontrollen			—	—	Na^+	Cl^-	[14, 19–22]
Amilorid	$10^{-4}\ m$	Lumen	↓	↓			[14, 21]
Ouabain	$10^{-5}\ m$	Lumen	↓	↓	Na^+		[14, 19–21]
Amphotericin B	20 µg/ml	Lumen	↑	↑			[14, 22]
Chlorothiazid	$10^{-4}\ m$	Lumen	↓	↑			[21]
Ethacrynsäure	$10^{-4}\ m$	Peritub.	↓	↑		Cl^-	[21]
Furosemid	$10^{-4}\ m$	Lumen	↓	↑			[21]
Acetazolamid	$10^{-4}\ m$	Peritub.	↓	↑			[19, 21]

↓ = Hemmung der Resorption bzw. Depolarisation
↑ = Stimulation der Resorption bzw. Hyperpolarisation

Unsere Befunde lassen sich also weiter zusammenfassen: Substanzen, die primär in den Chlorid-Transport eingreifen, führen zu einer Hemmung des transtubulären Volumen-Transportes und hyperpolarisieren das peritubuläre Membranpotential. Das Modell läßt sich dahingehend erweitern, daß bei primärer Hemmung des Chlorid-Transportes bzw. des Chlorid-Eintritts in die Zelle der elektrogene Anteil der peritubulären Natrium-Pumpe weniger durch das Chlorid-Ion kurzgeschlossen wird und somit eine Hyperpolarisation resultiert.

Tabelle 1 gibt eine Übersicht über die bisher von uns zu diesem Transportmodell durchgeführten Experimente. Neben den Diuretika sind auch Ouabain und

Amphotericin B aufgeführt [14, 22], die beide primär in den Natrium-Transport eingreifen. Alle untersuchten Substanzen passen in das Schema, daß bei Hemmung des Natrium-Transportes eine Verminderung der transtubulären Volumen-Resorption mit einer Depolarisierung der peritubulären Potentialdifferenz korreliert (Amphotericin B: Stimulation der Resorption, Hyperpolarisation). Demgegenüber stehen die Substanzen, die primär in den Chlorid-Transport eingreifen: Eine Hemmung der transtubulären Volumen-Resorption korreliert mit einer Hyperpolarisation.

Mit Hilfe des dargestellten Modells ist es auch möglich, den Wirkungsmechanismus neuer Diuretika auf den Natrium- und Chlorid-Transport zu testen.

Literatur

1. Burg, M.: The mechanism of action of diuretics in renal tubules. In: Recent Advances in Renal Physiology and Pharmacology. Ed.: Wesson, L.G., Fanelli, G.M. Jr., Baltimore Park Press, 1974, pp. 99–109
2. Burg, M., Green, N.: Effect of ethacrynic acid on the thick ascending limb of Henle's loop. Kidney Int. *4*, 301–308 (1973)
3. Burg, M., Stoner, L., Cardinale, J., Green, N.: Furosemide effect on isolated perfused tubules. Am. J. Physiol. *225*, 119–124 (1973)
4. Candia, O.A.: Short-circuit current related to active transport of chloride in frog cornea: effects of furosemide and ethacrynic acid. Biochim. Biophys. Acta *298*, 1011–1014 (1973)
5. Constanzo, L.S., Windhager, E.E.: Calcium and sodium transport by the distral convoluted tubule of the rat. Am. J. Physiol. *235*, F492–F506 (1978)
6. Cuthbert, A.W., Shum, W.K.: Binding of amiloride to sodium channels in frog skin. Mol. Pharmacol. *10*, 880–891 (1974)
7. Deetjen, P.: Micropuncture studies on site and mode of diuretic action of furosemide. Ann. N.Y. Acad. Sci. *139*, 408–415 (1966)
8. Degnan, K.J., Zadunaisky, J.A.: The electrical properties and active ion transport across the urinary bladder of the urodeles, Amphiuma means. J. Physiol. (London) *265*, 207–230 (1977)
9. Duarte, C.G., Chomety, F., Giebisch, G.: Effect of amiloride, ouabain and furosemide on distal tubular function in the rat. Am. J. Physiol. *221*, 632–639 (1971)
10. Eigler, J., Kelter, J., Renner, E.: Wirkungscharakteristika eines neuen Acylguanidins-Amilorid-HCl (Mk 870) an der isolierten Haut von Amphibien. Klin. Wschr. *45*, 737–738 (1967)
11. Ehrlich, E.N., Crabbé, J.: The mechanism of action of amipramizide. Pflügers Arch. *302*, 79–96 (1968)
12. Garcia-Romeu, F., Ehrenfeld, J.: Chloride transport through the ionshort-circuited isolated skin of Rana esculenta. Am. J. Physiol. *228*, 839–849 (1975)
13. Gertz, K.H.: Transtubuläre Natriumchloridflüsse und Permeabilität für Nichtelektrolyte im proximalen und distalen Konvolut der Rattenniere. Pflügers Arch. *276*, 336–356 (1963)
14. Hansen, L., Teuscher, U., Giebisch, G., Wiederholt, M.: Influence of luminally administered amiloride, ouabain, and amphotericin B on peritubular membrane potential and net volume reabsorption in the distal tubule. Pflügers Arch. 359 Suppl.: R123, 1975
15. Kunau, R.L. Jr.: The influence of the carbonic anhydrase inhibitor benzolamide (Cl–11, 366) on the reabsorption of chloride, sodium and bicarbonate in the proximal tubule of the rat. J. Clin. Invest. *51*, 294–306 (1972)
16. Kunau, R.L. Jr., Weller, D.R., Webb, H.L.: Clarification of the site of action of chlorothiazide in the rat nephron. J. Clin. Invest. *56*, 401–407 (1975)
17. Nichimura, H.: Renal responses to diuretic drugs in freshwater catfish Ictalurus punctatus. Am. J. Physiol. *232*, F278–285 (1977)

18. Stoner, L.C.: Isolated, perfused amphibian renal tubules: the diluting segment. Am J. Physiol. *233*, F438–F444 (1977)
19. Wiederholt, M., Sullivan, W.J., Giebisch, G.: Potassium and sodium transport across single distal tubules of Amphiuma. J. Gen. Physiol. *57*, 495–525 (1971)
20. Wiederholt, M., Giebisch, G.: Some electrophysiological properties of the distal tubule of the Amphiuma kidney. Fed. Proc. *33*, 387 (1974)
21. Wiederholt, M., Hansen, L., Teuscher, U.: Characterization of the distal tubular transport by diuretics. Kidney Int. *11*, 221 (1977)
22. Wiederholt, M., Hansen, L., Giebisch, G.: Effect of amphotericin B on distal peritubular membrane potential and net volume reabsorption. VIIth Int. Congr. Nephrol., Montreal, C–11, 1978

Diskussion

Kramer: Da bislang nur die Wirkung von Nicht-Aldosteronantagonisten diskutiert wurde, möchte ich eine Frage an Herrn Giebisch bezüglich des Wirkungsmechanismus von Spironolactone richten. Kann man heute davon ausgehen, daß die Wirkung von Spironolactone auf einer Hemmung der in der kontraluminalen Zellmembran des distalen Tubulus lokalisierten Na-K-ATPase beruht und würde Spironolactone damit den Einwärtstransport von Kalium in die Zelle blockieren?

Giebisch: Ich habe Spironolactone nicht untersucht und kann daher keine direkte Stellung dazu nehmen.

Thurau: Wie verhält sich die Permeabilität, die ja die Auswärtsbewegung determiniert, wenn beim Kalium-verarmten Tier die Kalium-Reabsorption verstärkt und die Na-K-ATPase erhöht ist? Bleibt dabei die Permeabilität gleich oder ist sie auch variabel?
Und eine zweite Frage: Gibt es Vorstellungen darüber, ob sich möglicherweise die intrazelluläre Kaliumkonzentration oder Kaliumaktivität bei erhöhter oder verminderter Sekretion ändert?

Giebisch: Ich kann zur ersten Frage nur ganz vorsichtig Stellung nehmen. Direkte Permeabilitätsmessungen der peritubulären Membran gibt es nicht. Wir haben aus Untersuchungen an proximalen Zellen einige Hinweise, daß die peritubuläre Permeabilität eine Funktion der Kaliumaktivität ist. Wenn diese abfällt, schließt sich die Zelle sozusagen ab, und die Kaliumpermeabilität geht zurück. Wir haben einige Messungen mit kaliumempfindlichen Mikroelektroden an der Tubuluszelle von Amphiuma vorgenommen, die normalerweise Kalium reabsorbieren oder zumindest kein Kalium sezernieren. Wenn man allerdings die Tiere 3–4 Tage in 10 mmol Kaliumchlorid schwimmen läßt, und wenn die Tiere überleben, kann man, wie *Wiederholt* schon vor einigen Jahren gezeigt hat, eine Kaliumsekretion nachweisen. Unter diesen Bedingungen sinkt die sog. reabsorptive Pumpe ab; d. h., die normalerweise mit 20–30 mV nachweisbare Potentialdifferenz verschwindet und Kalium kommt über die luminale Membran nahezu ins Gleichgewicht. Peritubulär kann eine aktive Kaliumpumpe nachgewiesen werden.
Ich würde also sagen, daß der Übergang vom reabsorptiven zum sekretorischen Geschehen durch einen Anstieg des aktiven Kaliumeinstroms an der peritubulären Zellmembran bedingt ist und das Kalium dann über die luminale Membran ins Gleichgewicht kommt.

Greven: Sie hatten gezeigt, daß unter der Kombination Furosemid-Triamteren das frühdistale Natrium niedriger ist als nach Furosemid allein. Schließen Sie daraus auf einen Antagonismus in der Schleife, oder welche Erklärung gibt es sonst?

Eine zweite Frage: Sie hatten weiter gezeigt, daß auch im absteigenden Schenkel der Henle'schen Schleife Kalium in das Lumen gelangt, entsprechend Untersuchungen von *Jamison*, wie ich annehme. Als Netto-Effekt findet man aber in der Schleife immer eine Reabsorption. Glauben Sie, daß im aufsteigenden Ast wieder reabsorbiert wird? Ich frage deshalb, weil wir in eigenen Perfusionsversuchen der Henle'schen Schleife mit großen Furosemid-Dosen eine – scheinbare – Kaliumsekretion nachgewiesen haben. Auf Grund dieser Ergebnisse nahmen wir an, daß das Kalium, das im Lumen des absteigenden Schenkels sezerniert wird, im aufsteigenden Schenkel nicht mehr resorbiert wird. Würden Sie dieser Annahme zustimmen?

Giebisch: Es scheint so zu sein, daß die Anwesenheit von Triamteren die Sekretion von Furosemid im proximalen Tubulus hemmt und daß wir deshalb bei kombinierten Gaben nicht die gleichen Konzentrationen von Furosemid wie bei Furosemid allein erzielen. Das ist in allen Kombinationen zu beobachten, so daß die frühdistale Eintrittsrate in die Kombinationen verringert ist. Dies ist von *Hropot* am proximalen Tubulus direkt nachgewiesen.

Zur zweiten Frage: Die Situation ist dadurch kompliziert, daß *Jamison* nicht das frühdistale Kalium in den tieferen Nephronen messen kann, und wir nicht in der Lage sind, an die Schlingenenden von oberflächlichen Nephronen zu gelangen. Die Frage bleibt daher offen. Ihre Beobachtungen sprechen m. E. für einen geringen Eintritt von Kalium, weil man an den oberflächlichen Schlingen eine weniger stark ausgeprägte Rezirkulation von Kalium zu erwarten hat. Ich würde mich durchaus Ihrer Interpretation anschließen, nämlich daß ein Kaliumeintritt stattfindet, daß aber Furosemid die Reabsorption hemmt und daß unter diesen Umständen eine geringe Nettosekretion in Erscheinung tritt. Diese würde stärker werden, wenn Sie die Möglichkeiten hätten, tiefere Schlingen frühdistal zu punktieren. Das ist natürlich ein Problem, das wir alle noch nicht gelöst haben.

Diskussion

Frömter: Wenn man annimmt, daß das Tubulus-Epithel von Amphiuma anderen Epithelien ähnlich ist, die hohe Widerstände haben, und wenn man annimmt, daß zumindest ein kleiner parazellulärer Shunt vorhanden ist, sollte man erwarten, daß Amilorid, wenn es den Natriumeinstrom durch die luminale Membran blockiert, zunächst zu einer Hyperpolarisation und dann, wenn die Natriumkonzentration in der Zelle sich ändert, zu einer Depolarisation führt. Ihre Erklärung war in diesem Punkt nicht ganz schlüssig.

Eine zweite Frage: Haben Sie bedacht, daß die Anionen-Wirkung evtl. durch Änderung der intracellulären Wasserstoffionen-Konzentration hervorgerufen sein könnte? Wir sehen zumindest bei Applikation von Acetazolamid eine Hyperpolarisation; da bekannt ist, daß dadurch die Zelle alkalisiert wird, ließe sich die Verschiebung des Membranpotentials in Richtung Hyperpolarisation auch durch Änderung des CO_2-Drucks erklären.

Wiederholt: In München wurde gezeigt, daß es an der Froschhaut nach Amilorid zunächst sehr schnell zu einer Hyperpolarisation und anschließend zu einer Depolarisation kommt. Bei Amphiuma sind die Permeabilitäten für diese Substanzen offensichtlich so groß, daß die Effekte sehr schnell eintreten. Wir haben ja einen maximalen Effekt von Amilorid bereits nach 2–3 s, und es ist möglich, daß uns dieser ganz frühe Effekt einfach entgeht, und daß unsere Messungen bereits den sekundären Effekt erfassen.

Zur Frage der Anionen-Einwirkung: Der distale Tubulus hat praktisch keine oder nur eine minimale H-Ionensekretion, so daß ich nicht glaube, daß sehr große Änderungen in der H-Ionensekretion für diesen Effekt verantwortlich gemacht werden können.

Thurau: Ich möchte fragen, ob Sekretion und Reabsorption von Kalium an der gleichen Zelle ablaufen können. Von der Froschhaut ist nämlich ein getrenntes Verhalten bekannt: Nach unseren derzeitigen Kenntnissen werden dort die beiden Vorgänge durch unterschiedliche Zelltypen getätigt, so daß mir die Annahme, daß eine Membran beide Vorgänge bewältigen soll, für viele Strukturen nicht gültig erscheint. Gibt es am Amphiuma-Tubulus vielleicht Möglichkeiten, entsprechende Zellen zu differenzieren?

Wiederholt: Mit grob morphologischen Methoden konnten wir an der Amphiuma-Niere keine Differenzierung in helle und dunkle Zellen, wie dies z. B. an der Rattenniere der Fall ist, feststellen. Dies mag aber durch die Methode bedingt sein. Wir haben aber nicht an der gleichen Zelle den Effekt einer Substanz, die wie Amilorid primär auf den Natriumtransport wirkt, und gleichzeitig den Effekt eines Chloridhemmers getestet.

Greven: Mich erstaunt, daß bei Ihren Untersuchungen Chlorothiazid eine stärkere Wirkung auf die peritubuläre Potentialdifferenz hat als Furosemid. Möglicherweise sind diese Effekte dosisabhängig. Ließen sich diese Differenzen nicht etwa ausgleichen, wenn man Dosis-Wirkungs-Kurven anlegen würde?

Wiederholt: Wir haben für alle Substanzen äquimolare Dosen von 10^{-4} mol verwendet. Daß die äquimolaren Dosen unterschiedliche Wirkung haben, zeigt ja die Resorptions-Studie mit dem maximalen Effekt bei Furosemid und geringster Wirkung bei Amilorid. Ihr Einwand bezieht sich aber auf die elektrischen Phänomene, bei denen Chlorothiazid die am stärksten hyperpolarisierende Wirkung hatte. Dies ist auf einen weiteren Effekt zurückzuführen, den ich hier gar nicht erwähnt habe. Alle in meinen Untersuchungen verwendeten Substanzen mit Ausnahme von Chlorothiazid hemmen nämlich die Calcium-Reabsorption. Durch das luminale Calcium kommt es zu einer starken Beeinflussung des Membranpotentials. Umgekehrt läßt sich die starke Hyperpolarisierung durch Hydrochlorothiazid sehr leicht dadurch erklären, daß der Calciumtransport stimuliert wird und die intrazelluläre Calcium-Konzentration ansteigt, die ihrerseits die Polarisierung beeinflußt.

Giebisch: Ich möchte noch einmal auf Herrn Thurau's Frage über die Zellheterogenitäten am distalen Tubulus eingehen. In elektronenmikroskopischen Untersuchungen haben wir zusammen mit *Statson* und *Wade* bei Kaliumverarmung und Kaliumadaptation spezifische Veränderungen des Zellbildes nachweisen können: Bei Kaliumadaptation, also bei chronisch vermehrter Kaliumsekretion, fanden sich weitgehende Veränderungen der hellen Zellen im spätdistalen (nicht aber im frühdistalen) Tubulus und im Sammelrohr im Sinn einer massiven Vergrößerung der peritubulären Oberfläche. Diese Befunde sind sehr eindrucksvoll und wurden auch an isolierten hellen Zellen nach DOCA-Einfluß von *Wade, Boulpaep* und *O'Neil* bestätigt. Dies ist also ein Zelltyp, der spezifisch auf Kaliumadaptation reagiert. Interessanterweise fand *Statson* bei Kalium-verarmten Tieren nur an dunklen Zellen spezifische Veränderungen sowohl im Gefrierschnitt als auch bei elektronenmikroskopischer Bearbeitung. Die Untersuchungen wurden nur an der luminalen Seite vorgenommen. Es sieht demnach so aus, daß sich die Reabsorption an den dunklen Zellen und der Sekretionszustand an den anderen Zellen manifestiert. Ich würde aber nicht so weit gehen, zu behaupten, daß nur die dunklen Zellen Kalium absorbieren und die hellen Zellen Kalium sezernieren. Möglicherweise sind dies auch Sekundäreffekte derart, daß ein und dieselbe Zelle auf einen gewissen Funktionszustand spezifisch reagiert. Der Beweis für eine Funktionsheterogenität steht somit m. E. noch aus.

Schütterle: Wie verhalten sich Natrium, Kalium und Wasser innerhalb der einzelnen Tubulusabschnitte unter dem Einfluß sog. Kaliumdiuretika?

Giebisch: Es scheint so zu sein, daß die Hauptwirkung von Furosemid am aufsteigenden dicken Schenkel der Henle'schen Schleife liegt mit relativ geringen Effekten am distalen Tubulus, während Amilorid und Triamteren keine besonders starke Wirkung am spätdistalen Tubulus haben. Ihre Wirkung steigt aber entlang des weiteren Verlaufs des Nephrons an. Am Sammelrohr läßt sich z. B. zeigen, daß Amilorid die Natriumreabsorption und die Kaliumsekretion völlig hemmt, während ähnliche Dosen spätdistal wohl zu einer weitgehenden Hemmung der Kaliumsekretion, aber nicht zu einer so starken Hemmung der Natriumreabsorption führen. Es liegen also unterschiedliche Empfindlichkeiten vor.

Interaktion zwischen Diuretika
und renalem Prostaglandinsystem*

H.J. Kramer, B. Stinnesbeck, W. Prior und R. Düsing

Zusammenfassung

Da eine Interferenz von Diuretika und nichtsteroidalen Antirheumatika von klinischer Bedeutung bei der Behandlung des Ödems und der Hypertonie sein könnte, wurden die Wirkungen dreier repräsentativer Diuretika auf die renale Wasser- und Elektrolytausscheidung und auf das renale PG-System an sechs gesunden Probanden unter täglicher Na-Zufuhr von 150 mÄq vor und nach oraler Gabe von 3×40 mg Furosemid (F), 3×25 mg Hydrochlorothiazid (HCT) sowie nach i.v. Gabe von 200 mg Spironolactone (S) ohne und mit gleichzeitiger Hemmung der PG-Synthese untersucht. Dazu wurden am Vorabend 50 mg Indometacin (I) sowie 3×50 mg I während der 24-h-Urinsammelperioden verabreicht. Die mittlere basale Ausscheidung von PGE_2 und $PGF_{2\alpha}$ im Urin lag bei $435,6 \pm 58,4$ bzw. $736,1 \pm 93,3$ ng/24 h. F, HCT und S führten zu einer mittleren Zunahme von $U_{Na}V$ um 171 ($p < 0,001$), 244 ($p < 0,01$) bzw. 54 mÄq/24 h ($p < 0,02$). Dabei wurde eine Zunahme der PGE_2-Ausscheidung um 114% ($p < 0,05$), 161% bzw. 292% ($p < 0,05$) und der $PGF_{2\alpha}$-Ausscheidung um 29%, 44% bzw. 24% (n. s.) beobachtet. Unter Diuretika und I war die basale PG-Ausscheidung um 60% und die Plasma-Reninaktivität um 33% vermindert mit signifikanter Hemmung der F- und HCT-induzierten Natriurese. Der nach S beobachtete geringe Anstieg der $U_{Na}V$ wurde nicht beeinflußt, jedoch sank der von 2,03 auf 3,80 angestiegene Na-K-Quotient im Urin auf 1,97 ($p < 0,01$). Die C_{H_2O} unter F und HCT blieb durch I unverändert, wurde jedoch unter S durch die gleichzeitige PG-Synthesehemmung signifikant herabgesetzt ($p < 0,05$). Obwohl die Frage eines direkten biochemischen und/oder funktionellen Zusammenhangs zwischen Diuretikawirkung und renalem PG-System anhand dieser Daten unbeantwortet bleibt, könnte die beobachtete Zunahme vasodilatatorisch wirksamer PG zur natriuretischen und antihypertensiven Wirkung der Diuretika beitragen, die durch Hemmung der PG-Synthese zumindest teilweise aufgehoben wird.

Einleitung

Erste tierexperimentelle Untersuchungen, die von Muschawek in den 60er Jahren durchgeführt wurden, ebenso wie später erhobene Befunde von *Patak* u. Mitarb. [1] haben gezeigt, daß Indometacin, ein Prostaglandinsynthesehemmer, die antihy-

---

* Die Untersuchungen erfolgten mit Unterstützung des Ministeriums für Wissenschaft und Forschung des Landes Nordrhein-Westfalen (FA–7604)

pertensive und diuretische sowie natriuretische Wirkung von Furosemid zumindest teilweise aufzuheben vermag.

Weiterhin konnte gezeigt werden, daß die unter Furosemid beobachtete Zunahme des renalen Plasmastroms bei mit Acetylsalicylsäure (ASS) vorbehandelten Tieren nicht mehr erfolgt [2]. Somit könnte der antihypertensive, natriuretische und hämodynamische Effekt von Furosemid über das intrarenale Prostaglandinsystem vermittelt werden. Schließlich wird auch die Wirkung von Spironolactone durch die gleichzeitige Gabe von ASS weitgehend aufgehoben [3].

Anhand eigener Untersuchungen sollte daher zunächst die Beziehung zwischen renaler Prostaglandinausscheidung und Natriurese nach Gabe von Furosemid im Tierversuch überprüft werden. Weiterhin sollten anhand unserer Untersuchungen an gesunden Probanden folgende Fragen geklärt werden:

1. inwiefern die o. g. Beobachtungen für Furosemid spezifisch sind,
2. inwieweit die diuretische und natriuretische Wirkung repräsentativer Diuretika, wie Furosemid, Hydrochlorothiazid und Spironolactone, mit einer veränderten Ausscheidung von Prostaglandin E_2 und Prostaglandin $F_{2\alpha}$ einhergeht,
3. inwieweit deren natriuretische Wirkung durch Blockade der Prostaglandinsynthese verändert wird.

Die letzte Frage dürfte von besonderer klinisch-therapeutischer Bedeutung sein, da einerseits Ödemmanifestation und Blutdrucksteigerung nicht selten auch bei sonst gesunden Personen unter der Applikation nichtsteroidaler Antiphlogistika zu beobachten sind und andererseits die Wirksamkeit der Behandlung des Ödems und der arteriellen Hypertonie mit Diuretika durch die gleichzeitige Gabe der häufig verwendeten Antiphlogistika in Frage gestellt wird.

Ergebnisse

Tierexperimentelle Untersuchungen erfolgten an wachen Sprague-Dawley-Ratten, denen nach entsprechenden Kontrollperioden Furosemid in einer Dosis von 60 µg/ min/kg Körpergewicht während 2 h infundiert wurde. Neben der erwarteten Diurese und Natriurese kam es gleichzeitig zu einem signifikanten Anstieg der PGE_2-Ausscheidung im Harn. Wurden diese Tiere mit Indometacin, 10 mg/kg Körpergewicht mittels Schlundsonde, vorbehandelt, so zeigte sich eine ausgeprägte Hemmung der PGE_2-Ausscheidung im Urin. Urinvolumen und Natriumausscheidung änderten sich in Abwesenheit von Furosemid nicht, dagegen kam es nach Hemmung der Prostaglandinsynthese zu einer signifikanten Verminderung der furosemidinduzierten Diurese und Natriurese bei weitgehend unveränderter Freiwasserresorption (Abb. 1). Diese Befunde zeigen, daß Furosemid einerseits zu einer Zunahme der PGE_2-Ausscheidung im Urin führt und daß andererseits die Hemmung der Prostaglandinsynthese durch Indometacin die furosemidinduzierte Diurese und Natriurese weitgehend blockieren.

Die weiteren Untersuchungen wurden an sechs gesunden Probanden im Alter von 19 bis 30 Jahren durchgeführt, die unter einer täglichen Natriumzufuhr von 150 mÄq in randomisierter Reihenfolge die Diuretika Furosemid (oral 3 × 40 mg/

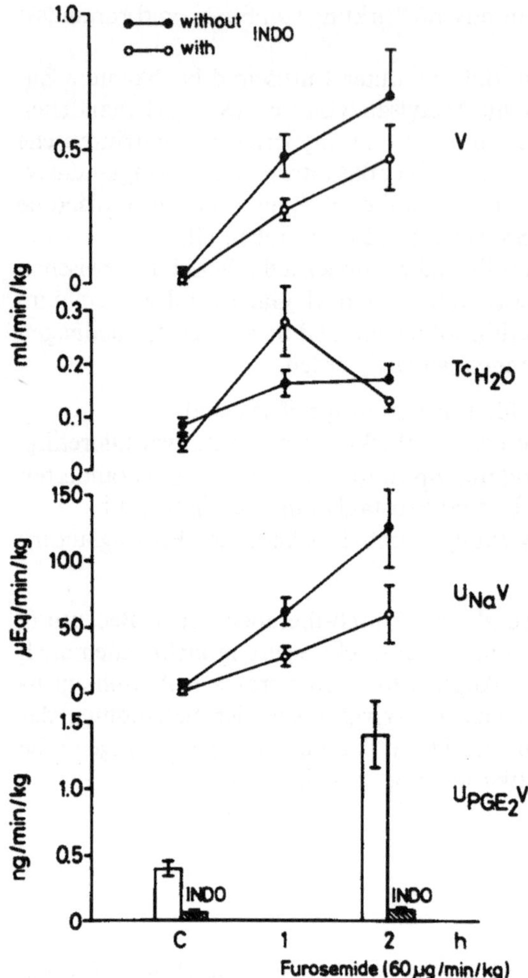

Abb. 1. Harnminutenvolumen (V), Freiwasser-Resorption (Tc_{H_2O}) sowie Urinausscheidung von Natrium ($U_{Na}V$) und PGE_2 ($U_{PGE_2}V$) bei wachen Ratten vor und während i.v.-Infusion von Furosemid ohne und mit Vorbehandlung mit Indometacin (INDO)

24 h), Hydrochlorothiazid (oral 3×25 mg/24 h) und Spironolactone (200 mg i.v.) in jeweils eintägigen Abständen ohne bzw. mit gleichzeitiger Gabe von Indometacin (50 mg am Vorabend und 3×50 mg am Tag der Diuretikagabe) erhielten. Die mittlere basale Ausscheidung von PGE_2 im Urin unserer Probanden lag bei 436 ± 59 ng/24 h, die mittlere Ausscheidung von $PGF_{2\alpha}$ lag bei 736 ± 93 ng/24 h.

Die Gabe von Furosemid führte zu dem erwarteten Anstieg der Natriumausscheidung im Urin im Mittel von 155 ± 24 auf 326 ± 24 mÄq/24 h ($p < 0,001$). Diese Natriurese war von einem signifikanten Anstieg der PGE_2-Ausscheidung im Urin von 434 ± 111 auf 915 ± 228 ng/24 h ($p < 0,05$) begleitet, während keine signifikante Veränderung der $PGF_{2\alpha}$-Ausscheidung beobachtet wurde (743 ± 219 ng/24 h gegenüber 641 ± 173 ng/24 h). Erhielten die Probanden vier Tage später die gleiche Dosis Furosemid sowie 200 mg Indometacin, so sank in allen Fällen die Urinausscheidung von PGE_2 im Mittel auf 367 ± 125 ng/24 h ($p < 0,05$) und von $PGF_{2\alpha}$ auf 261 ± 112 ng/24 h ($p < 0,02$) als Ausdruck der Prostaglandin-Synthesehemmung.

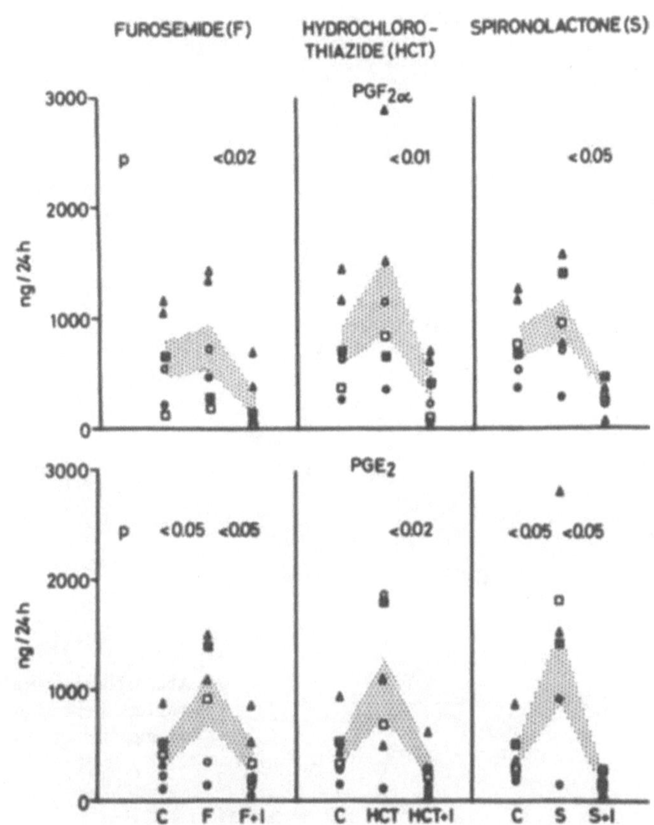

Abb. 2. 24 h-Urinausscheidung von PGF$_{2\alpha}$ und PGE$_2$ vor und während Behandlung mit Furosemid Hydrochlorothiazid und Spironolactone ohne und mit gleichzeitiger Gabe von Indometacin (I)

Bei allen Probanden kam es zu einer relativ verminderten Natriumausscheidung im Urin nach Furosemid im Mittel von 209 ± 27 mÄq/24 h ($p < 0{,}01$) (Abb. 2).

Unter der Gabe von 3×25 mg Hydrochlorothiazid erfolgte ebenfalls ein Anstieg der Natriumausscheidung im Urin im Mittel von 145 ± 19 auf 389 ± 48 mÄq/24 h ($p < 0{,}01$). Dabei wurde eine variable, nicht signifikante Zunahme der renalen Ausscheidung von PGE$_2$ im Mittel von 453 ± 112 auf $1\,033 \pm 296$ ng/24 h und von PGF$_{2\alpha}$ von 765 ± 187 auf $1\,241 \pm 371$ ng/24 h beobachtet. Auch hier führte die Hemmung der Prostaglandin-Synthese durch Indometacin in Gegenwart von Hydrochlorothiazid zur Abnahme der Ausscheidung von PGE$_2$ im Mittel auf 248 ± 85 ng/24 h ($p < 0{,}02$) und von PGF$_{2\alpha}$ auf 363 ± 107 ng/24 h ($p < 0{,}01$) mit einer relativen Abnahme der Hydrochlorothiazid-induzierten Natriurese auf 279 ± 45 mÄq/24 h ($p = 0{,}05$) (Abb. 2).

Die intravenöse Gabe von 200 mg Spironolactone führte zu einem mäßigen Anstieg der renalen Natriumausscheidung von 163 ± 31 auf 214 ± 25 mÄq/24 h ($p < 0{,}02$), die mit einem sehr deutlichen, signifikanten Anstieg der Ausscheidung von PGE$_2$ im Urin von 421 ± 105 auf $1\,507 \pm 366$ ng/24 h ($p < 0{,}05$) verbunden war, ohne daß sich die Ausscheidung von PGF$_{2\alpha}$ wesentlich änderte (802 ± 144 auf 959 ± 192 ng/24 h). Hemmung der Prostaglandinsynthese, die sich in verminderter Ausscheidung von PGE$_2$ (153 ± 47 ng/24 h; $p < 0{,}05$) und von PGF$_{2\alpha}$ (300 ± 50 ng/

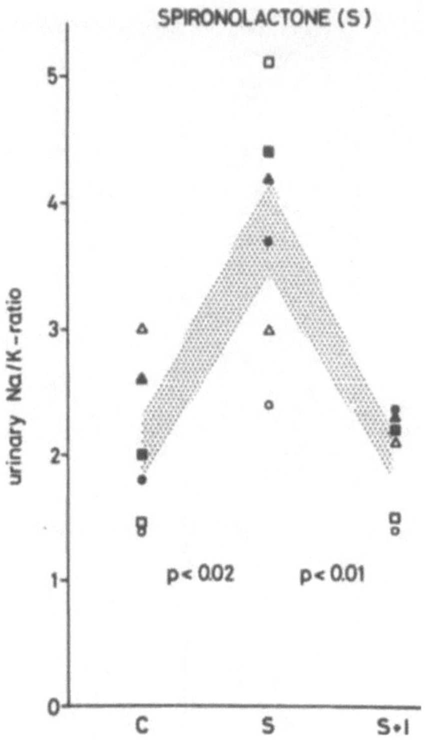

Abb. 3. Natrium-Kalium-Quotient im Urin vor und während Behandlung mit Spironolactone ohne und mit gleichzeitiger Gabe von Indometacin (I)

24 h; $p < 0,05$) widerspiegelt, führte zu keiner signifikanten Abnahme der Spirono-lactone-induzierten Natriumausscheidung (181 ± 38 mÄq/24 h) (s. Abb. 2).

Daß Indometacin dennoch einen Einfluß auf die funktionelle Wirkung von Spiro-nolacton hat, zeigt Abb. 3. Während der Natrium-Kalium-Quotient im Urin un-ter Spironolactone, wie zu erwarten, signifikant von 2,0 ± 0,3 auf 3,8 ± 0,4 anstieg ($p < 0,02$), wurde diese Zunahme unter gleichzeitiger Prostaglandin-Synthesehem-mung vollständig verhindert (Natrium-Kalium-Quotient: 2,0 ± 0,2).

Zusammenfassend bewirkten somit alle Diuretika einen Anstieg der Ausschei-dung von PGE_2 im Urin, wobei interessanterweise die stärkste Zunahme bei ge-ringster natriuretischer Wirkung durch Spironolactone induziert wurde. In allen Fällen wurde die natriuretische Wirkung von Furosemid und Hydrochlorothiazid bzw. die kaliumretinierende Wirkung des Spironolactone durch gleichzeitige Hem-mung der Prostaglandin-Synthese zumindest teilweise aufgehoben.

Hier ergibt sich nun die Frage, über welche Mechanismen diese Diuretika die renale Prostaglandin-Synthese bzw. den Prostaglandin-Metabolismus beeinflus-sen? Diskutiert werden erstens eine Hemmung der Prostaglandin 15-Hydroxyde-hydrogenase mit vermindertem Abbau vasodilatatorischer Prostaglandine, z. B. PGE_2 [4–7] einschließlich des Prostacyclin, zweitens eine Hemmung der PGE_2-9-Ketoreduktase mit verminderter Transformation von PGE_2 in das nicht vasodila-tatorisch wirksame $PGF_{2\alpha}$ [8], und drittens eine erhöhte Freisetzung von Arachi-donsäure aus dem Phospholipidspeicher mit einer erhöhten Prostaglandin-Synthe-

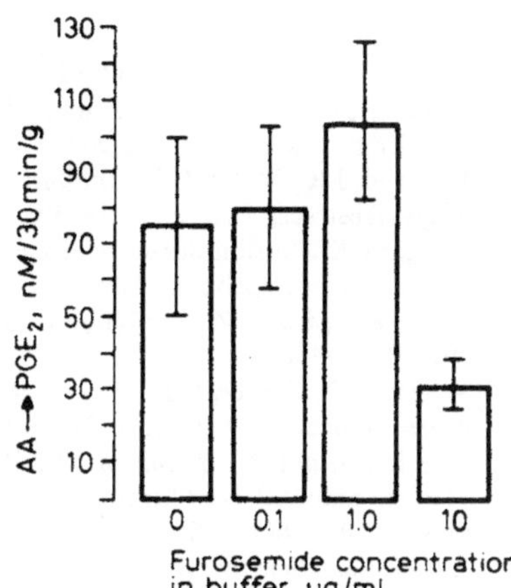

Abb. 4. Einfluß von Furosemid auf die In-vitro-Konversion von Arachidonsäure (AA) in PGE_2 bei Inkubation von Nierenmarkschnitten des Kaninchens (*Düsing* et al. [10])

se [9]. *Düsing* et al. (unveröffentlichte Befunde) konnten mittels Inkubation von Nierenrindenschnitten des Kaninchens zeigen, daß Furosemid in vitro keine Änderung des Abbaus von PGE_2 bewirkt. Die oben gezeigten Befunde lassen zudem keine Änderung der Transformation von PGE_2 nach $PGF_{2\alpha}$ vermuten. Auch eine gesteigerte Freisetzung von Arachidonsäure aus dem Phospholipid-Pool durch Furosemid [9] ist umstritten. So fanden *Düsing* et al. [10] bei Inkubation von Nierenmarkschnitten des Kaninchens, daß der Umbau von Arachidonsäure in PGE_2 durch Furosemid in therapeutischen Dosen eher gehemmt als gesteigert wird (Abb. 4). Da also in vitro bisher ein direkter Einfluß von Diuretika auf den renalen Prostaglandin-Metabolismus nicht sicher nachgewiesen ist, bleibt die Möglichkeit, daß die beobachtete Steigerung der renalen Prostaglandin-Aktivität indirekte Folge der Diuretika-Applikation ist bzw. über andere Mechanismen vermittelt wird.

Bezüglich der therapeutischen Bedeutung des Kochsalzentzugs sei schließlich erwähnt, daß wir bei Untersuchung von 8 gesunden Probanden unter einer natriumarmen Diät von 35 mÄq/Tag eine signifikante Zunahme der PGE_2-Ausscheidung im Urin von $0{,}63 \pm 18$ auf $1{,}85 \pm 0{,}46$ µg/24 h ($p < 0{,}01$) bei nur geringem Anstieg der Ausscheidung von $PGF_{2\alpha}$ nachweisen konnten [11].

Da bei Patienten mit essentieller Hypertonie eine verminderte PGE_2-Ausscheidung im Urin vorzuliegen scheint [12], könnte eine gesteigerte Aktivität vasodilatatorisch wirksamer Prostaglandine sowohl zur antihypertensiven Wirkung der diätetischen Kochsalzrestriktion als auch zur natriuretischen und antihypertensiven Wirkung der Diuretika beitragen. Andererseits kann die Diuretika-induzierte Natriurese und Blutdrucksenkung durch Hemmung der Prostaglandin-Synthese mit den häufig verwendeten Antiphlogistika zumindest teilweise aufgehoben werden.

Literatur

1. Patak, R.V., Mookerjee, B.K., Bentzel, C.J., Hysert, P.E., Babej, M., Lee, J.B.: Antagonism of the effects of furosemide by indomethacin in normal and hypertensive man. Prostaglandins *10*, 649–659 (1975)

2. Berg, K.J., Loew, D.: Inhibition of furosemide-induced natriuresis by acetylsalicylic acid in dogs. Scand. J. clin. Lab. Invest. *37*, 125–131 (1977)
3. Tweedale, M., Ogilvie, R.I.: Antagonism of spironolactone-induced natriuresis by aspirin in man. New Engl. J. Med. *289*, 198–200 (1973)
4. Paulsrud, J.R., Miller, O.N.: Inhibition of 15-OH prostaglandin dehydrogenase by several diuretic drugs (Abstract). Fed. Proc. *33*, 590 (1974)
5. Anggard, E.: Possibilities for pharmacotherapy based on the prostaglandin system (abstract). Acta pharmacol. et toxicol. *35* (Suppl. 1) 12 (1974)
6. Stone, K.J., Hart, M.: Inhibition of renal PGE_2-9-ketoreductase by diuretics. Prostaglandins *12*, 197–207 (1976)
7. Wright, J.T., Corder, C.N., Taylor, R.: Studies on rat kidney 15-hydroxy-prostaglandin dehydrogenase. Biochem. Pharmacol. *25*, 1669 (1976)
8. Abe, K., Otsuka, Y., Yasujima, M., Chiba, S., Seino, M., Irokawa, N., Yoshinaga K.: Metabolism of PG in man. Effect of furosemide on the excretion of the main metabolite of $PGF_{2\alpha}$. Prostaglandins *12*, 843–848 (1976)
9. Weber, P.C., Scherer, B., Larsson, C.: Increase of free arachidonic acid by furosemide in man as a cause of prostaglandin and renin release. Europ. J. Pharmacol. *41*, 329–332 (1977)
10. Düsing, R., Attallah, A., Braselton, W.E., Lee, J.B.: Antihypertensive effect of volume depletion: Interrelation with renal prostaglandins, in: Vasoactive renal hormones (Eisenbach, G.M., Brod, J., eds.). Contr. Nephrol. (Berlyne, G.M., Giovanetti, S., Thomas, S. eds.) Karger, Basel 1978, S. 41–53
11. Kramer, H.J., Prior, W., Stinnesbeck, B., Bäcker, A., Eden, J., Düsing, R.: Interaction between renal prostaglandin metabolism and salt and water balance in healthy man, in: Proc. 4th Int. Conf. Prostaglandins. Raven, New York 1979 (in press)
12. Abe, K., Yasujima, M., Chiba, S., Irokawa, N., Ito, T., Yoshinaga, K.: Effect of furosemide on urinary excretion of prostaglandin E in normal volunteers and patients with essential hypertension. Prostaglandins *14*, 513–521 (1977)

Diskussion

Konrad: Haben Sie eine positive Korrelation der Plasmareninaktivität mit PGE_e-Ausscheidung und eventuell eine negative Korrelation mit der $PGF_{2\alpha}$-Ausscheidung gefunden?

Kramer: Wir haben Renin bestimmt und einen Anstieg unter Diuretika und eine Abnahme nach Indometacin gefunden. Eine positive Korrelation zwischen PGE_2 und eine umgekehrte Korrelation zwischen $PGF_{2\alpha}$ und Renin ergab sich nicht, da im Prinzip die $PGF_{2\alpha}$-Ausscheidung der PGE_2-Ausscheidung folgte.

Greeff: Wird der diuretische Effekt durch Prostaglandine vermittelt?

Kramer: Ich habe nur die Parallelität zwischen natriuretischer Wirkung und der Ausscheidung von PGE_2 gezeigt, kann aber nicht sagen, ob die Natriurese und Diurese durch PGE_2 vermittelt wird. Für Furosemid wurde behauptet, daß PGE_2 eine Zunahme des renalen Plasmastroms und damit auch der Natriurese bewirkt. Ich selbst sehe keinen kausalen Zusammenhang.
Man kann davon ausgehen, daß die PG-Synthesehemmung durch Indometacin in allen Fällen eine Abnahme des renalen Plasmastroms bewirkt. Wir haben bei akuter Kochsalzbelastung gesunder Probanden gesehen, daß die PAH-Clearance um etwa 30% sinkt.

Rumpf: Herr Kramer, spricht nicht vielleicht auch die Tatsache, daß bei der am wenigsten natriuretisch wirkenden Substanz, nämlich Spironolacton, die ausgeprägteste Wirkung auf die PGE_2-Ausscheidung zu finden war, gegen eine kausale Verknüpfung zwischen der Natriurese und den Prostaglandinen? Andererseits war, trotz praktisch gleicher Wirksamkeit von Indometacin bei den verschiedenen diuretikabehandelten Gruppen die natriuretische Wirkung sehr unterschiedlich. Sprechen nicht beide Tatsachen gegen eine kausale Verknüpfung?

Kramer: Das Vorhandensein dieser Parallelitäten spricht natürlich nicht gegen einen gewissen Zusammenhang. Es könnten aber andere Mechanismen diese Steigerung der PGE_2-Ausscheidung bewirken.

Diskutant: Ist am Schluß der kochsalzarmen Ernährung die PGE_2-Ausscheidung zunächst (einmal) angestiegen und dann wieder abgefallen?

Kramer: Die PGE_2-Ausscheidung ist am 2. und 3. Tag der Kochsalzverarmung signifikant gesteigert. Am 4. Tag herrscht wieder ein Gleichgewicht zwischen Einfuhr und Ausfuhr. Zu diesem Zeitpunkt hat sich auch die PGE_2-Ausscheidung wieder normalisiert.

Greven: Es gibt noch eine weitere Möglichkeit: Indometacin ist eine Säure und wird wie Furosemid durch das Anion-Transportsystem sezerniert, so daß eine Interaktion stattfinden könnte.

Kramer: Nach Untersuchungen von Herrn Frohlich ist keine verminderte Ausscheidung von Furosemid unter Indometacin gefunden worden, so daß zumindest für dieses Diuretikum diese Hypothese entfällt.

Deetjen: Die Wechselwirkungen zwischen Furosemid und Prostaglandinen könnten nach *Grandham* durch Interaktionen bei der Sezernierung erklärt werden, da sowohl Prostaglandine als auch Furosemid im absteigenden Teil der Henleschen Schleife sezerniert werden.

Kramer: Das mag zutreffen. Wir sind aber nicht ganz sicher, woher die Prostaglandine stammen, die wir im Urin nachweisen. Sie könnten aus verschiedenen Teilen der Niere stammen.

Untersuchungen zum Wirkungsmechanismus von Acetazolamid und SITS auf den Bikarbonattransport im proximalen Tubulus der Rattenniere

E. Frömter

Soweit wir heute wissen, erfolgt die Bikarbonatresorption im proximalen Tubulus der Niere durch Sekretion von H^+-Ionen in das Tubuluslumen und Rückdiffusion von CO_2 aus dem Lumen in die Tubuluszellen. Nach der klassischen Vorstellung hemmen Sufonamide wie Acetazolamid die Bikarbonatresorption, indem sie die Carboanhydratase im Zytoplasma der Nierenzellen blockieren. Dadurch wird die Umsetzung von OH^- und CO_2 zu HCO_3^- im Zytoplasma verlangsamt, der intrazelluläre pH-Wert steigt an und die H^+-Sekretionsrate nimmt ab, weil die H^+-Ionen einen größeren Gradienten überwinden müssen. Neuere Untersuchungsbefunde zeigen jedoch, daß die Carboanhydratase in der Nierenzelle nicht nur als zytoplasmatisches Enzym vorliegt, sondern auch als membrangebundenes Enzym. So haben *Wistrand* u. *Kinne* [9] in isolierten Membranfraktionen des Bürstensaums und der peritubulären Zellmembran aus Rattennierenhomogenaten eine membrangebundene Carboanhydratase nachgewiesen und deren katalytische Eigenschaften sowie die Hemmbarkeit durch Sulfonamidderivate charakterisiert. Während die Existenz einer Carboanhydratase in der Bürstensaummembrane bereits früher postuliert worden war – nach *Rector* et al. [6] soll sie die Dehydratation von Kohlensäure in der Tubulusflüssigkeit katalysieren und damit die Entstehung eines Dysäquilibrium-pH-Wertes in der Tubulusflüssigkeit verhindern –, war die Rolle der Carboanhydratase in der peritubulären Membran bislang unklar, und zwar deshalb, weil praktisch nichts über den Mechanismus des Bikarbonattransports durch die peritubuläre Zellwand bekannt war. Einen ersten Einblick in den Mechanismus des Bikarbonattransports erlauben nun unsere elektrophysiologischen Untersuchungen, die ich im Folgenden kurz skizzieren möchte.

Wir haben die passiven Ionenpermeabilitäten der einzelnen Zellmembranen proximaler Tubuluszellen der Rattenniere untersucht. Bei diesen Untersuchungen wurde das Zellpotential registriert und seine Abhängigkeit in der Zusammensetzung des luminalen oder peritubulären Ionenmilieus gemessen. Das Verfahren entspricht im Prinzip dem Testverfahren für eine ionen-selektive Elektrode, unterliegt aber einigen Restriktionen, auf die ich hier im einzelnen nicht eingehen kann. Die wesentlichen Ergebnisse sind: 1. die luminale Zellwand besitzt eine elektrisch meßbare passive K-Permeabilität – die elektrisch meßbaren Permeabilitäten anderer Ionen sind so klein, daß sie im Augenblick nicht sicher erfaßt werden können – und 2. in der peritubulären Zellwand läßt sich ebenfalls eine passive K-Permeabilität nachweisen, überdies besitzt sie aber eine hohe elektrische meßbare Permeabilität für Bikarbonatpuffer. Zur Veranschaulichung dieses Befunds ist in Abb. 1 eine Originalregistrierung wiedergegeben. Auf Änderungen der peritubulären Bikarbonatkonzentration reagiert das Zellpotential mit einem typischen Zeitverlauf: Senkung

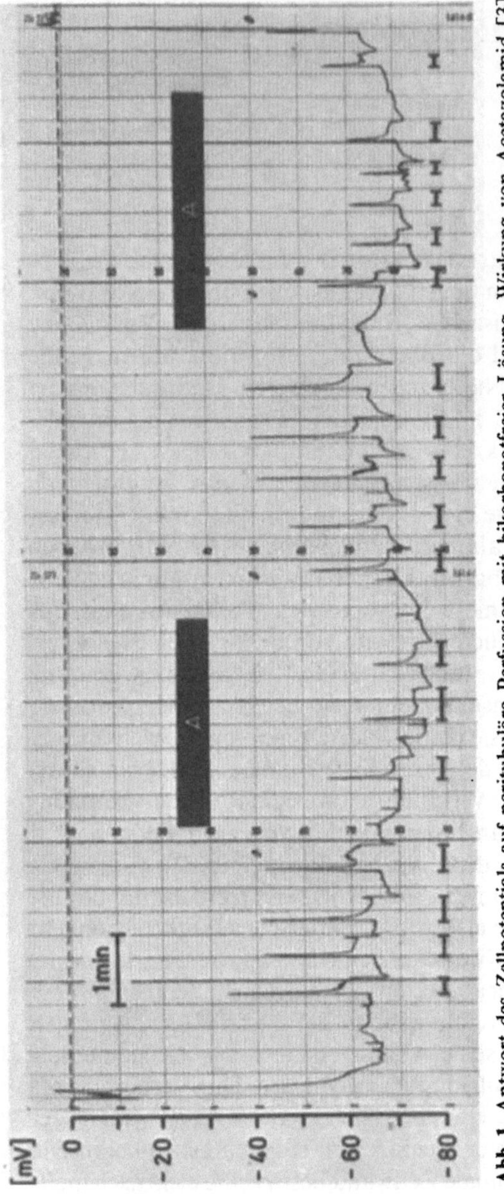

Abb. 1. Antwort des Zellpotentials auf peritubuläre Perfussion mit bikarbonatfreier Lösung. Wirkung von Acetazolamid [3]. Originalregistrierung, Abszisse: Zeit (Eichmarke 1 min), Ordinate: peritubuläres Membranpotential in mV. Während der schmalen Marken ($\bullet$—$\bullet$) wurden die peritubulären Kapillaren mit bikarbonatfreier Ringerlösung perfundiert. Das führt zu der typischen Depolarisation-Repolarisation-Antwort des Zellmembranpotentials. Während der breiten Marke (A) wird die luminale Perfusion auf eine Ringerlösung umgeschaltet, die 10^{-4} mol/l Acetazolamid enthält. Die Zelle hyperpolarisiert, und die Antwort auf die Änderung der Bikarbonatkonzentration nimmt ab

der Bikarbonatkonzentration führt zu einer plötzlichen Depolarisation, die von einer raschen Repolarisation gefolgt wird, Erhöhung der Bikarbonatkonzentration hat den umgekehrten Effekt, erst Hyperpolarisation, dann Rückkehr auf den Ausgangswert. Ähnliche Potentialverlaufskurven wurden von *Hodgkin* u. *Horowicz* [5] bei Ersatz des permeablen Chloridions durch das nicht penetrierende Sulfation an Froschmuskelzellen beobachtet. In unseren Experimenten war die Steilheit der initialen Potentialänderung ca. 27 mV pro zehnfache Änderung der Bikarbonatkonzentration. Wir schließen aus unseren Beobachtungen, daß die peritubuläre Zellwand eine hohe Permeabilität für Bikarbonatpuffer besitzt. Interessant ist nun, wie aus Abb. 1 ersichtlich, daß Carboanhydrase-Blocker wie z. B. Acetazolamid die Potentialantwort auf Änderung der Bikarbonatkonzentration reduzieren [3]. Die Steilheit der initialen Potentialänderung vermindert sich unter 10^{-4} mol/l Acetazolamid auf 12 mV pro zehnfache Konzentrationsänderung. Diese Beobachtung legt eine Beteiligung der peritubulären Carboanhydratase am Permeabilitätsmechanismus der peritubulären Zellwand für den Bikarbonatpuffer nahe.

Um die Richtigkeit dieser Vermutung zu überprüfen, haben wir eine Reihe weiterer Experimente durchgeführt. Die Reduktion der Bikarbonatantwort des Zellpotentials besagt zunächst nur, daß Azetazolamid auf direktem oder indirektem Wege die Bikarbonatpermeabilität im Verhältnis zu den anderen Ionenpermeabilitäten vermindert. Der elektrophysiologische Befund allein ließe sich z. B. auch durch eine Erhöhung der Kaliumpermeabilität erklären, und in der Tat ließ sich nachweisen, daß unter Acetazolamid die Kaliumpermeabilität im Verhältnis zu den anderen Ionenpermeabilitäten ansteigt (Acetazolamid erhöht die Potentialantwort auf Änderungen der peritubulären Kaliumkonzentration [4]). Widerstandsmessungen [2] zeigen jedoch, daß Acetazolamid den Gesamtwiderstand der peritubulären Zellwand erhöht. Daraus müssen wir schließen, daß unter Acetazolamid die Gesamtleitfähigkeit der Membran abnimmt, was besagt, daß Acetazolamid den Absolutwert der Bikarbonatpermeabilität vermindert. Daneben scheint gleichzeitig auch ein geringer Anstieg der Kaliumpermeabilität vorzuliegen. Nach eigenen Untersuchungen und Literaturberichten [7] führt Alkalisierung der Tubuluszelle (durch Senkung des CO_2-Druckes in der Kapillarperfusion) zu einer Erhöhung der Kaliumpermeabilität.

Die Frage, ob die Hemmung der Bikarbonatpermeabilität durch Acetazolamid evtl. auch eine unspezifische Folge der Alkalisierung der Zelle sein könnte, läßt sich im Augenblick nicht mit letzter Sicherheit entscheiden. Wir haben dazu Experimente mit einem Stilbenderivat (SITS) gemacht. SITS ist ein Hemmstoff der Anionenpermeabilität der Erythrozytenmembran, von dem man wegen seines hohen Molekulargewichts (> 500) annehmen kann, daß er nicht in die Zellen eindringt. Nach Untersuchungen von *Ullrich* et al. [8] wirkt SITS am proximalen Tubulus der Ratte nur von der peritubulären Seite aus und blockiert den Puffer-(= Bikarbonat-)transport. Bei peritubulärer Applikation reduzierte SITS in unseren Experimenten die Antwort des Zellpotentials auf Änderungen der peritubulären Bikarbonatkonzentration in ähnlicher Weise wie Acetazolamid, die Antwort trat nur langsamer auf (s. Abb. 2). Es liegt also nahe anzunehmen, daß beide Substanzen, Acetazolamid und SITS, den gleichen Angriffsort besitzen. In der Tat haben *Knuuttila* u. *Wistrand* (unveröffentlichte Befunde) unlängst beobachtet, daß auch SITS die membrangebundene (sowie die zytoplasmatische) Carboanhydrase der Nierenzellen hemmt. Damit wäre nicht nur ein gleicher Angriffsort wahrscheinlich gemacht, sondern gleichzeitig ein Hinweis auf die Beteiligung der membrangebundenen Carboanhydratase am Mechanismus der Bikarbonatpermeation durch die peritubuläre Zellwand gewonnen. Aus diesen Resultaten kann man nun umgekehrt folgern, daß der Mechanismus der Bikarbonatpermeation durch die peritubuläre Zellwand einen chemischen Reaktionsschritt (Spaltung von HCO_3 in CO_2 und OH^-) einschließt und daß Bikarbonat nicht als solches, sondern in Form von

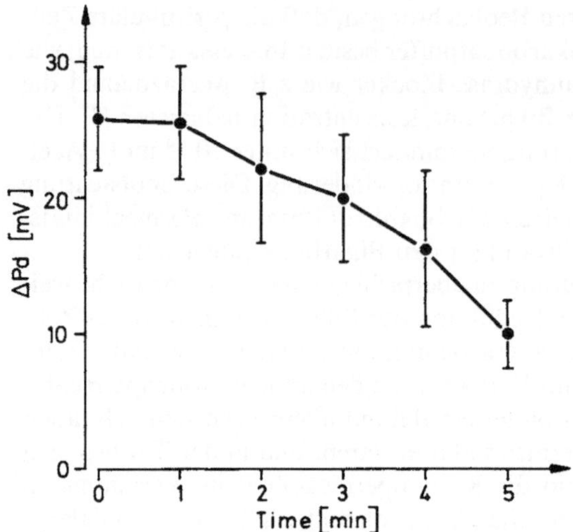

Abb. 2. Die Antwort des Zellpotentials auf bikarbonatfreie Kapillarperfusion unter dem Einfluß von SITS. Abscisse: Zeit in min, Ordinate: Initiale Depolarisation bei plötzlicher Perfusion mit bikarbonatfreier Lösung. Die Punkte geben Mittelwerte ± S.D. aus 4 Versuchen an. Versuchsanordnung wie in Abb. 1, aber statt der luminalen Perfusion wird vom Zeitpunkt 0 an die Tubulusoberfläche mit SITS-haltiger (10^{-3} mol/l) Bicarbonat-Ringerlösung überspült und dann intermittierend die Antwort auf Perfusion der peritubulären Kapillaren mit bikarbonatfreier Ringerlösung getestet. Man beachte, daß die Antwort abnimmt.

Hydroxylionen (oder in umgekehrter Richtung Wasserstoffionen) und Kohlendioxyd die Membran passiert.

Zusammenfassung: Unsere elektrophysiologischen Untersuchungen zeigen, daß die peritubuläre Wand der Zellen des proximalen Tubulus der Rattenniere eine hohe Bikarbonatpermeabilität besitzt, die durch die klassischen Carboanhydrataseblocker und durch SITS gehemmt werden kann. Diese Befunde machen wahrscheinlich, daß die membrangebundene Carboanhydratase eine Rolle spielt im Mechanismus der Bikarbonatpermeation durch die peritubuläre Zellwand.

Literatur

1. Cabantchik, Z.E., Rothstein, A.: The nature of the membrane sites controlling anion permeability of human red blood cells as determined by studies with disulfonic stilbene dervatives. J. Membrane Biol. *10*, 311–330 (1972)
2. Frömter, E.: Magnitude and significance of the paracellular shunt path in rat kidney proximal tubule. In: Intestinal permeation. Kramer, M., Lauterbach, F. (eds.), pp. 166–178. Amsterdam: Excerpta Medica 1977
3. Frömter, E., Sato, K.: Electrical events in active H^+/HCO_3^- transport across rat kidney proximal tubular epithelium. In: Gastric hydrogen ion secretion. Kasbekar, D.K., Sachs, G., Rehm, W.S. (eds.), pp. 382–403. New York: Dekker 1976
4. Frömter, E., Sato, K., Gessner, K.: Electrical studies on the mechanism of H^+/HCO_3^- transport across rat kidney proximal tubule. In: VI. Internat. congress of nephrology. Giovannetti, S., Bonomini, V., D'Amico, G. (eds.), pp. 108–112. Basel: Karger 1976
5. Hodgkin, A.L., Horowicz, P.: The influence of potassium and chloride iones on the membrane potential of single muscle fibres. J. Physiol. *148*, 127–160 (1959)
6. Rector, F.C., Carter, N.W., Seldin, D.W.: The mechanism of bicarbonate reabsorption in the proximal and distal tubules of the kidney. J. clin. Invest. *44*, 278–290 (1965)
7. Steels, P.S., Boulpaep, E.L.: Effect of pH on ionic conductances of the proximal tubule epithelium and the role of buffer permeability. Fed. Proc. *35*, R465 (1976)
8. Ullrich, K.J., Capasso, G., Rumrich, G., Papavassiliou, F., Klöss, S.: Coupling between proximal tubular transport processes. Studies with ouabain, SITS and HCO_3^--free solutions. Pflügers Arch. *368*, 245–252 (1977)
9. Wistrand, P.J., Kinne, R.: Carbonic anhydrase activity of isolated brush border and basal-lateral membranes of renal tubular cells. Pflügers Arch. *370*, 121–126 (1977)

Diskussion

Giebisch: 1. Ändert sich das peritubuläre Potential, wenn man nur peritubulär SITS gibt?
2. Hemmt SITS die membrangebundene Carboanhydratase?

Frömter: Herr Wistrant aus Uppsala hat nachgewiesen, daß SITS die zytoplasmatische Carboanhydratase und nicht die näher spezifizierten membrangebundenen Carboanhydratasen hemmt. Die Hemmung ist offensichtlich nicht so spezifisch wie für das Acetazolamid. Es gibt keine einfache Hemmkinetik. Es ist wahrscheinlich ein etwas komplizierterer Effekt, vergleichbar mit der Hemmung der Carboanhydratase durch Sulfonamide.

Kraupp: Wenn man ein Anion in seiner Konzentration erniedrigt und damit eine Depolarisierung bewirkt, kommt es in der Regel auch zu starken Kaliumverschiebungen. Wir haben seinerzeit bei solchen Versuchen an isoliert durchströmten Skelettmuskeln z. B. Chlorid durch Sulfat oder durch Jodid oder Bromid ersetzt. Dann kommt es zu ganz massiven Kaliumaustritten aus der Zelle. Haben Sie solche Kaliumverschiebungen an den Tubuluszellen messen können? In logischer Fortsetzung Ihrer Wirkungsinterpretation von Acetazolamid müßte es zu einer Kaliumfreisetzung aus dem proximalen Tubulus kommen.

Frömter: Das Potential steigt mit an. Wenn eine Erhöhung der Permeabilität für Kalium auftritt, ist dies nicht gleichbedeutend mit einem größeren Ausstrom von Kalium aus der Zelle, weil sich die treibende Kraft ändert. Wenn wir annehmen, daß die sehr hohe Kaliumkonzentration zunächst ungefähr konstant bleibt, nähert sich die Potentialdifferenz dem Gleichgewichtspotential für Kalium, so daß es nicht notwendigerweise zu einem großen Kaliumverlust aus der Zelle kommen muß.

Giebisch: Liegt bei Repolarisierung ein umgekehrter Prozeß vor?

Frömter: Ich habe jetzt nur den Fall besprochen, daß wir bei konstantem Bikarbonat von außen Acetazolamid hinzugeben. Unter dieser Bedingung würde die Zelle hyperpolar sein, wie in Gegenwart von SITS. Unsere Messung der Kaliumaktivität ergibt, daß sich die Potentialdifferenzen in diesem Augenblick in Richtung auf das Kaliumgleichgewichtspotential hin verschieben, so daß allein durch die Gabe von Acetazolamid nicht notwendigerweise ein großer Kaliumausstrom aus der Zelle eintreten muß. Der Kaliumausstrom, von dem ich vorhin sprach, tritt zusammen mit Bikarbonat während der Repolarisationsphase auf. Dies ist von Acetazolamid unabhängig, auch an den normalen, nicht behandelten Tubuluszellen.

Bolte: Zwei Fragen: 1. Welche Änderungen erfahren diese Arten von elektrischen Permeabilitäten, wenn Sie Acetazolamid geben?
2. Wie können Sie durch Acetazolamid hervorgerufene H-Ionen-Konzentrationen von denjenigen abgrenzen, die durch Hemmung der Carboanhydrase hervorgerufen werden?

Frömter: Zur ersten Frage: Wenn wir transepithelial den elektrischen Widerstand bestimmen, indem wir Strom in das Lumen einspeisen und über das Gesamtepithel nach außen fließen lassen, finden wir keinen Einfluß von Acetazolamid auf die gemessenen Potentialantworten oder elektrischen Widerstände. Aber wir finden eine Erhöhung der Potentialantwort über der peritubulären Membran unter Acetazolamid. Dies ist eine Erhöhung des elektrischen Membranwiderstandes oder umgekehrt ausgedrückt, eine Verringerung der elektrischen Leitfähigkeit, die wir auf eine Verringerung der Bikarbonatpermeabilität zurückführen können. Die geringe Acetazolamid-Konzentration, sogar bei 1 mMol, kann bei der hohen interzellulären Pufferkapazität keine signifikante, möglicherweise überhaupt keine meßbare Verschiebung des interzellulären pH-Wertes hervorrufen.
Wenn wir Bikarbonat wegnehmen, können wir alle beliebigen pH-Werte der Lösung vorgeben und bekommen immer die gleiche rasche Depolarisation. Diese ist quantitativ von dem aktuellen pH-Wert der Perfusionslösung unabhängig. Aber die Depolarisationsphase ist unterschiedlich, weil offensichtlich die pH-Werte in der neuen Außenlösung dann die Kaliumeigenschaften usw. beeinflussen. Somit erhalten wir unabhängig vom pH-Wert der Perfusionslösung die gleiche initiale Depolarisation, aber unterschiedliche Repolarisationen.

3. Extrarenale Wirkungen

Moderation: P. Deetjen

Interaktionen zwischen Diuretika und herzwirksamen Glykosiden an Myokard und Reizleitungssystem *

H.-D. BOLTE, TH. V. ARNIM, U. TEBBE und E. ERDMANN**

Die Wirkungen von Diuretika interferieren, beim Patienten angewendet, in vielfältiger Weise mit denen von herzwirksamen Glykosiden [1]. Solche Diuretika, die etwa, wie Spironolactone, Triamteren oder Amilorid, am Tubulussystem der Niere eine Kaliumretention hervorrufen und die Natriurese steigern [2], lassen darüber hinaus Interaktionen mit Glykosiden am Reizleitungssystem und Arbeitsmyokard unmittelbar vermuten.

Amilorid (Arumil) ist eine kaliumretinierende Substanz mit geringer natriumeliminierender diuretischer und blutdrucksenkender Wirkung. Direkte kardiale Wirkungen beim Menschen sind bisher nicht gesichert. Tierexperimentelle Studien am isolierten Papillarmuskel [1, 4] können als antiarrhythmische Effekte aufgefaßt werden. Exakte Konzentrations-Wirkungs-Beziehungen von Amilorid sind aber weder in vivo noch in vitro hinsichtlich kardialer Wirkungen bekannt, so daß auch sog. Schwellenkonzentrationen und quantitative Beziehungen hinsichtlich der Interaktion mit herzwirksamen Glykosiden bislang nicht gesichert sind.

Im folgenden soll über Untersuchungen berichtet werden, die unter dem Einfluß von Amilorid am isolierten Herzmuskelgewebe und Reizleitungssystem mit elektrophysiologischen Methoden (Mikroelektrodentechnik) durchgeführt wurden. Außerdem werden Messungen der maximalen Kraftentwicklung (isometrische Kontraktion) sowie Messungen der Na^+-Ka^+-APTaseaktivität in Entsprechung zu Untersuchungen des Herzglykosidrezeptors (Membranpräparation) dargestellt.

Zur Methodik

1. Elektrophysiologische Methoden

An isolierten Purkinjefäden des Schafes und an isolierten Ventrikelpapillarmuskeln des Meerschweinchens kam die Mikroelektrodentechnik (Ling-Gerard) zur Anwendung. Nur solche Meßwerte wurden verwertet, bei denen kontinuierlich bei unveränderter Elektrodenposition in einer Einzelfaser die Wirkung der Pharmaka in verschiedenen Konzentrationen beobachtet werden konnte. Die Untersuchungen wurden in einer physiologischen Lösung nach Krebs und Hendeleit untersucht,

* Mit Unterstützung der Deutschen Forschungsgemeinschaft
** Technische Assistenz M. RUPFF

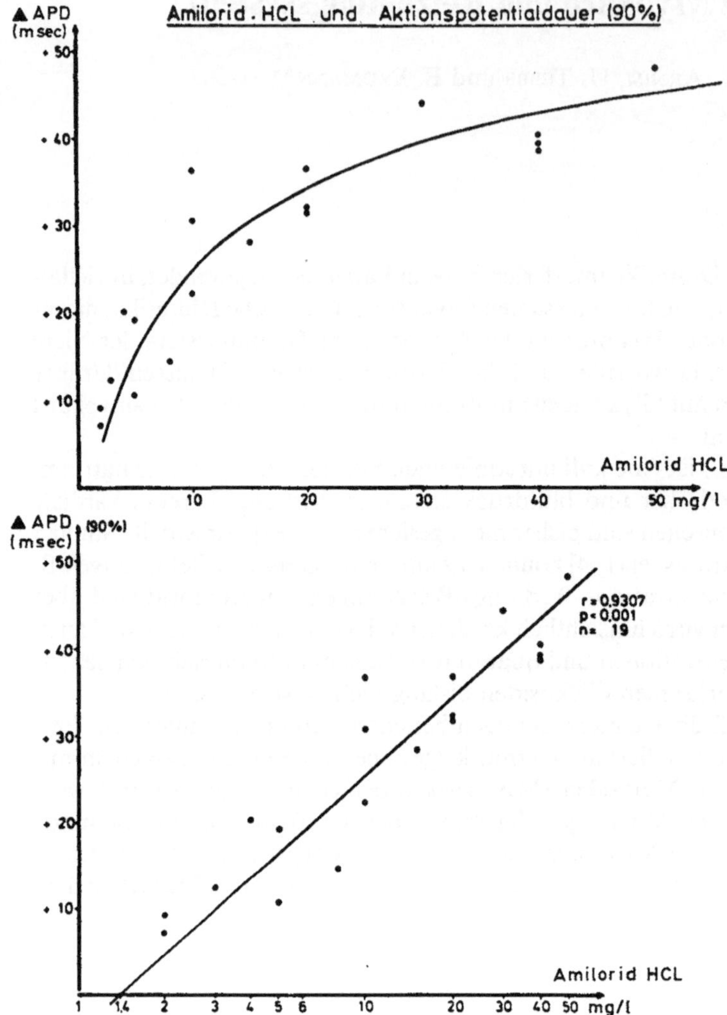

Abb. 1. Zunahme der Aktionspotentialdauer (APD) und der effektiven Refraktärperiode (ERP) in Abhängigkeit von steigenden Konzentrationen von Amilorid-HCl. Die halblogarithmische Auftragung in der unteren Hälfte der beiden Abbildungen zeigt, daß eine Schwellenkonzentration der Wirkung bei etwa 2 mg/l anzusetzen ist, das entspricht einer molaren Konzentration von $8{,}8 \times 10^{-6}\,m$

wobei jeweils in den verschiedenen Konzentrationen Amilorid und g-Strophanthin zugesetzt wurde. Die Aktionspotentialdauer wurde bei 90% der Repolarisationsphase, die effektive Refraktärperiode bei doppelter Schwellenreizstromstärke des extrasystolischen Reizes bestimmt. Methodische Einzelheiten hierzu siehe bei [3, 5–7].

2. Messung der Kraftentwicklung

Isolierte Papillarmuskeln (Durchmesser < 1 mm) des Meerschweinchenherzens wurden in isometrischer Anordnung untersucht. Neben der maximalen Span-

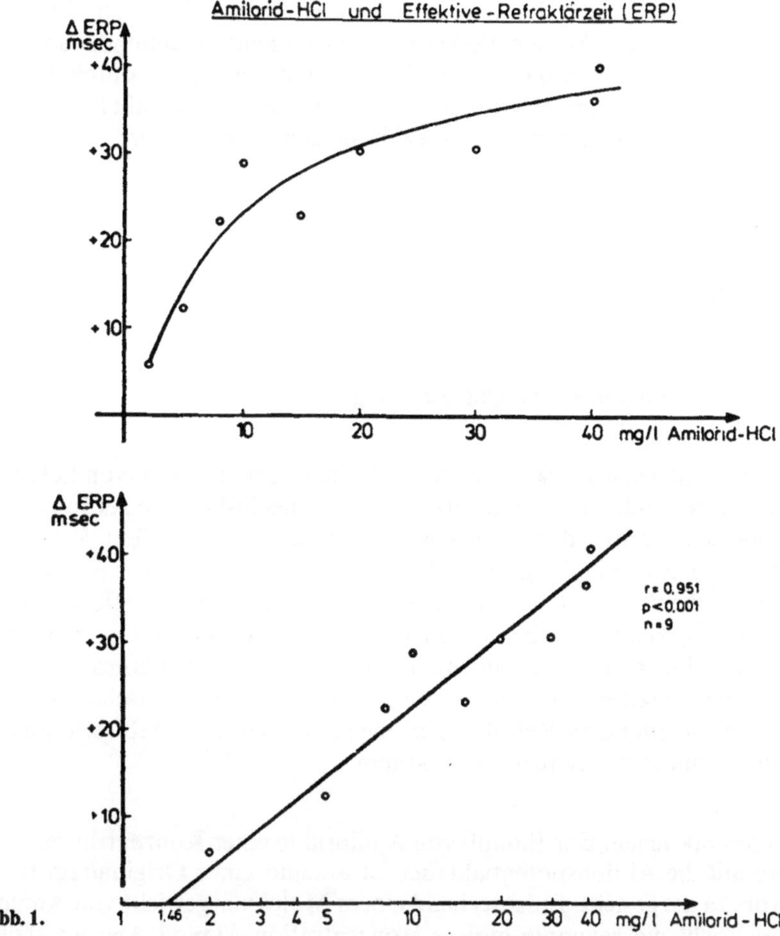

Abb. 1.

nungsentwicklung wurde simultan die Geschwindigkeit der Spannungsentwicklung und der Relaxation registriert. – Inkubation wie bei den elektrophysiologischen Untersuchungen; Thermokonstanz 35 °C, Stimulationsfrequenz 1 Hz. [s. 8]

3. Biochemische Untersuchungen

Natrium-Kalium-aktivierbare ATPase enthaltende Membranpräparationen wurden aus menschlichen Leichenherzen nach Entfernung der Vorhöfe und des epikardialen Fettgewebes entsprechend der von *Mazui* u. *Schwab* angegebenen Methode angereichert [9]. Die Aktivität der Na^+-K^+-ATPase wurde mit dem gekoppelten optischen Test nach *Schoner* et al. [10] bestimmt.

Messungen der (^{3}H)-g-Strophanthin-Bindung (Einzelheiten siehe *Erdmann* et al., [11]): Da die Bindungsstellen für Herzglykoside (-Rezeptoren) membrangebunden sind, gelingt es, nach der Inkubation mit (^{3}H)-g-Strophanthin rezeptorge-

bundenes von nichtgebundenem (freiem) Herzglykosid durch Ultrazentrifugation
zu trennen und zu messen. Von der gesamten membrangebundenen Menge an (^{3}H)-
g-Strophanthin wird die Menge abgezogen, die sich nicht durch hohe Konzentrationen ($10^{-4}m$) unmarkierten Strophanthins verdrängen läßt (= unspezifische Bindung). Das Resultat wird als spezifische Bindung definiert.

Ergebnisse

1. Elektrophysiologische Untersuchungen

a) Schwellenkonzentrationen. An isolierten Purkinjefäden von Schafsherzen wurden in steigenden Konzentrationen von Amilorid-HCl die Aktionspotentialdauer,
gemessen bei 90% der Repolarisationsphase, und die effektive Refraktärzeit bestimmt. Die Darstellung der Meßwerte in Abb. 1 gibt einen exponentiellen Kurven-
verlauf der Änderung der Aktionspotentialdauer und der effektiven Refraktärperiode zu erkennen, wobei Maximalwerte bei etwa 40–50 mg/l beobachtet werden.
Die halblogarithmische Auftragung zeigt, daß Schwellenkonzentrationen etwa bei
2 mg/l anzusetzen sind. Es wird eine enge Korrelation zwischen Aktionspotentialdauer und effektiver Refraktärperiode erkennbar. Die Meßwerte sind bezogen auf
eine Stimulationsfrequenz von 60/min.

b) Interaktionen. Der Einfluß von Amilorid in einer Konzentration von $2,2 \times 10^{-4}$
m/l auf die Aktionspotentialdauer ist anhand einer Originalregistrierung in der
Abb. 2a dargestellt. Entsprechend einem Molekulargewicht von Amilorid von 225
entspricht die genannte molare Konzentration 50 mg/l. Der zusätzliche Einfluß
von $2,5 \times 10^{-7}m/l$ Strophanthin vermag die Verlängerung der Aktionspotentialdauer nicht aufzuheben. Es wird sogar eine zusätzliche weitere Zunahme der Aktionspotentialdauer beobachtet. Werden Strophanthin und Amilorid in umgekehrter Reihenfolge appliziert, dann zeigt sich, wie in Abb. 2b zu erkennen, zunächst die
für Strophanthin charakteristische Verkürzung der Aktionspotentialdauer, die
dann durch Amilorid in einer Konzentration von $6,5 \times 10^{-5}m/l$ gänzlich aufgehoben wird. Damit wird deutlich, daß Amilorid und Strophanthin antagonistische
Effekte hervorrufen, gemessen an der Aktionspotentialdauer. Der gleiche Gesichtspunkt wird verdeutlicht anhand des zeitlichen Verlaufs der Änderungen, wie
in Abb. 3 zu erkennen. Bei insgesamt 6 Versuchen wurde eine Vorbehandlung mit
Amilorid durchgeführt bis zu einer Dauer von 60 min. Dann wurde Strophanthin
in der genannten Konzentration von $2,5 \times 10^{-7}m/l$ in 4 Versuchen zugefügt, wohingegen die Messungen in zwei Versuchen ohne Strophanthin weiter verfolgt wurden. Strophanthin bewirkte nach einem Zeitraum von 150 min, d. h. insgesamt
90 min nach der Zugabe von Strophanthin, eine deutlich geringere Zunahme der
Aktionspotentialdauer, sogar mit einer abfallenden Tendenz, im Vergleich zur al-
leinigen Inkubation mit Amilorid.

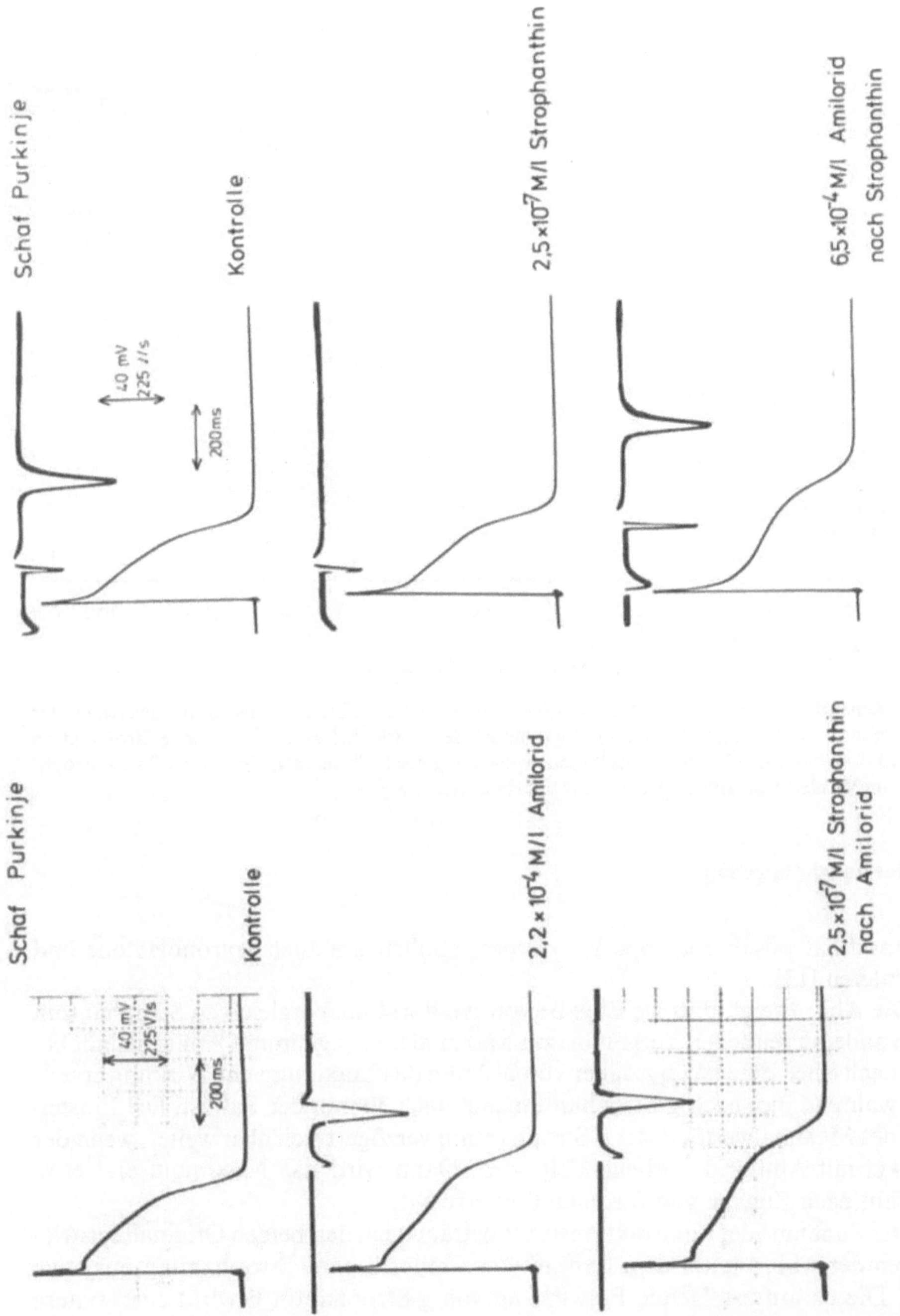

Abb. 2. Originalregistrierungen des Aktionspotentials unter dem Einfluß von der Reihenfolge Amilorid und Strophanthin (linke Hälfte) und in der Reihenfolge Strophanthin und Amilorid (rechte Hälfte). Die Messungen an Einzelfasern des Purkinjesystems von Schafsherzen zeigen antagonistische Effekte von Strophanthin und Amilorid. Offensichtlich ist unabhängig von der Reihenfolge der Zugabe der einzelnen Pharmaka die Wirkung von Amilorid vorherrschend und durch Strophanthin nicht zu beseitigen

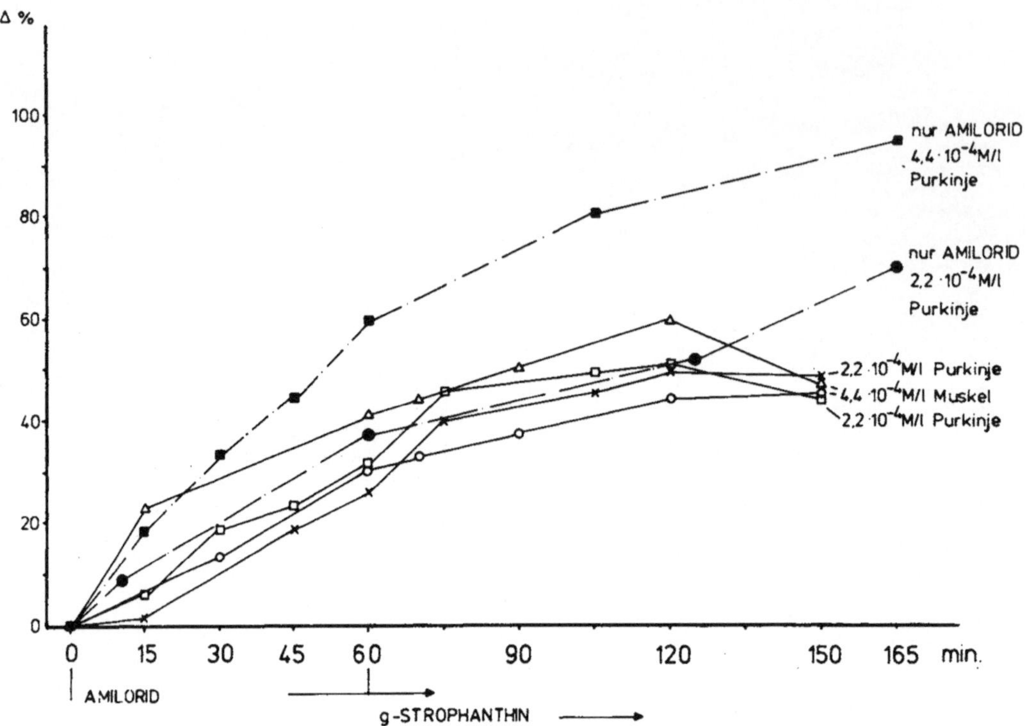

Abb. 3. Zunahme der Aktionspotentialdauer (90% der Repolarisation in % des Kontrollwertes) unter dem Einfluß von Amilorid (0–60 min) sowie unter dem zusätzlichen Einfluß von g-Strophanthin $(2,5 \times 10^{-7}\,m)$ (60–150 min). Man beachte die Abflachung der Kurven unter dem Einfluß von Strophanthin im Vergleich zu Amilorid allein. Einzelheiten siehe Text

2. Herzmuskelmechanik

Amilorid hat positiv-inotrope Wirkungen, ähnlich wie auch Spironolactone und Triamteren [13].

Die Abb. 4 zeigt, daß die Zugabe von Amilorid im Vergleich zu Strophanthin einen anderen zeitlichen Verlauf bis zur Maximalwirkung nimmt. Amilorid läßt bereits nach einer Einwirkungsdauer von 2–3 min das Maximum der Wirkung erkennen, während dies nach g-Strophanthin erst nach 30 min der Fall ist. Die Einstellung des Maximalwertes unter g-Strophanthin verzögert sich aber weiter, wenn der Muskel mit Amilorid vorbehandelt wird. Dann wird das Maximum erst etwa 100 min nach Zugabe von Strophanthin erreicht.

Die Zunahme der Kontraktionskraft beträgt nach den beiden Originalregistrierungen der Abb. 4 unter dem Einfluß von Amilorid ohne Strophanthin nur etwa 30%. Die darauf erfolgende Einwirkung von g-Strophantin bewirkt eine weitere Zunahme um 100%.

Demgegenüber (untere Hälfte der Abb.) zeigt g-Strophanthin lediglich eine geringe Zunahme der Kontraktionskraft ohne Vorbehandlung durch Amilorid um etwa 30%. Anschließend zugegebenes Amilorid vermag nur eine zusätzliche Steigerung der Kontraktionskraft um weitere 30% zu erzielen.

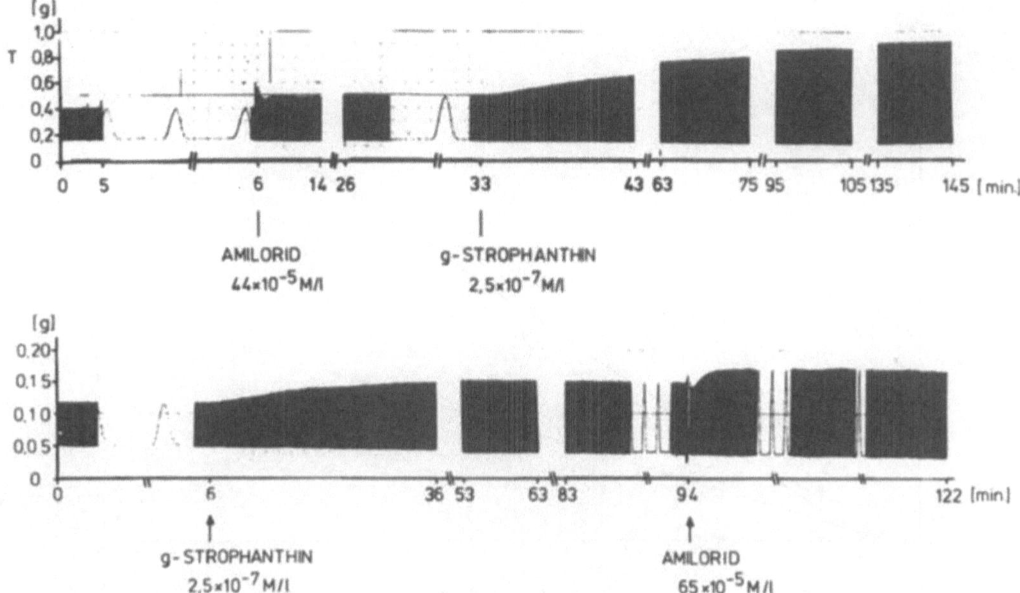

Abb. 4. Originalregistrierungen der maximalen Kontraktionskraft bei isometrischer Anordnung (Meerschweinchenherz) zum Nachweis von Interaktionen zwischen Amilorid und g-Strophanthin. Man beachte die unverhältnismäßig starke Zunahme der Kontraktionskraft durch Strophanthin nach Vorbehandlung mit Amilorid (obere Registrierung) im Vergleich zur nur geringen Zunahme von Amilorid nach Vorbehandlung mit Strophanthin (untere Registrierung)

Aus diesen Originalregistrierungen, die als charakteristisch und repräsentiv anzusehen sind, wird bereits erkennbar, daß Amilorid-Vorbehandlung die Strophanthinwirkung wesentlich zu steigern vermag, wohingegen eine Strophanthinvorbehandlung die Amiloridwirkung nicht zu beeinflussen scheint.

Dieser Gesichtspunkt wird auch durch die Darstellung sämtlicher Versuche deutlich (s. Abb. 5). Mit steigender Amiloridkonzentration nimmt die Kontraktionskraft unter dem Einfluß von Amilorid zu bis zu einem Maximalwert von etwa 40% des Ausgangswertes. Eine Vorbehandlung des Muskels mit $2,5 \times 10^{-7}m$ g-Strophanthin bewirkt dann eine verhältnismäßig nur geringe Zunahme der Kontraktionskraft mit allerdings ebenfalls deutlicher Konzentrationsabhängigkeit von Amilorid bis zu einem Maximalwert von nur $+15\%$.

Die umgekehrte Reihenfolge der Einwirkung wurde gewählt bei den Messungen der Abb. 6. Bei diesen Messungen zeigt sich anhand aller durchgeführten Versuche die erhebliche Wirkungssteigerung von Strophanthin ($2,5 \times 10^{-7}$ m/l) durch eine Vorbehandlung mit Amilorid. Im Vergleich zum Kontrollwert ist eine Zunahme der maximalen Kraftentwicklung um insgesamt bis zu 120% nach Zugabe von Strophanthin dokumentiert.

Bei der Abb. 5 ist zu berücksichtigen, daß unter Strophanthin vor Zugabe von Amilorid eine Zunahme der Kontraktionskraft um etwa 30% zu berücksichtigen ist, wobei in etwa gleicher Größenordnung eine Zunahme der Kontraktionskraft unter Amilorid in den Versuchen der Abb. 6 zu berücksichtigen ist.

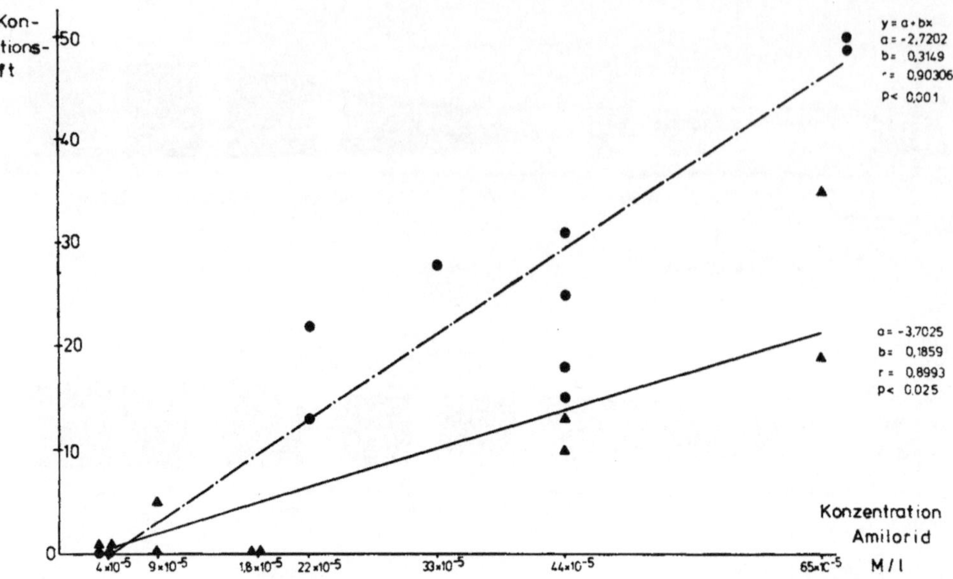

Abb. 5. Zunahme der max. Kontraktionskraft in Abhängigkeit von steigenden Konzentrationen von Amilorid ● ohne und △ mit g-Strophanthin $2,5 \times 10^{-7}\, m$

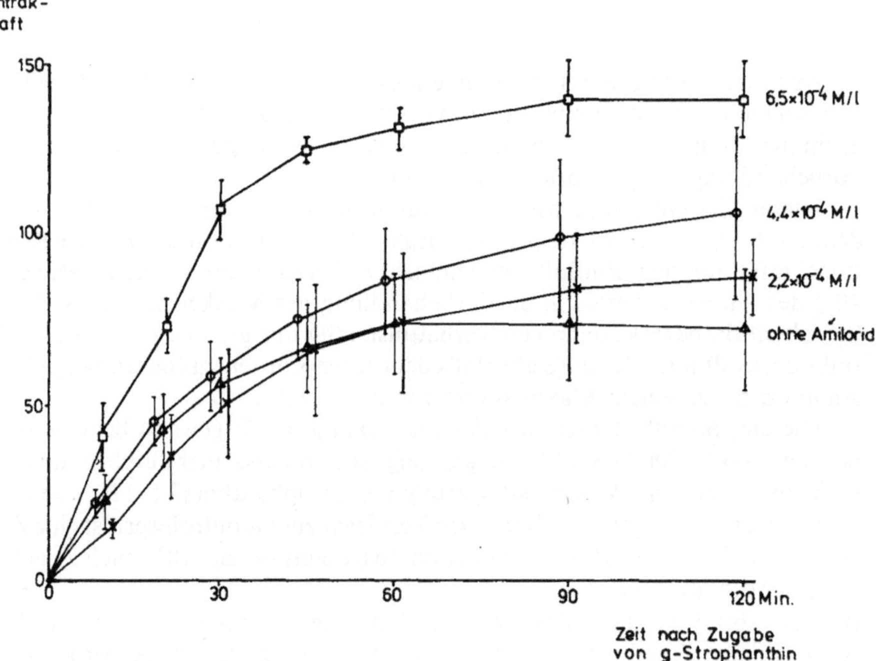

Abb. 6. Zunahme der Kontraktionskraft durch $2,5 \times 10^{-7}$ m/l g-Strophanthin nach Vorbehandlung mit Amilorid

Hemmung der $(Na^+ + K^+)$-ATPase Aktivität menschlicher Herzmuskelzellmembranen durch g-Strophanthin, Amilorid und Kanrenon

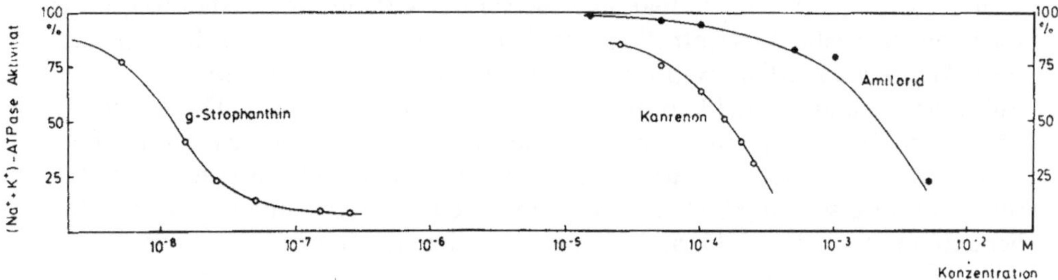

Verdrängung von ^{3}H-g-Strophanthin aus seiner Bindung durch Diuretika

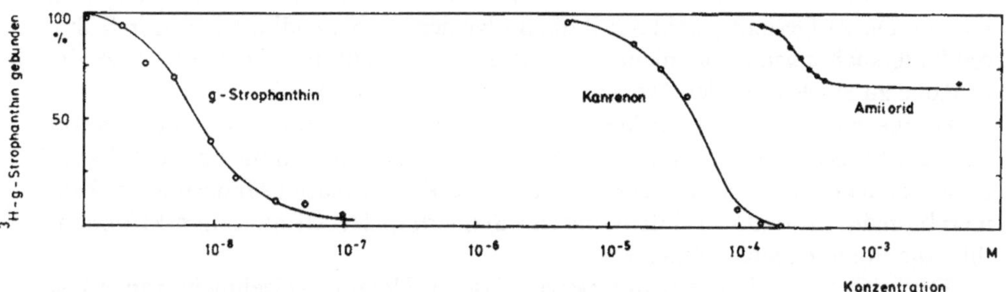

Abb. 7. Na^+-K^+-ATPase-Aktivität und Verdrängung von (^3H)-g-Strophanthin aus seiner Bindung. Man beachte die Koinzidenz der Konzentrationen bei g-Strophanthin in beiden Diagrammen sowie die deutliche Diskrepanz bei Amilorid zwischen ATPase-Hemmung und Strophanthinverdrängung. Die Befunde zeigen, daß die Hemmung der Na^+-K^+-ATPase-Aktivität durch Amilorid nicht durch das gleiche Rezeptorsystem wie bei Strophanthin vermittelt wird

3. Rezeptorstudien

Messungen der Na^+-K^+-ATPase-Aktivität menschlicher Herzmuskelzellmembranen zeigen einen Beginn der Hemmwirkung von Amilorid bei einer Konzentration von etwa 5×10^{-4} m. Demgegenüber ist eine Verdrängung vom Glykosidrezeptor aber erst bei Konzentrationen zu beobachten, die etwa eine Zehnerpotenz höher liegen. Diese Diskrepanz gibt zu erkennen, daß eine Hemmung der Na^+-K^+-ATPase über eine Kompetition am Glykosidrezeptor hervorgerufen wird. Vielmehr ist anzunehmen, daß eine von der Glykosidwirkung gänzlich unabhängige Wirkung auf die Na^+-K^+-ATPase-Aktivität besteht. Deshalb kann von einem Antagonismus in diesem molekularen Sinne nicht gesprochen werden. Es ist aber nicht ausgeschlossen, daß die positiv-inotrope Wirkung über eine Hemmung der Na^+-K^+-ATPase-Aktivität zustande kommt. Zumindest stehen die synergistischen Auswirkungen auf die Zunahme der Kontraktionskraft mit den Messungen der Na^+-K^+-ATPase-Aktivität im Einklang.

Besprechung

Wirkungen von Amilorid, die mit elektrophysiologischen Methoden an Einzelfasern des Purkinjesystems faßbar sind, lassen die Vermutung zu, daß wegen der niedrigen Schwellenkonzentration von 2 mg/l entsprechend $8,8 \times 10^{-6}$ m auch beim Menschen kardiale Wirkungen von Amilorid möglich sind, selbst wenn die Substanz aus anderer Indikation als Diuretikum eingesetzt wird. Diese Wirkungen auf die Refraktärperiode und die Aktionspotentialdauer werden charakteristischerweise bei den sog. Antiarrhythmika im engeren Sinne beobachtet. Auch lassen sich Einflüsse von g-Strophanthin durch diese Substanz antagonisieren. Ähnliche Resultate sind auch für andere kaliumretinierende Diuretika, wie z. B. Triamteren und Spironolactone erhoben worden [4]. Damit wirkt sich Amilorid, gemessen an der effektiven Refraktärperiode und der Aktionspotentialdauer, antagonistisch zu g-Strophanthin aus, wobei die Reihenfolge der Vorbehandlung (Strophanthin oder Amilorid) ohne wesentlichen Einfluß auf das Endresultat zu sein scheint. Dieser Gesichtspunkt der Reihenfolge der Vorbehandlung wurde in früheren Untersuchungen bisher nicht systematisch untersucht. Er scheint eine besondere Rolle zu spielen bei den Messungen der Kontraktionskraft.

Hierbei nämlich hat Amilorid eine sensibilisierende Wirkung auf g-Strophantin mit dem Effekt, daß die Wirkung von Strophanthin durch Amilorid-Vorbehandlung verstärkt wird. Es ist zu vermuten, daß eine Konformationsänderung der Zellmembran durch Amilorid eintritt, die eine Steigerung der Affinität für g-Strophanthin zur Folge haben könnte.

Die mitgeteilten Untersuchungsergebnisse an Herzmuskelzellmembranen lassen diesbezüglich keine Schlußfolgerungen zu, weil in den genannten Untersuchungen ein Studium der Bindungskinetik nur auf dem Boden einer Vorbehandlung mit g-Strophanthin möglich ist.

Zusammenfassung

1. In Untersuchungen der effektiven Refraktärperiode und der Aktionspotentialdauer fand sich an Purkinjefasern von Katzenherzen eine Schwellenkonzentration in vitro von etwa 2 mg/l, das sind 8,8 m/l. Der gleiche Wert ist bei Untersuchungen der maximalen Kraftentwicklung an isolierten Papillarmuskeln beobachtet worden. Dieser Bereich ist, verglichen mit Plasmakonzentrationen bei Patienten, durchaus im Rahmen einer medikamentösen Therapie mit Amilorid erreichbar.

2. Unter dem Einfluß von g-Strophanthin zeigt die zusätzliche Anwendung von Amilorid eine Antagonisierung der glykosidbedingten elektrophysiologischen Effekte.

3. Eine Vorinkubation mit Strophanthin in einer Konzentration von $2,5 \times 10^{-7}$ m/l bewirkt eine Zunahme der Kontraktionskraft von etwa 60% und eine nur verhältnismäßig geringe weitere Zunahme der Kontraktionskraft durch Amilorid von 35%, so daß insgesamt ein Anstieg der maximalen Kontraktionskraft von etwa 95% resultiert. Eine Vorinkubation mit Amilorid hingegen bewirkt unter Strophanthin eine Zunahme der Kontraktionskraft von 135%; das bedeutet zusammengenommen eine Zunahme der Kontraktionskraft von 180%. Damit ist eine deutlich stärkere Auswirkung von Strophanthin auf die Kontraktionskraft vor-

handen, wenn eine Vorbehandlung mit Amilorid erfolgt ist, im Vergleich mit der umgekehrten Reihenfolge der Anwendung der einzelnen Substanzen.

4. Messungen am Glykosidrezeptor sowie Messungen der Na^+-K^+-ATPase-Aktivität zeigen, daß die beschriebenen Wirkungen nicht das gleiche Rezeptormolekül betreffen. Es ist aber durchaus möglich, daß eine Vorbehandlung mit Amilorid eine Konformationsänderung der Zellmembran in der Weise hervorruft, daß die Affinität von Strophanthin zum Glykosidrezeptor gesteigert wird. Neben einer Beeinflussung des aktiven Transports kommen zusätzliche Änderungen der passiven Leitfähigkeit der Zellmembran sowie resultierende Änderungen der zellulären Konzentration von Ionen in Betracht.

5. Die Befunde sprechen für einen therapeutischen Nutzen von Amilorid bei Patienten, die wegen einer Herzinsuffizienz mit herzwirksamen Glykosiden behandelt werden sollen und bei denen gleichzeitig eine Tendenz zu niedrigen Serumkaliumwerten besteht. – Zwar ist beim Patienten der zusätzliche Nutzen einer Amiloridanwendung auf die Herzkraft noch fraglich, ein negativ inotroper Effekt ist aber auszuschließen. Außerdem erscheint es sinnvoll, bei einer notwendigen kombinierten Anwendung von Strophanthin und Amilorid die Therapie mit Amilorid zu beginnen.

Literatur

1. Seller, R.H., Greco, J., Banach, S., Seth, R.: Increasing the inotropic effect and toxic dose of digitalis by the administration of antikaliuretic drugs – further evidence for a cardiac effect of diuretic agents. Am. Heart J. *90*, 56–57 (1975)
2. Quellhorst, E., Scheler, F.: Untersuchungen über die Wirksamkeit von Ethacrynsäure, Amiloride-HCL und Aldadiene-K bei Niereninsuffizienz. Klin. Wschr. *48*, 471–480 (1970)
3. Tebbe, U.: Alkoholkardiomyopathie und Wirkungen von Antiarrhythmika. Inauguraldissertation. Göttingen 1977
4. Lüderitz, B., Naumann D'Alnoncourt, C., Steinbeck, G.: Effects of antikaliuretic agents on cardiac electrophysiology – measurements in papillary heart muscle and in purkinje fibers. Klin. Wschr. *55*, 423 (1977)
5. Bolte, H.-D.: Ionengradienten und bioelektrische Potentiale – klinische und tierexperimentelle Untersuchungen an Skelettmuskelzellen. Habilitationsschrift, Göttingen 1970
6. Bolte, H.-D., Becker, E.: Interaktionen von Lidocain und Kalium. Messungen von Kenngrößen der Erregung und Erregungsleitung an myokardialen Einzelfasern und ihre Bedeutung für das Verständnis klinischer Beobachtungen. Verh. dtsch. Ges. inn. Med. *81*, 312 (1975)
7. Bolte, H.-D., Tebbe, U.: Elektrophysiologische Untersuchungen bei Alkoholkardiomyopathie (akut und chronisch). In: Herzrhythmusstörungen. Antoni, Bender, Gerlach, Schlepper (ed.) S. 197. Schattauer 1979
8. v. Arnim, A., Bolte, H.-D.: Steigerung der myokardialen Kontraktionskraft unter Hypoxiebedingungen durch Glukose-Insulin. Untersuchungen am isolierten Papillarmuskel des Meerschweinchenherzens. Klin. Wschr. *57*, 357 (1979)
9. Matsui, H., Schwartz, A.: Mechanism of cardiac glycoside inhibition of the Na^+-K^+-ATPase. Biochim. Biophys. Acta *151*, 655–663 (1968)
10. Schoner, W., v. Ilberg, C., Kramer, R., Seubert, W.: On the mechanism of Na^+- and K^+- stimulated hydrolysis of adenosine triphosphatase. Europ. J. Biochem. *1*, 334–343 (1967)
11. Erdmann, E., Presek, P., Swozil, R.: Über den Einfluß von Kalium auf die Bindung von Strophanthin an menschliche Herzmuskelzellmembranen. Klin. Wschr. *54*, 383–387 (1976)
12. Erdmann, E., Bolte, H.-D.: Cardiac glycisode receptor, Na^+-K^+-ATPase and diuretics. In: Diuretics in research and clinics. Siegenthaler, Beckerhoff, Vetter (ed.), p. 102. Stuttgart: Thieme 1977
13. Strauer, B.E., Scherpe, A.: Inotropic action of diuretic drugs. In: Diuretics in research and clinics. Siegenthaler, Beckerhoff, Vetter (ed.), p. 138. Stuttgart: Thieme 1977

Wirkung von Diuretika auf die Erregbarkeit des Herzens*

B. Lüderitz und C. Naumann d'Alnoncourt

Zusammenfassung

Am isolierten Papillarmuskel des Meerschweinchen- und an Purkinje-Fäden des Hundeherzens wird untersucht, inwieweit saluretische und überwiegend antikaliuretische Diuretika die elektrophysiologischen Parameter der myokardialen Erregbarkeit beeinflussen können. Durch intrazelluläre Ableitung mit Mikroglaselektroden konnten Ruhe- und Aktionspotential, maximale Anstiegsgeschwindigkeit und Dauer des Aktionspotentials sowie die funktionelle Refraktärzeit gemessen werden. Die konzentrationsabhängigen Wirkungen von Furosemid, Thiabutazid, Canrenoat-Kalium, Amilorid und Triamteren sowie dessen Phase-II-Metaboliten p-Hydroxytriamteren-Schwefelsäureester (OH-TA-Ester) wurden in den Konzentrationsbereichen zwischen 5 und 500 µg/ml Inkubationsmedium untersucht. – Furosemid und Thiabutazid zeigen keine meßbaren Veränderungen. Demgegenüber führen die antikaliuretischen Wirkstoffe Canrenoat-Kalium, Amilorid und Triamteren unter identischen Versuchsbedingungen zu einer signifikanten Zunahme der Aktionspotentialdauer und einer entsprechenden Verlängerung der Refraktärperiode. Der OH-TA-Ester bewirkt dagegen eine Verkürzung von Aktionspotential und Refraktärperiode. – Eine glykosidbedingte Refraktärzeitverkürzung kann durch Triamteren wie auch durch den Phase-II-Metaboliten des Triamterens gegensinnig beeinflußt werden. Die Befunde weisen darauf hin, daß durch Aldosteronantagonisten, Amilorid und Triamteren das Auftreten von Extrasystolen im Ventrikelmyokard und im Purkinje-System gehemmt werden kann.

Einleitung

Mehrfach ist über extrarenale, insbesondere kardiale Wirkungen antikaliuretischer Diuretika berichtet worden [9, 17–19]. Experimentelle Untersuchungen weisen darauf hin, daß Aldosteronantagonisten, Triamteren und Amilorid nicht nur durch Antikaliurese, sondern auch durch eine mögliche direkte Beeinflussung des Myokards der Entstehung von Herzrhythmusstörungen entgegenwirken und die Glykosidempfindlichkeit des Herzens vermindern können [4, 16, 19–21]. Den saluretischen Diuretika Furosemid und Thiabutazid kommen offenbar keine meßbaren elektrophysiologischen Membranwirkungen am Herzen zu [10].

---

* Mit Unterstützung der Deutschen Forschungsgemeinschaft

Der Mechanismus der kardialen Wirkungen von Antikaliuretika ist im einzelnen nicht bekannt. Hinsichtlich der verbreiteten Anwendung dieser Substanzen, vor allem bei der Therapie der hydropischen Herzinsuffizienz, wurde der Frage nachgegangen, inwieweit antikaliuretische Substanzen die elektrophysiologischen myokardialen Membraneigenschaften direkt beeinflussen können.

Methodik

Die Untersuchungen wurden am isolierten Papillarmuskel aus dem rechten Ventrikel von Meerschweinchenherzen und an Purkinje-Fäden des Hundeherzens vorgenommen. Das zu untersuchende Präparat war in einer Inkubationskammer fixiert, die permanent mit einer physiologischen Lösung durchströmt wurde. – Zusammensetzung des Inkubationsmediums (Konzentrationen in mm): Na 145, K 4,7, Ca 2,5, Mg 1,6, Bicarbonat 20, Phosphat 1,2, Glucose 5.1. – Es erfolgte eine permanente Oxygenierung mit Carbogen (95% O_2, 5% CO_2). Der Sauerstoffpartialdruck lag über 650 Torr, der pH-Wert bei 7,36, die Temperatur bei 36 °C. Die elektrischen Potentiale wurden intrazellulär durch Einzelzellpunktion mit Mikroglaselektroden (elektrischer Widerstand 20 ± 5 MegOhm) abgeleitet und über Kathodenfolger und Differenzverstärker auf Oszillographen dargestellt und photographisch registriert [Einzelheiten s. 13, 15].

Die funktionelle Refraktärperiode wird definiert als der kürzeste Abstand vom Beginn eines Aktionspotentials an bis zum Auftreten eines mit der doppelten Reizstromstärke ausgelösten 2. Aktionspotentials. 30–90 min nach Inkubationsbeginn werden Ruhe- und Aktionspotential sowie die Refraktärzeit gemessen. Nach Zugabe der jeweiligen Prüfsubstanz (Furosemid, Thiabutazid, Canrenoat-Kalium, Amilorid, Triamteren, p-Hydroxytriamteren-Schwefelsäureester) erfolgt an denselben Muskeln in gleicher Zeitspanne die Registrierung der entsprechenden elektrophysiologischen Meßgrößen. Die Signifikanz der Änderungen wird mit dem t-Test geprüft.

Ergebnisse und Diskussion

1. Furosemid, Thiabutazid. Unter dem Einfluß von Furosemid zeigten sich am isolierten Papillarmuskel keine statistisch signifikanten, von der Kontrolle unterschiedenen elektrophysiologischen Effekte. Die Messungen erfolgten in Konzentrationsbereichen von 15–500 µg Furosemid/ml Inkubationsmedium an 5 Papillarmuskeln.

Auch unter der Einwirkung von Thiabutazid ergaben sich hinsichtlich des Ruhemembranpotentials, der maximalen Anstiegsgeschwindigkeit des Aktionspotentials, der Aktionspotentialdauer und der funktionellen Refraktärzeit keine gerichteten Veränderungen. Die Messungen wurden an 2 Papillarmuskeln bei Wirkstoffkonzentrationen von 50 und 100 µg/ml vorgenommen. Kontrollversuche an 3 Papillarmuskeln, die nur dem Lösungsmittel Propandiol (8–30 µg/ml) ausgesetzt waren, ergaben keine signifikanten Abweichungen von der Kontrolle [9].

2. Aldosteronantagonisten (Canrenoat-Kalium). Die Aldosteronantagonisten wirken durch Antikaliurese der Entstehung von Herzrhythmusstörungen entgegen und vermindern die Glykosidempfindlichkeit des Herzens. Darüber hinaus konnten *Schröder* et al. am Menschen eine positiv inotrope Herzwirkung nachweisen [17]. *Brouant* et al. bezogen die antiarrhythmischen Eigenschaften von Spironolactone bei bedrohlichen ventrikulären Ektopien auf eine direkte myokardiale Wirkung [1]. Die klinischen Erfahrungen stehen im Einklang mit tierexperimentellen Beobachtungen. Am perfundierten Rattenherzen sowie am isolierten Vorhof des Meerschweinchenherzens konnten mit Canrenoat-Natrium ektopische Rhythmen beseitigt werden [2]. Am isolierten Papillarmuskel des Meerschweinchenherzens bewirkt Canrenoat-Kalium (30 µg/ml Inkubationsmedium) eine Zunahme der Aktionspotentialdauer und entsprechend eine Verlängerung der funktionellen Refraktärzeit um 8%. Die Erhöhung der Reizschwelle während einer verlängerten Refraktärphase wirkt der Entstehung von Extrasystolen entgegen. Es erscheint somit möglich, daß durch Spirolactone die Ausbreitung von Extrasystolen bei Vorhandensein eines Fokus gehemmt werden kann [12].

Am menschlichen Herzen konnte mit elektrokardiographischen Methoden eine Verlängerung der funktionellen Refraktärzeit unter dem Einfluß von Spironolactone bisher nicht eindeutig nachgewiesen werden [8]. Dabei ist jedoch zu berücksichtigen, daß die durch Doppelreize am Patienten gemessene Refraktärzeit die Eigenschaften zahlreicher spezifischer Gewebe (Vorhofmyokard, AV-Knoten, His'sches Bündel, Purkinje-Fasern, Ventrikelmyokard) beinhaltet, ohne daß eine Differenzierung der Funktion der einzelnen Gewebe möglich ist. Die am ganzen Herzen bestimmte Refraktärzeit kann somit nicht unmittelbar in Korrelation zu der am isolierten Papillarmuskel gemessenen funktionellen Refraktärzeit gesetzt werden.

3. Amilorid. Amilorid, ein antikaliuretisches Diuretikum, das qualitativ ähnlich wie die Spirolactone wirkt, jedoch nicht zu den Aldosteronantagonisten gehört, führt in vitro in einer Konzentration von 20–200 µg/ml Inkubationsmedium zu keiner Veränderung des Ruhemembranpotentials und der maximalen Anstiegsgeschwindigkeit des Aktionspotentials. Es findet sich jedoch eine signifikante konzentrationsabhängige Zunahme der Refraktärperiode. Die Aktionspotentialdauer (gemessen bei 90% der Depolarisation) weist bei einer Amiloridkonzentration von 40 µg/ml und höheren Konzentrationen eine deutliche Verlängerung auf. – Der myokardiale Wassergehalt sowie die intrazelluläre Kalium- und Natriumkonzentration erfahren unter dem Einfluß von Amilorid keine signifikanten Veränderungen. Die von den intra-/extrazellulären Kalium- und Natriumkonzentrationsgradienten unabhängigen elektrophysiologischen Veränderungen weisen darauf hin, daß Amilorid eine direkte myokardiale Membranwirkung besitzt. Die Befunde sprechen dafür, daß am Ventrikelmyokard unter der Einwirkung von Amilorid die Dauer der Refraktärperiode zunimmt [9].

4. Triamteren. Unter dem Einfluß von Triamteren in wäßriger Lösung zeigt sich am isolierten Papillarmuskel eine signifikante Zunahme der Aktionspotentialdauer und eine (entsprechende) Verlängerung der funktionellen Refraktärzeit. Das Ruhemembranpotential und die maximale Anstiegsgeschwindigkeit des Aktionspotentials weisen keine gerichteten Veränderungen auf. In dem Konzentrationsbereich von 5 µg/ml ergaben sich hinsichtlich der Aktionspotentialdauer (gemessen bei 90% der Repolarisation) und der Refraktärzeit keine von der Kontrolle abweichenden Befunde. Triamteren führt hingegen in einer Konzentration von 10 µg/ml zu deutlich meßbaren Veränderungen dieses Parameters, die bei der Konzentration von 20 µg/ml weiter zunehmen. Wirkstoffkonzentrationen von 50 µg/ml führen zu keiner weiteren Zunahme von Aktionspotentialdauer und Refraktärzeit. Bei 100 µg Triamteren/ml Inkubationsmedium wird wieder eine deutliche Zunahme der Aktionspotentialdauer und Refraktärzeit bei gleichzeitiger Abnahme der maximalen Anstiegsgeschwindigkeit des Aktionspotentials beobachtet, die als unspezifische, möglicherweise toxische Wirkung anzusprechen ist. Die Schwellenwirkdosis von Triamteren liegt somit zwischen 5 und 10 µg/ml Inkubationsmedium. In Auswaschversuchen konnte der Rückgang von Aktionpotential und Refraktärzeitverlängerung auf das Kontrollniveau gezeigt werden [vgl. 10].

Untersuchungen über den zellulären Elektrolytgehalt unter Einfluß von Triamteren zeigen, daß der Gehalt an Kalium, Natrium und Magnesium bei gleichbleibendem Extrazellulärraum nicht verändert ist [5]. Dieser Befund kann als Argument dafür gewertet werden, daß es sich bei den Triamterenwirkungen am Myokard um direkte Membraneffekte handelt.

5. Triamteren und Glykoside (Ouabain). Am Papillarmuskel des Meerschweinchenherzens konnte ein Rückgang der Ouabain-induzierten Verkürzung der Refraktärzeit unter dem Einfluß von Triamteren (4×10^{-5} m) beobachtet werden, wobei eine Verlängerung noch über den Ausgangswert (vor Ouabain-Applikation) hinaus resultierte [9]. Dieser auf das Refraktärzeitverhalten bezogene Antagonismus kann als antiarrhythmischer Effekt bei einer Glykosidintoxikation interpretiert werden. Qualitativ gleichsinnige Effekte wurden am spezifischen Erregungsleitungsgewebe gemessen [16]. An isolierten Purkinje-Fasern des Hundeherzens sinken unter Einfluß von Strophanthin die funktionelle Refraktärzeit sowie die Aktionspotentialdauer unter das Ausgangsniveau ab und nehmen nach additiver Triamterenzugabe über das Kontrollniveau hinaus zu. Die Depolarisation der Zellmembran durch Ouabain (1×10^{-7} m) um 5,6 mV ist nach Triamterenzugabe (10^{-5} m) ebenfalls rückläufig, so daß das Ruhepotential wieder einen Normalwert erreicht. Die Abnahme der maximalen Depolarisationsgeschwindigkeit der Faser bleibt nach Triamterenzugabe unterhalb der Kontrolle, liegt jedoch deutlich über dem strophanthininduzierten Wert [11]. – Auf Grund der Befunde ist es denkbar, daß Triamteren bei glykosidinduzierten Arrhythmien auf dem Boden einer gestörten Erregungsleitung therapeutisch wirksam sein kann.

In Übereinstimmung mit diesen Befunden konnten *Güttler* et al. am ganzen Herzen einen antagonistischen Effekt von Triamteren auf die Toxizität von Ouabain nachweisen [7] (gemessen an der Inzidenz von Glykosidarrhythmien). Die Autoren schließen aus den Ergebnissen auf eine Verbreiterung des therapeutischen Wirkungsbereiches von Strophanthin bei Anwesenheit von Triamteren [7].

Hinsichtlich der $Na^+ + K^+$-ATPase, als deren Bestandteil der Glykosidrezeptor des Herzens angesehen wird, konnte ein direkter Antagonismus zwischen Triamteren und Ouabain nicht gefunden werden [3].

6. p-Hydroxytriamteren-Schwefelsäureester (Phase-II-Metabolit). Im menschlichen Organismus wird Triamteren zu p-Hydroxytriamteren (Phase-I-Metabolit) und alsbald zu p-Hydroxytriamteren-Schwefelsäureester, dem Phase-II-Metaboliten (OH-TA-Ester), metabolisiert [vgl. 6]. Der Phase-I-Metabolit p-Hydroxytriamteren läßt in dem genannten Versuchsmodell (vgl. Methodik) keine elektrophysio-

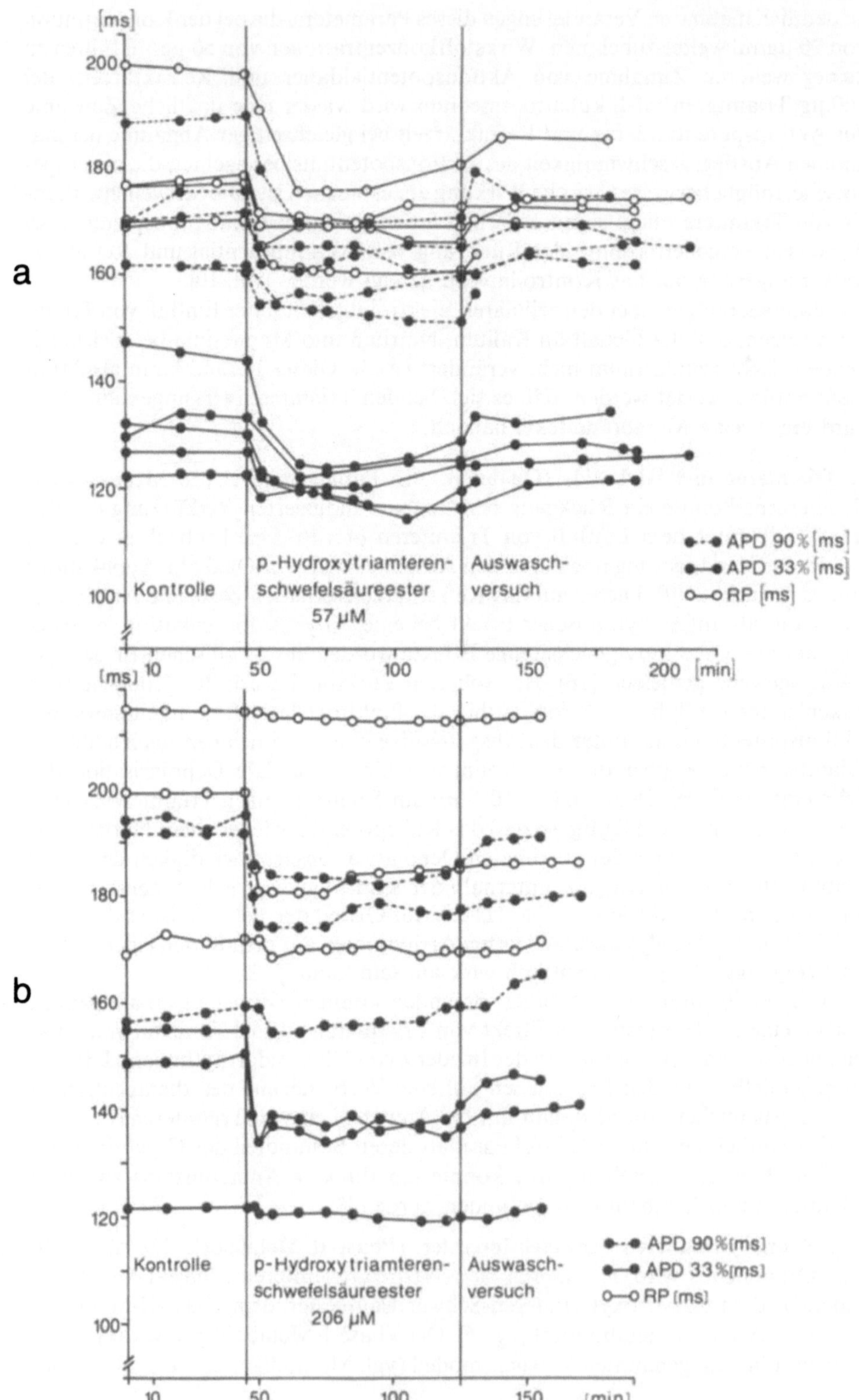
[ms]
a
Kontrolle
p-Hydroxytriamteren-
schwefelsäureester
57 µM
Auswasch-
versuch
APD 90% [ms]
APD 33% [ms]
RP [ms]
[ms]   10   50   100   150   200   [min]
b
Kontrolle
p-Hydroxytriamteren-
schwefelsäureester
206 µM
Auswasch-
versuch
APD 90% [ms]
APD 33% [ms]
RP [ms]
10   50   100   150   [min]

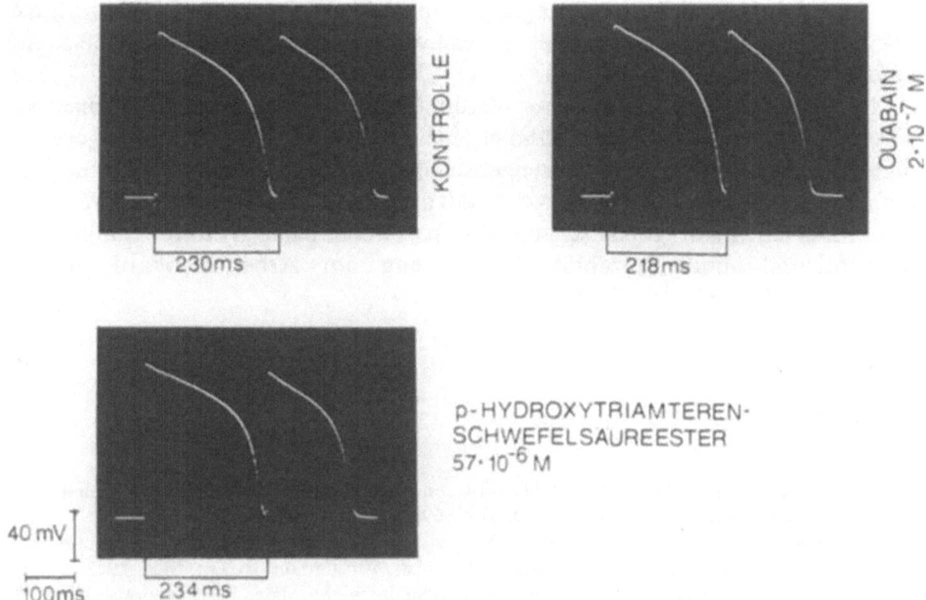

Abb. 2. Einfluß von Ouabain und OH-TA-Ester auf die Refraktärperiode: Unter Kontrollbedingungen (oben), unter Glykosideinfluß (Mitte) und unter additiver OH-TA-Esterzugabe (unten). Ouabain führt zu einer deutlichen Abnahme der Dauer der Refraktärperiode. Durch zusätzliche Gabe von OH-TA-Ester nimmt die Refraktärperiode dann über das Kontrollniveau hinaus zu (Originalregistrierung an derselben myokardialen Einzelfaser)

logisch meßbare Beeinflussung der myokardialen Membraneigenschaften erkennen [14]. – Von dem Phase-II-Metaboliten OH-TA-Ester ist bekannt, daß er am isolierten elektrisch gereizten linken Vorhof des Meerschweinchenherzens eine positiv inotrope Wirkung besitzt, die jedoch etwa 10mal geringer ist als die des Triamterens [6]. Am isolierten Ventrikelmyokard des rechten Meerschweinchenherzens wurde die Wirkung des OH-TA-Esters in den Konzentrationsbereichen von 57 μm (20 μg/ml Inkubationsmedium) und 260 μm (72,5 μg/ml Inkubationsmedium) untersucht. Ohne eindeutige Konzentrationsabhängigkeit fand sich unter Einfluß von OH-TA-Ester eine signifikante Abnahme der Aktionspotentialdauer – gemessen bei 33% und 90% der Repolarisation – sowie eine Verkürzung der effektiven Refraktärperiode (Abb. 1 a, b). Im Auswaschversuch sind diese Veränderungen in allen Fällen rückläufig. Aktionspotentialdauer und Refraktärperiode erreichen weitgehend wieder das Kontrollniveau. Höhere Konzentrationen von OH-

---

◀ **Abb. 1.** Verlauf der Aktionspotentialdauer (gemessen bei 33% und 90% der Repolarisation) (APD) sowie der Refraktärperiode (RP) während der gesamten Versuchsdauer. Messungen an 5 a bzw. 3 b Papillarmuskelpräparaten. Unter dem Einfluß von p-Hydroxytriamteren-Schwefelsäureester in Konzentrationen von 57 μm (20 μg/ml) a und 206 μm (62,5 μg/ml) b kommt es zu einer deutlichen Verkürzung von APD 90% und APD 33%. Die Refraktärperiode erfährt unter der OH-TA-Esterkonzentration von 57 μm in allen Fällen ebenfalls eine deutliche Verkürzung, die bei der höheren Konzentration von 206 μm nur in einem von 3 Präparaten nachweisbar ist. Im Auswaschversuch erreichten Aktionspotentialdauer und Refraktärperiode weitgehend wieder das Ausgangsniveau

TA-Ester konnten nicht in Lösung gehalten werden; niedrigere Konzentrationen von OH-TA-Ester lagen unterhalb des Schwellenwertes bzw. ließen keine signifikanten Veränderungen erkennen.

Mit den elektrophysiologischen Veränderungen in den Konzentrationen von 57 und 206 μm weist der OH-TA-Ester eine im Vergleich zu Triamteren gegensinnige Beeinflussung der Membraneigenschaften an der myokardialen Einzelzelle auf. – Andererseits ist bemerkenswert, daß der OH-TA-Ester in gleicher Weise wie Triamteren einen antagonistischen Effekt gegenüber einer glykosidbedingten Aktionspotential- und Refraktärzeitverkürzung am Arbeitsmyokard aufweist (Abb. 2).

Literatur

1. Brouant, B., Koop, P., Schmitt, J.: Publication concernant les troubles de l'excitabilité du myocard et de rôle de l'aldactone. Vie méd. *2*, 19, 39 (1969)
2. Coraboeuf, E., Deroubaix, E.: Antiarrhythmic effects of canrenoate-Na on the heart muscle. In: Extrarenal activity of aldosterone and its antagonists. Amsterdam: Excerp. Med. 1972
3. Erdmann, E., Krawietz, W.: On the action of triamterene on isolated cell membranes. Drug Research *26*, 1812 (1976)
4. Greeff, K., Köhler, E.: Tierexperimentelle Untersuchungen über den Einfluß von Triamteren und Amilorid auf Herz, Kreislauf und Toxizität des Digoxins. Arzneim. Forsch. *25*, 1766 (1975)
5. Greeff, K., Noack, E.: Zum Mechanismus der kardialen, positiv-inotropen Wirkung von Triamteren. Arzneim. Forsch./Drug Res. *29* (I), 619 (1979)
6. Greeff, K., Schuhmacher, P.: Vergleich der kardialen Wirkung von Triamteren und dessen Phase-II-Metaboliten p-Hydroxytriamteren-Schwefelsäureester. Arzneim. Forsch./Drug Res. *29* (I), 705 (1979)
7. Güttler, K., Klaus, W., Land E.: Antagonistic effect of triamterene to ouabain toxicity. Arzneim. Forsch./Drug Res. *29* (I), 623 (1979)
8. Jahrmärker, H., Theisen, K.: Influence of canrenoate-K on the refractory period of the human heart. In: Diuretics in research and clinics. Siegenthaler, W., Beckerhoff, R., Vetter, W. (eds.), Stuttgart: Thieme 1977
9. Lüderitz, B., Naumann d'Alnoncourt, C., Thomas, E., Steinbeck, G.: Elektrophysiologische Untersuchungen über kardiale Wirkungen von Diuretika. Verh. dtsch. Ges. Kreislaufforsch. *41*, 305 (1975)
10. Lüderitz, B., Naumann d'Alnoncourt, C.: Einfluß diuretischer Substanzen auf elektrophysiologische Parameter des Herzens. Herz/Kreisl. *8*, 649 (1976)
11. Lüderitz, B., Naumann d'Alnoncourt, C., Steinbeck, G.: Effects of antikaliuretic agents on cardiac electrophysiology-measurements in papillary heart muscle and in Purkinje fibers. Klin. Wschr. *55*, 423 (1977)
12. Lüderitz, B., Heider, L., Naumann d'Alnoncourt, C.: Direct effects of aldosterone antagonists on myocardial electrophysiology. In: Aldosterone antagonists in clinical medicine. Addison, G.M. et al. (eds.), Excerp. Med. Amsterdam-Oxford, 1978
13. Lüderitz, B.: Elektrische Stimulation des Herzens, Diagnostik und Therapie kardialer Rhythmusstörungen. Berlin, Heidelberg, New York: Springer 1979
14. Lüderitz, B., Heider, L.: Elektrophysiologische Untersuchungen über die Wirkung von p-Hydroxytriamteren am isolierten Papillarmuskel des Herzens (unveröffentlicht)
15. Naumann d'Alnoncourt, C.: Elektrophysiologische Untersuchungen über kardiale Wirkungen antikaliuretischer Substanzen – unter besonderer Berücksichtigung des Pteridinderivates Triamteren. Inauguraldissertation, München 1978
16. Naumann d'Alnoncourt, C., Hornberger, M., Lüderitz, B.: Interaktionen von Triamteren und Herzglykosiden am Erregungsleitungssystem des Herzens. Verh. dtsch. Ges. inn. Med. *82*, 1236 (1976)

17. Schröder, R., Schüren, K.P., Biamino, G., Dennert, J., Meyer, V., Sadee, W.: Die Wirkung von Aldactone auf Herzdynamik und Kontraktilität. Verh. dtsch. Ges. Kreislaufforsch. *37*, 438 (1971)
18. Seller, R.H., Banach, S., Namey, T., Neff, M., Swartz, C.: Cardiac effect of diuretic drugs. Am. Heart J. *89*, 493 (1975)
19. Seller, R.H., Greco, J. Banach, S., Seth, R.: Increasing the inotropic effect and toxic dose of digitalis by the administration of antikaliuretic drugs – further evidence for a cardiac effect of diuretic agents. Am. Heart J. *90*, 56 (1975)
20. Weber, D.J.: Intravenous triamterene in the treatment of acute digitalis intoxication. Clin. Pharmacol. Ther. *13*, 868 (1972)
21. Yeh, B.K., Sung, P.K., Saha, A.H.: Use of canrenoate to suppress ouabain-induced ventricular arrhythmias in dogs. Circ. Res. *31*, 915 (1972)

Diskussion

Klaus: Wir haben uns mit Triamteren in ähnlichem Zusammenhang befaßt, wenn auch mit anderer Methode, und stimmen mit Ihnen gut überein, was die antitoxische Wirkung gegenüber Digitalisglykosiden betrifft. Ich habe aber Zweifel, ob die verwendete Methode Schlußfolgerungen bezüglich einer positiv inotropen oder überhaupt einer inotropen Wirkung von Amilorid gestattet. Prozentuale Veränderungen der Kontraktionskraft sind nur dann zuverlässige Aussagen, wenn die Ausgangslage der Kontraktionskraft unter beiden Bedingungen übereinstimmt. Das ist aber mit Sicherheit nicht der Fall. In der einen Serie ist mit Herzglykosid vorinkubiert, wodurch ein positiv inotroper Effekt hervorgerufen wird. Wenn nun nachträglich eine Veränderung in der Kontraktionskraft gefunden wird, die unter verschiedenen Bedingungen gleiche Größe hat, ergibt sich bei einer erhöhten Ausgangslage eine prozentual geringere Steigerung.
Wir haben für Triamteren Dosis-Wirkungs-Kurven aufgestellt und am Meerschweinchenventrikel keinen positiv inotropen Effekt gefunden. Triamteren hat im Gegenteil bei zunehmender Dosierung einen negativ inotropen Effekt. In einem bestimmten Bereich entwickelt sich aber eine stark positiv inotrope Wirkung. Diese ist aber indirekter Natur und ist allein durch Katecholamine vermittelt. Denn nach vorhergehender Reserpinisierung ist dieser positiv inotroper Effekt vollständig verschwunden. Meine Frage: Haben Sie auch an reserpinisierten oder anders vorbehandelten Präparaten eine positive Inotropie gesehen?

Bolte: Zunächst zur ersten Frage: Zunächst haben wir ein Steady state hinsichtlich der Kontraktionskraft durch Vorinkubation des Muskels ohne ein Pharmakon über 60 min bei einer Temperatur von 36 °C und einer Stimulationsfrequenz von 1 Hertz erreicht. Dabei zeigten sich keine Änderungen. Wir haben dann alternativ zuerst einmal Strophanthin gegeben und dann Amilorid. Natürlich tritt nach Vorinkubation mit Strophanthin bereits eine Zunahme der Kontraktionskraft ein, so daß die Kontraktionsreserven zu einem großen Teil erschöpft sind und nur noch eine geringe Steigerung der Kraft durch Amilorid zu erwarten ist. Aber, wenn man zuerst Amilorid gibt, nachdem die Steady-state-Bedingungen erreicht sind, bekommt man eine geringe Zunahme der Kraft im Verhältnis zu Strophanthin. Gibt man dann Strophanthin, tritt eine verhältnismäßig starke Zunahme der Kontraktionskraft ein.
Zur zweiten Frage: β-Rezeptoren-Blocker hemmen den Effekt von Amilorid nicht. In der nachstehenden Abbildung ist zu erkennen, daß Vorbehandlung mit dem β-Blocker Mepindolol zu keiner Aufhebung der Amilorid-Wirkung führt, womit diese Wirkung als nicht katecholaminvermittelt charakterisiert ist.
Bei dieser Gelegenheit darf ich vielleicht noch auf einen Punkt hinweisen. Es findet sich neben der Verlängerung des Aktionspotentials unter Amilorid eine Zunahme der Kraft und auch eine Verlängerung der Zuckung. Ich vermute deshalb, daß

nicht Natrium- und Kaliumkonzentrationen geändert sind, sondern Kalziumkonzentrationen in der Zelle.

Klaus: In einem Punkt stimme ich mit Ihnen überein: Auch wir haben nach Vorbehandlung mit Triamteren einen wesentlich stärkeren positiv inotropen Effekt der Glykoside gefunden als ohne Triamterenvorbehandlung. Auch wir haben dafür keine Erklärung.

Bolte: Neu an meinen Befunden ist die Feststellung, daß die additive Wirkung auf die Kontraktionskraft sehr viel größer ist, wenn das Diuretikum zuerst gegeben wird, im Vergleich zur umgekehrten Reihenfolge. Die positiv inotrope Wirkung könnte auf einer vermehrten Freisetzung von Kalzium aus intrazellulären Kalziumdepots beruhen.

Krück: Es geht um den zellulären Kaliumgehalt unter der Einwirkung von Amilorid. Herr Lüderitz hat gezeigt, daß im Akutversuch keine signifikante Veränderung der Kaliumkonzentration in der Zelle zu beobachten ist. Wir wissen aber von den Glykosiden, daß bei Daueranwendung es doch zu einer Änderung der Kaliumkonzentration kommt. Den Kliniker interessiert dabei die Frage, wie es bei Dauerapplikation von Antikaliuretika aussieht.

Bolte: Es hat lange Zeit gedauert, ehe man wahrscheinlich machen konnte, daß tatsächlich bei nachweisbarer Glykosidwirkung auf die Kraft gleichzeitig Änderungen der Ionenkonzentrationen in der Zelle eintreten. Dabei sind Bestimmungen der Natriumkonzentrationen aus methodischen Gründen besonders schwierig. Aber man hat vermutet, daß die Kaliumkonzentrationsabnahme verhältnismäßig lokal, in der Nähe der Rezeptoren, stattfindet. Dies würde zu der theoretischen Überlegung einer Hemmung des Rezeptoren-Enzyms passen. Fraglich erscheint mir aber, ob die Gesamt-Kaliumkonzentration in der Zelle in eine direkte Verbindung zu der Wirkung des Pharmakons zu bringen ist. Beim Amilorid kommt natürlich noch hinzu, daß gleichzeitig Wirkungen an der Niere vorhanden sind, die im Gesamtorganismus die Elektrolytbilanz verändern, und dies kann hinsichtlich der zellulären Konzentration zusätzliche Effekte haben.

Noack: Eine Ergänzung zum Kalziumgehalt und Kalziumumsatz. Amilorid und Triamteren scheinen sich in dieser Hinsicht ähnlich zu verhalten. Wir haben bei Triamteren übereinstimmend mit Amilorid keine Veränderungen des intrazellulären Kalium- und Natriumgehaltes gefunden, auch keine Veränderungen des Gesamtkalziumgehaltes, lediglich eine leichte Steigerung der Kalziumumsatzgeschwindigkeit. Letztere könnte eine Erklärung für die Kontraktilitätssteigerung sein. Auch unsere Ergebnisse deuten darauf hin, daß intrazellulär bezüglich der Elektrolyte wenig oder nichts passiert und daß diese Veränderungen sich wohl mehr an den Membranen abspielen.

Wiederholt: Ein Kommentar zu den intrazellulären Elektrolyten. Die Bestimmungen sind natürlich alles chemische und flammphotometrische Messungen, die häufig sehr wenig aussagekräftig sind. Wir haben kürzlich an Purkinje-Fasern vom Schaf die intrazelluläre Aktivität mit der ionensensitiven Elektrode gemessen und innerhalb von 10 min einen deutlichen Effekt von Ouabain auf die Kaliumaktivität festgestellt, ohne daß flammphotometrisch eine Konzentrationsänderung zu finden gewesen wäre.

Diskussion

Kramer: Die von Ihnen gezeigten intrazellulären Kaliumkonzentrationen von etwa 110 mmol/l Zellwasser scheinen mir sehr niedrig und die von etwa 50–60 mmol/l Natrium relativ hoch zu sein. Ich würde eine Kaliumkonzentration von etwa 140–150 mmol/l Kalium erwarten. Hier könnten methodische Probleme vorliegen. Herr Söller hat früher einmal gezeigt, daß nach Gabe von Strophanthin der Kaliumefflux aus dem Herzen gesteigert ist. So würde man auch hier erwarten, daß die Kaliumkonzentration heruntergeht. Wie haben Sie die Kontamination durch extrazelluläres Natrium überprüft oder ausgeschlossen?

Lüderitz: Wir haben einen Extrazellulärraum von 25% berücksichtigt. Flammphotometrisch haben wir bei Glykosiden eine deutliche Abnahme des zellulären Kaliumbestandes gemessen, so daß die Meßmethode nicht als unsensibel zu bezeichnen ist. Es wurde versucht, die externe Kontamination durch Waschen zu verhindern. Wir sind dabei, mit radioaktiven Fluxmessungen zu genaueren Ergebnissen zu kommen.

Thurau: Diese Bestimmungsmethoden können das nicht bringen, was man wissen möchte. Man muß einfach andere Methoden abwarten und zum jetzigen Zeitpunkt noch keine Schlußfolgerungen ziehen. Die Absolutwerte sind mit Sicherheit falsch. Aber sie sind nicht falsch gemessen. Wenn wir z. B. mit chemischer Methode intrazelluläres Natrium messen, kommen wir auf Werte von 90 bis 100. Kalium messen wir mit dem Elektronenstrahl und kommen auf 135. Wenn Sie unter Amilorid keine Veränderungen finden, verwundert mich das überhaupt nicht, weil normalerweise die intrazelluläre Natriumkonzentration bei 12 bis 15 liegt. Die unter Amilorid eintretende Abnahme auf 8 oder 7 kann man gar nicht erfassen.

Knauf: Herr Lüderitz, Sie haben gezeigt, daß nach den antikaliuretischen Substanzen Spirolacton, Amilorid und Triamteren die Refraktärzeit zunimmt, woraus man für den Kliniker eine Abnahme der Gefahr von Extrasystolen ableiten könne. Gibt es eine Erklärung dafür, daß der Phase-II-Metabolit des Triamteren genau entgegengesetzt wirkt? In Anbetracht der Tatsache, daß dieser Metabolit nach oraler Applikation von Triamteren den Hauptanteil im Plasma darstellt, bestünde die Gefahr verstärkter Extrasystolenbildung.

Diskutant: Ich glaube, daß man Ihre Befunde sicher überinterpretieren würde, wenn man aus der Zunahme der Refraktärzeit eine antiarrhythmische Wirkung ableiten würde. Wir wissen doch von mehreren Antiarrhythmika, daß antiarrhythmische Wirkungen nicht unbedingt mit der Refraktärperiodenänderung einhergehen.

Lüderitz: Ich habe nur gesagt, daß prinzipiell eine Verlängerung der Refraktärperiode die Ausbreitung von Ektopien inhibieren kann, wie das z. B. bei allen Antiarrhythmika der Klasse I vom Typ Chinidin und Procain der Fall ist. Bei anderen geht eine Verkürzung der Refraktärperiode mit der antiarrhythmischen Wirkung einher. Der wesentliche Punkt dieser Untersuchung ist der Nachweis eines antagonistischen Effektes der antikaliuretischen Substanz hinsichtlich der glykosidinduzierten Veränderungen, dieser ist beim Phase-II-Metaboliten gleichermaßen vorhanden wie bei Triamteren.

Klaus: Wir haben mit Kaliumelektroden extrazellulär den Kaliumausstrom gemessen und finden unter Glykosidwirkung erst eine Zunahme, wenn ein Maximum im Toxizitätsbereich erreicht wird. Der Kaliumausstrom wird durch Vorbehandlung oder unter Einwirkung von Triamteren nicht nennenswert beeinflußt. Die antitoxische Wirkung von Triamteren bei Kaliumverlusten durch Glykosid besteht in einer Erhöhung des Schwellenwertes für Rhythmusstörungen. Man sollte also zwischen dem Absolutverlust an Elektrolyten und anderen Membranereignissen differenzieren.
Dann aber noch etwas zu dem Phase-II-Metaboliten. Wir haben erste Versuche mit diesem Metaboliten durchgeführt und finden – dies mit allem Vorbehalt – eine praktisch gleiche Wirkung gegen die Glykosidtoxizität wie bei Triamteren.

Matzkies: Herr Lüderitz, sind Ihnen Untersuchungen über die Inhibition von Extrasystolen durch Diuretika bekannt?

Lüderitz: Es gibt Untersuchungen für den Aldosteronantagonisten Canreonat-Kalium, die einen antiarrhythmischen Effekt unter Ausschluß der renalen Wirkung zu dokumentieren scheinen. Von den experimentellen Untersuchungen möchte ich die von Herrn Klaus zitieren, die am Ganzherzen eine antiarrhythmische Wirkung sehr wahrscheinlich machen. Von Amilorid sind mir übrigens keine Untersuchungen bekannt.
In sämtlichen Versuchen ist die maximale Anstiegsgeschwindigkeit gemessen worden als ein Parameter für die Erregungsausbreitung im Ventrikelmyokard und auch im Purkinje-System. Gerade dieser Parameter zeigt keine signifikante Veränderung, weder unter Aldosteronantagonisten, noch unter Amilorid oder Triamteren.

Kewitz: Ich habe den Eindruck, daß sowohl Herr Bolte als auch Herr Lüderitz die Anwendung von kaliumretinierenden Diuretika bei der Stauungsherzinsuffizienz nahegelegt haben. Diese Frage ist vielleicht ganz interessant, weil in England in letzter Zeit vermehrt Diuretika, allerdings vorwiegend Thiazide, anstelle von Glykosiden eingesetzt werden. Kann man mit kaliumretinierenden Diuretika Stauungsherzinsuffizienz erfolgreich behandeln?

Lüderitz: Es kann keine Frage sein, daß man mit Antikaliuretika die Stauungsinsuffizienz erfolgreich behandeln kann und sogar muß, wenn eine Glykosidintoxikation vorliegt oder aus anderen Gründen Glykoside nicht gegeben werden können; dies ist auch hämodynamisch gemessen worden, von uns z. B. nach intravenöser Applikation von Aldosteronantagonisten. Aber noch wichtiger erscheint mir die Kombinationstherapie mit Antikaliuretika, weil damit die therapeutische Breite von Glykosiden erhöht werden kann. Dafür sprechen z. B. auch die Untersuchungen von Klaus und Seller u. a. Antikaliuretika sind allein, wenn auch sehr viel schwächer wirksam, für die Behandlung der Stauungsinsuffizienz geeignet.

Brod: Ich hätte gern einen Kommentar zu der von der Schröderschen Arbeitsgruppe gefundenen positiv inotropen Wirkung von Spironolacton. Außerdem wollte ich als Kliniker warnen, die Serumkaliumwerte zu überschätzen, da das Serumkalium nur 2% des Gesamtkaliums ausmacht. Bei jedem Herzpatienten muß mit Kaliummangel gerechnet und Kalium substituiert werden.

Lüderitz: Zum zweiten Teil Ihres Kommentars unsere volle Zustimmung. Nach unseren Erfahrungen handelt es sich wahrscheinlich um einen unspezifischen, positiv inotropen Effekt, der bei Akutversuchen eindeutig nachweisbar ist, gemessen an der Zunahme des Herzzeitvolumens um 1 l unter i.v. Gabe von 600 mg Spironolacton. Inwieweit sich das bei Dauerbehandlung auswirkt, möchte ich mit einem großen Fragezeichen versehen. Bei unseren Untersuchungen waren die positiv inotropen Effekte nur etwa 20–25 min lang nachweisbar. Für die orale Applikationsform scheint dies meiner Ansicht nach keine Rolle zu spielen.

Wirkung verschiedener Diuretika auf Elektrolytgehalt und Noradrenalin-Reagibilität von Rattenaorten

A. DISTLER und TH. PHILIPP

Diuretika spielen eine wichtige Rolle in der modernen Hochdrucktherapie. Bis heute ist nicht im einzelnen geklärt, auf welchen Wirkungsmechanismen ihr antihypertensiver Effekt beruht. Für die drucksenkende Wirkung dürfte vor allem in der Initialphase die renale Elimination von Natrium und Wasser mit der Folge einer Verminderung des extrazellulären Flüssigkeitsvolumens von Bedeutung sein. Bei längerfristiger Diuretikatherapie nimmt das extrazelluläre Flüssigkeitsvolumen jedoch wieder zu, während der antihypertensive Effekt erhalten bleibt [10], so daß die Drucksenkung bei chronischer Diuretikagabe nicht ohne weiteres mit einer Natrium- und Volumendepletion zu erklären ist.

Verschiedene Autoren haben unter dem Einfluß von Chlorothiazid bzw. Hydrochlorothiazid eine Verminderung der Gefäßreagibilität gegenüber Noradrenalin beobachtet [1, 4, 6]. Da die Reagibilität gegenüber Noradrenalin in Verbindung mit der Sympathikusaktivität eine wesentliche Determinante der Blutdruckhöhe darzustellen scheint [9], könnte eine Verminderung der Noradrenalin-Reagibilität bei unveränderter Sympathikusaktivität durchaus von Bedeutung für den blutdrucksenkenden Effekt der Diuretika sein.

Wir untersuchten am Modell der isolierten Rattenaorta, ob Diuretika unterschiedlicher chemischer Struktur einheitlich zu einer Verminderung der Gefäßreagibilität gegenüber Noradrenalin führen und ob Zusammenhänge zwischen Veränderungen der Gefäßreagibilität und der Elektrolytzusammensetzung der Präparate bestehen.

Material und Methoden

Die Untersuchungen wurden an isolierten Aorten von Sprague-Dawley-Ratten durchgeführt.

In einer ersten Versuchsreihe wurden die Präparate längsgeteilt. Die eine Hälfte wurde in carbogengas-durchperlter Tyrodelösung, der in verschiedenen Konzentrationen die Diuretika Furosemid, Etacrynsäure, Hydrochlorothiazid, Clopamid bzw. Kaliumcanrenoat zugesetzt wurden, die andere Hälfte in diuretikafreier Tyrodelösung 90 min bei 37 °C inkubiert. Die Wirkung jeder Konzentration der Diuretika wurde jeweils an 16 Präparate-Paaren geprüft. Nach Beendigung der Inkubation wurde das Feuchtgewicht der Präparate nach Abtupfen auf Filterpapier (Selecta Nr. 512) bestimmt. Anschließend wurden die Präparate in bidestilliertem Wasser bei 20 °C über 12 h extrahiert [2]. Der Elektrolytgehalt des Extraktionsmediums wurde bestimmt und auf das Feuchtgewicht der Präparate umgerechnet. Natrium und Kalium wurden flammenphotometrisch gemessen. Der Wassergehalt der Präparate wurde aus der Differenz zwischen Feuchtgewicht und dem nach 24 stündiger Trocknung bei 90 °C bestimmten Trockengewicht ermittelt.

In einer zweiten Versuchsserie wurden Spiralstreifenpräparate aus den Aorten hergestellt. Die Präparate wurden zunächst 90 min lang in einer Muskelkammer mit carbogengas-durchperlter Tyrodelösung bei 37 °C bespült. Anschließend wurde die Dosis-Wirkungs-Kurve für Noradrenalin bestimmt. Die isometrischen Kontraktionen wurden über einen induktiven Geber mit einer Meßbrücke (Philips PT 1200) gemessen. Nach Auswaschen des Noradrenalins wurden die Präparate mit Tyrodelösung, welcher die Diuretika in denselben Konzentrationen wie in der ersten Versuchsreihe zugesetzt waren, bespült; nach jeweils 90 minütiger Bespülung wurde die Dosis-Wirkungs-Kurve für Noradrenalin erneut bestimmt.

Ergebnisse

In Tabelle 1 sind die Veränderungen des Natrium- und Kaliumgehaltes der Rattenaorten unter dem Einfluß der verschiedenen Diuretika wiedergegeben. Die Diuretika beeinflußten den Natrium- und Kaliumgehalt der Aortenstreifenpräparate

Tabelle 1. Veränderungen des Natrium- und Kaliumgehaltes von Rattenaorten unter dem Einfluß verschiedener Konzentrationen von Hydrochlorothiazid, Clopamid, Furosemid, Etacrynsäure und Kaliumcanrenoat. Mittelwerte ± Standardabweichung

Diuretikum	Konzentration (mol/l)	Na (mmol/kg) Feuchtgewicht	K (mmol/kg) Feuchtgewicht
Hydrochlorothiazid	$1,46 \times 10^{-4}$	$-\ 1,2 \pm 1,8$	$-1,4 \pm 1,1$ [a]
	$2,91 \times 10^{-4}$	$-\ 2,0 \pm 2,3$ [a]	$-3,1 \pm 1,1$ [b]
	$5,84 \times 10^{-4}$	$-\ 6,5 \pm 3,7$ [b]	$-3,7 \pm 1,3$ [b]
Clopamid	$1,61 \times 10^{-4}$	$-\ 3,6 \pm 3,6$ [a]	$-2,1 \pm 0,8$ [b]
	$3,22 \times 10^{-4}$	$-\ 4,7 \pm 2,5$ [b]	$-2,3 \pm 1,3$ [b]
	$6,44 \times 10^{-4}$	$-\ 8,8 \pm 2,4$ [b]	$-2,7 \pm 1,1$ [b]
Furosemid	$0,54 \times 10^{-4}$	$+\ 3,4 \pm 5,4$ [a]	$+1,0 \pm 1,6$ [a]
	$1,08 \times 10^{-4}$	$+\ 6,1 \pm 4,4$ [b]	$+1,9 \pm 0,8$ [b]
	$2,16 \times 10^{-4}$	$+12,7 \pm 5,7$ [b]	$+4,0 \pm 1,7$ [b]
	$4,32 \times 10^{-4}$	$+15,3 \pm 5,0$ [b]	$+4,5 \pm 2,0$ [b]
Etacrynsäure	$0,17 \times 10^{-4}$	$+\ 4,7 \pm 6,5$ [a]	$-2,1 \pm 1,4$ [b]
	$0,34 \times 10^{-4}$	$+\ 7,7 \pm 3,4$ [b]	$-4,4 \pm 3,2$ [b]
	$0,68 \times 10^{-4}$	$+10,3 \pm 5,3$ [b]	$-5,6 \pm 2,7$ [b]
	$1,36 \times 10^{-4}$	$+12,2 \pm 4,5$ [b]	$-7,4 \pm 3,6$ [b]
Kaliumcanrenoat	$0,15 \times 10^{-4}$	$-\ 0,9 \pm 9,4$	$-0,2 \pm 2,1$
	$0,3\ \ \times 10^{-4}$	$-\ 2,8 \pm 2,4$ [a]	$-0,1 \pm 2,4$
	$0,6\ \ \times 10^{-4}$	$-\ 5,9 \pm 3,2$ [b]	$+0,9 \pm 1,3$ [a]
	$1,2\ \ \times 10^{-4}$	$-\ 9,0 \pm 4,8$ [b]	$+2,8 \pm 2,2$ [b]
	$2,4\ \ \times 10^{-4}$	$-12,2 \pm 3,5$ [b]	$+3,8 \pm 1,8$ [b]

[a] $p < 0,05$
[b] $p < 0,01$

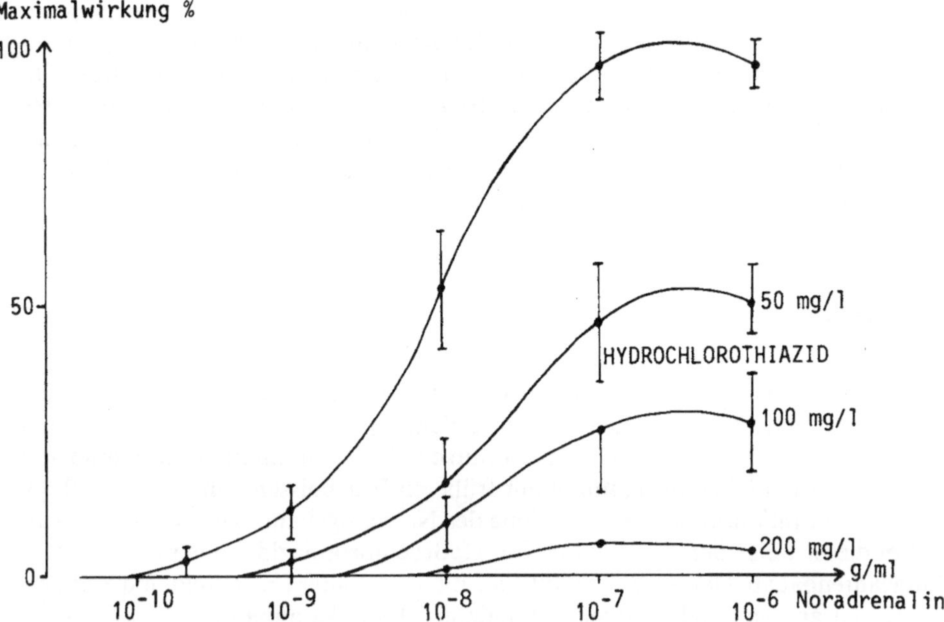

Abb. 1. Veränderung der Dosis-Wirkungs-Kurve von Noradrenalin an isolierten Rattenaorten unter dem Einfluß steigender Konzentrationen von Hydrochlorothiazid. Jede Konzentration wurde an 6 Präparaten geprüft. Die Mittelwerte sind mit den Standardabweichungen angegeben

Tabelle 2. Diuretikakonzentrationen, mit denen sich die Maximalwirkung von Noradrenalin um 50% vermindern ließ

Diuretikum	Konzentration, die zu 50%iger Verminderung der Maximalwirkung von Noradrenalin führt
Hydrochlorothiazid	$1{,}45 \times 10^{-4}$ mol/l
Clopamid	$1{,}90 \times 10^{-4}$ mol/l
Furosemid	$1{,}40 \times 10^{-4}$ mol/l
Etacrynsäure	$0{,}23 \times 10^{-4}$ mol/l
Kaliumcanrenoat	$1{,}20 \times 10^{-4}$ mol/l

in unterschiedlicher Weise. Während unter dem Einfluß der Schleifendiuretika Furosemid und Etacrynsäure der Natriumgehalt der Rattenaorten konzentrationsabhängig anstieg, nahm er unter den anderen geprüften Diuretika ab. Der Kaliumgehalt stieg hingegen unter Furosemid und Kaliumcanrenoat an, während er unter den anderen Diuretika abnahm. Keines der untersuchten Diuretika führte zu einer signifikanten Änderung des Wassergehaltes der Präparate.

Alle geprüften Diuretika führten konzentrationsabhängig zu einer Erhöhung der Schwellendosis wie zu einer Abnahme der maximalen Kontraktionswirkung von Noradrenalin. In Abb. 1 ist als Beispiel die Veränderung der Dosis-Wirkungs-

Kurve von Noradrenalin unter dem Einfluß von *Hydrochlorothiazid* wiedergegeben. Um einen quantitativen Vergleich der Wirkung der einzelnen Diuretika auf die Kontraktionsstärke zu ermöglichen, wurde diejenige Konzentration jedes Diuretikums errechnet, welche zu einer 50%igen Verminderung der maximalen Kontraktionswirkung von Noradrenalin führte. Wie Tabelle 2 zeigt, liegen die Konzentrationen, die zu einer 50%igen Verminderung der maximalen Wirkung von Noradrenalin führten, in einer Größenordnung zwischen 0,23 und $1,90 \times 10^{-4}$ mol/l.

Diskussion

Auffälligstes Ergebnis der Elektrolytbestimmungen war, daß die Diuretika den Natrium- und Kaliumgehalt der Aortenstreifenpräparate in unterschiedlicher Weise beeinflußten. Während unter dem Einfluß der Schleifendiuretika Furosemid und Etacrynsäure in Übereinstimmung mit früheren Ergebnissen von *Daniel* et al. [3] eine konzentrationsabhängige Zunahme des Natriumgehaltes zu beobachten war, nahm dieser unter der Einwirkung von Hydrochlorothiazid, Clopamid und Kaliumcanrenoat ab. Der Kaliumgehalt stieg hingegen unter Furosemid und Kaliumcanrenoat an, während er unter den anderen Diuretika abnahm.

Die unter dem Einfluß der verschiedenen Diuretika beobachteten Veränderungen des Natrium- und Kaliumgehaltes der Präparate können im wesentlichen als Veränderungen des *intrazellulären* Elektrolytgehaltes gedeutet werden, da keine Veränderungen des Wassergehaltes auftraten und da in früheren eigenen Untersuchungen, die mit Hydrochlorothiazid, Clopamid, Furosemid und Etacrynsäure durchgeführt wurden, keine Veränderungen des Inulinverteilungsraumes und somit des extrazellulären Flüssigkeitsvolumens der Rattenaorta festgestellt wurden [8]. Zudem könnte eine Zunahme des Kaliumgehaltes um 4,5 mol/kg Feuchtgewicht, wie sie unter Furosemid beobachtet wurde, nicht allein durch Veränderungen des Extrazellulärraums erklärt werden, da die Kaliumkonzentration im Inkubationsmedium, welches ja die Elektrolytkonzentration des extrazellulären Volumens bestimmt, lediglich 3,8 mmol/l betrug.

Unklar bleibt der Mechanismus, der zu den beobachteten Elektrolytveränderungen führt. In Untersuchungen am Tubulusepithel der Krötenniere konnte gezeigt werden, daß Etacrynsäure eine ATPase-Fraktion beeinflußt, die nicht durch Ouabain hemmbar ist [11]. Die unter der Einwirkung von Etacrynsäure beobachtete Zunahme des Natrium- und Abnahme des Kaliumgehaltes würden sich zwanglos mit der Annahme der Hemmung eines Natrium-Kalium-Transportmechanismus erklären lassen. Die gleichzeitige Zunahme des Natrium- und Kaliumgehaltes unter *Furosemid* läßt sich jedoch ebensowenig wie die Abnahme des Natriumgehaltes, die unter dem Einfluß von Hydrochlorothiazid, Clopamid und Kaliumcanrenoat beobachtet wurde, mit einem derartigen Mechanismus erklären. Möglicherweise führen die verschiedenen Diuretika in unterschiedlicher Weise zu einer Beeinflussung aktiver Transportmechanismen wie auch der Membranpermeabilität. Nicht auszuschließen ist schließlich auch ein Einfluß der Diuretika auf die Kationenbindungsfähigkeit der in der Gefäßwand reichlich vorhandenen Mucopolysaccharide [7].

Der Mechanismus der Abschwächung der Noradrenalinwirkung, die unter der Einwirkung aller geprüften Diuretika erkennbar war, ist ebenfalls unklar. Bemerkenswert erscheint, daß der Aldosteronantagonist Kaliumcanrenoat auch in Abwesenheit von Aldosteron eine deutliche Wirkung sowohl auf die Elektrolytzusammensetzung wie auf die Reagibilität der Präparate gegenüber Noradrenalin zeigte. Nach Untersuchungen von *Friedman* et al. [5] soll die Gefäßreagibilität gegenüber Noradrenalin wesentlich von dem Konzentrationsgradienten extrazelluläres/intrazelluläres Natrium abhängen. Eine Zunahme des Natrium-Konzentrationsgradienten soll eine Abnahme der Gefäßreagibilität, eine Abnahme des Gradienten eine Zunahme der Reagibilität zur Folge haben. Eine derartige Beziehung zwischen Natrium-Konzentrationsgradienten und Veränderung der Gefäßreagibilität gegenüber Noradrenalin ließ sich zwar für Hydrochlorothiazid, Clopamid und Kaliumcanrenoat, nicht jedoch für Furosemid und Etacrynsäure nachweisen. Auch die Veränderungen des intrazellulären Kaliumgehalts waren uneinheitlich, so daß die unter allen geprüften Diuretika beobachtete Abnahme der Gefäßreagibilität offenbar nicht an bestimmte Veränderungen des intrazellulären Natrium- oder Kaliumgehaltes gebunden ist.

Zusammenfassung

An isolierten Rattenaorten wurde der Einfluß von fünf verschiedenen Diuretika – Furosemid, Etacrynsäure, Hydrochlorothiazid, Clopamid und Kaliumcanrenoat – auf den Natrium- und Kaliumgehalt sowie auf die Reagibilität gegenüber Noradrenalin untersucht.

Die geprüften Diuretika beeinflußten den Natrium- und Kaliumgehalt der Aortenstreifenpräparate in unterschiedlicher Weise. Während unter dem Einfluß der Schleifendiuretika Furosemid und Etacrynsäure der Natriumgehalt der Rattenaorten konzentrationsabhängig anstieg, nahm er unter den anderen geprüften Diuretika ab. Der Kaliumgehalt stieg hingegen unter Furosemid und Kaliumcanrenoat an, während er unter den anderen Diuretika abnahm. Bei den beobachteten Verschiebungen des Elektrolytgehaltes der Präparate handelt es sich mit Wahrscheinlichkeit um *intrazelluläre* Veränderungen.

Trotz zum Teil entgegengesetzter Effekte auf die intrazellulären Elektrolytkonzentrationen wurde unter allen untersuchten Diuretika einheitlich eine Abnahme der Reagibilität gegenüber Noradrenalin mit Erhöhung der Schwellendosis und Verminderung der maximalen Kontraktionswirkung festgestellt. Eine systematische Beziehung zwischen Elektrolytveränderungen und Abnahme der Gefäßreagibilität unter dem Einfluß von Diuretika scheint demnach nicht zu bestehen.

Literatur

1. Bock, K.D., Gross, F.: Naunyn-Schmiedebergs Arch. exp. Path. Pharmak. *238*, 339 (1960)
2. Bohr, D.F., Brodie, D.C., Chen, D.H.: Circulation *17*, 746 (1958)
3. Daniel, E.E.: Can. J. Physiol. Pharmacol. *45*, 149 (1967)

4. Eckstein, J.W., Abboud, M.F., Pereda, S.A.: J. clin. Invest. *41*, 1578 (1962)
5. Friedman, S.M., Allardyce, D.B.: Circulat. Res. *11*, 84 (1962)
6. Mendlowitz, M., Naftchi, N., Gitlow, S.E., Weinreb, H.L., Wolf, R.L.: Ann. N. Y. Acad. Sci. *88*, 964 (1960)
7. Palaty, V., Gustafson, B., Friedman, S.M.: Canad. J. Physiol. Pharmacol. *47*, 763 (1969)
8. Philipp, Th., Distler, A.: Verh. dtsch. Ges. inn. Med. *77*, 146 (1971)
9. Philipp, Th., Distler, A., Cordes, U.: Lancet *1978 II*, 959
10. Tobian, L.: Ann. Rev. Pharmacol. *7*, 399 (1967)
11. Whittembury, G., Fishman, J.: Pflügers Arch. ges. Physiol. *307*, 138 (1969)

Diskussion

Weidmann: Herr Distler, das sind hochinteressante Befunde, die bisher niemand bis in solche Details erhoben hat. Sie haben gezeigt, daß die Gefäßreagibilität gegenüber Noradrenalin sich umgekehrt zur Plasmakonzentration von Noradrenalin verhält. Es erhebt sich die Frage, ob beim Menschen die Abnahme der Reagibilität mit einer entsprechenden Zunahme von zirkulierendem Noradrenalin einhergeht, so daß der Blutdruck unverändert bleibt. Wir haben hierzu einige Resultate bei etwa 40 Patienten, die zeigen, daß ein Unterschied zwischen Normotonikern und Hypertonikern besteht: Bei Normalpersonen ändern sich weder die zirkulierenden Noradrenalinplasmawerte, noch die Reagibilität unter Diuretika. Aber beim hypertensiven Patienten nimmt unter verschiedenen Diuretika, wie Sie auch zeigten, die Reagibilität stark ab, wobei diese initial eher erhöht ist, während der Plasmaspiegel vor Noradrenalin als Index für die Sympathikusaktivität zunimmt. Mit diesem Konzept glaube ich, kann man für den Menschen Ihre dritte Konklusion sehr unterstützen. Nun die Anschlußfrage: Haben Sie ebenfalls Daten über die Unterschiede zwischen dem normotensiven und dem hypertensiven Tier? Obschon die Natrium- und Kaliumkonzentration in der Gefäßwand bedeutsam ist, könnte das Kalzium als Vermittler der Excitationskontraktionskupplung vielleicht mindestens ebenso wichtig oder noch wichtiger sein. *Gabriel* und Mitarbeiter haben mit Indapamid, einem Diuretikum, welches auch am kortikalen Verdünnungssegment der aufsteigenden Henleschen Schleife angreift, eine Abnahme des Kalziumgehaltes in der Zelle gefunden. Frage: Haben Sie solche Messungen ebenfalls durchgeführt?

Distler: Untersuchungen an hypertensiven Tieren haben wir nicht gemacht. Dies sollte man ergänzend noch durchführen. Ich glaube auch, daß Messungen des Kalziumgehaltes, aber speziell des Kalziumfluxus von Bedeutung wären. Diese ist aber nach meiner Meinung methodisch außerordentlich schwierig.

Krück: Ich habe Schwierigkeiten mir vorzustellen, wie weit überhaupt ein solch großes Gefäß wie die Aorta repräsentativ sein kann für das, was wir als pathogenetischen Mechanismus der Hypertension vermuten, nämlich Änderung der Reagibilität in den Arteriolen.

Distler: Diese Frage ist natürlich schwer zu beantworten, weil es nur ganz wenige Untersuchungen an kleineren Gefäßen gibt. Arteriolen kann man praktisch überhaupt nicht untersuchen. Trotzdem verhält sich die Aorta eigentlich so, wie man es erwarten würde. Sie reagiert sehr empfindlich übrigens auf Noradrenalin. Die Rattenaorta weniger auf Angiotensin, aber sehr stark auf Natrium. So meine ich, daß zumindest qualitativ diese Veränderungen in die richtige Richtung weisen.

Thurau: Herr Distler, ich kenne aus keinen Untersuchungen ähnliche Ergebnisse mit Abnahme oder Zunahme der Natrium- und Kaliumkonzentration in der Zelle, so daß der Verdacht eines Artefaktes sich immer stärker verdichtet. Wir sind zu limitiert in unseren Methoden, um über intrazelluläre Elektrolyte zu reden. Der zweite Punkt: Das Kalzium muß gemessen werden, jedoch nicht mit chemischen Methoden, denn das Kalzium liegt zum größten Teil in nichtionisierter Form in der Zelle vor, es ist gebunden. Mit chemischen Methoden, auch mit der Elektronenstrahlsonde ist dieser Teil überhaupt nicht erfaßbar. Außerdem ist der Extrazellulärraum variabel und die Volumenveränderungen der Zelle sind enorm.

Distler: Ich weiß nicht, ob wir Artefakte dieser Größenordnung annehmen können. Wir zeigen doch die Konzentrationsabhängigkeit dieser Effekte. Die Kaliumkonzentration ist im Extrazellulärraum sehr niedrig, so daß man bei deutlichen Veränderungen der Konzentration erhebliche Schwankungen des Extrazellulärraumes annehmen müßte.

Thurau: Es ist weniger die Größe des extrazellulären Raumes, sondern mehr die Frage, wie weit Ihre Markersubstanz Inulin den Extrazellulärraum genau erfaßt. Wir haben Natriumkonzentrationsdifferenzen bei 300 bis 500 Patienten gemessen. Mit anderen Worten, Ihre kalkulierte intrazelluläre Natriumkonzentration ist etwa 500% höher als die wirkliche. Bei Kalium ist der Unterschied etwas geringer.

Klaus: Ich wollte noch einmal zu den Artefakten bei Elektrolytkonzentrationen Stellung nehmen, und ich möchte das unterstreichen, was Herr Thurau gesagt hat. Wir hatten vor einigen Jahren auch versucht, an glatter Gefäßmuskulatur solche Studien zu machen und haben festgestellt, daß je nach Wahl des Markers für den Extrazellulärraum Werte zwischen 40 und 80% erreicht werden konnten. Und wenn man noch zusätzliche Pharmaka anwendete, variierte der Extrazellulärraum in Größenordnungen bis zu 50%. Diese Methode, jedenfalls unter unseren Bedingungen, konnte deshalb überhaupt nicht zu irgendwelchen Aussagen führen.

Distler: Zum Inulin-Verteilungsraum kann ich natürlich nicht behaupten, daß Inulin wirklich ganz korrekt den Extrazellulärraum markiert, aber die Reproduzierbarkeit ist sehr gut, wenn man die Methode beherrscht. Dann ist der Variationsquotient außerordentlich niedrig. Wir haben jedenfalls unter vier Diuretika keinerlei Veränderungen dieses Raumes gefunden. Auch die Reproduzierbarkeit zumindest ist recht gut. Ich stimme Ihnen aber zu, daß man damit absolute Größenordnungen nicht sicher bestimmen kann.

Muschawek: Ich habe eine Ergänzung, und zwar bezüglich der Wirkung auf die Gefäße. Furosemid, Hydrochlorothiazid und Clopamid sind Sulfonamide. *Maragnon* hat in seiner Monographie „El baso" an der sympathikomimetisch erregten Milz den Antagonismus von Sulfonamiden gegen Sympathikomimetika beschrieben. Für Furosemid habe ich dies bereits in der ersten Arbeit über Furosemid angegeben. Die Wirkung der anderen Diuretika und Canrenonat etc. müssen andere Ursachen, wie z. B. direkte Gefäßwirkungen, haben.

Bolte: Ich möchte auf eine klinische Beobachtung aufmerksam machen: Furosemid senkt, noch bevor eine diuretische Wirkung eintritt, den zentralen Venendruck, was für ein venöses Pooling spricht, und für eine Tonusverminderung der

Muskulatur der Kapazitätsgefäße. Konnten Sie bei anderen Diuretika ähnliche Effekte beobachten?

Distler: Haben wir nicht untersucht.

Knauf: Es gibt aus der Thiazidreihe Substanzen, die überhaupt nicht saluretisch wirken, aber den Blutdruck deutlich senken, so daß Elektrolytveränderungen in der Muskelzelle sicher nicht allein einen möglichen antihypertensiven Wirkungsmechanismus darstellen.

Kewitz: Deuten Sie Ihre Befunde so, daß es sich nur um Veränderungen der durch α-Rezeptoren ermittelten sympathikomimetischen Wirkungen handelt, oder können Sie auch etwas über Veränderungen der Effekte an den β-Rezeptoren sagen?

Distler: Diese Untersuchungen bezogen sich nur auf die Noradrenalinwirkungen an Gefäßen, so daß der α-Rezeptor eine überwiegende Rolle spielt. Wir haben auch festgestellt, daß Diuretika die Angiotensinwirkung an den Gefäßen abschwächen. Allerdings kann man da nicht so schöne Dosis-Wirkungs-Kurven aufnehmen, weil es zur Tachyphylaxie kommt.

Greeff: Erste Frage: Welche Vorbelastung haben Sie verwendet? Zweitens: Haben die Diuretika im Verlaufe des noch relativ langen Versuches eine Eigenwirkung? Drittens: Ist es wirklich eine spezifische Wirkung?

Distler: Die Vorbelastung betrug bei diesen Untersuchungen 30–50 mg. Wir haben keine Veränderungen des Tonus während dieser 90 minütigen Vorinkubation durch die Diuretika gefunden. Die Wirkung der Diuretika auf die Reagibilität ist kein kompetitiver Antagonismus und hat somit vermutlich nichts mit den Rezeptoren zu tun.

Kallikrein als In-vivo-Aktivator von Prorenin: Der Einfluß von Diuretika und natriumarmer Diät auf Urinkallikrein, Plasma-Prekallikrein und Plasma-Prorenin

K.W. Rumpf, K. Becker, U. Kreusch, S. Schmidt, R. Vetter und F. Scheler

Es ist inzwischen allgemein akzeptiert, daß auch im menschlichen Plasma ein höhermolekulares, enzymatisch inaktives Renin zirkuliert, das jetzt meist als Prorenin bezeichnet wird (*Boyd* 1977; *Day* u. *Luetscher* 1975; *Derkx* et al. 1976; *Leckie* et al. 1977; *Rumpf* et al. 1978; *Skinner* et al. 1975). Im normalen Plasma liegt weit über die Hälfte des Gesamtrenins als Prorenin vor, im Durchschnitt etwa 60–85%, so daß nur ein geringer Anteil des zirkulierenden Renins tatsächlich enzymatisch wirksam ist (*Derkx*, et al. 1976; *Rumpf* et al. 1978). Die Rolle, die das Prorenin – auch inaktives Renin genannt – unter physiologischen und pathophysiologischen Bedingungen spielt, ist unklar. Es gibt jedoch Hinweise auf unterschiedliche Regulationsmechanismen für die beiden Reninformen (*Rumpf* et al. 1978). Ungeklärt ist bisher ebenfalls die Frage, ob und – wenn ja – wie das Prorenin in vivo in aktives Renin umgewandelt wird. Die vorliegenden Untersuchungen befassen sich speziell mit dieser Frage. Die Ergebnisse machen eine In-vivo-Aktivierung des Prorenins wahrscheinlich und geben Hinweise auf den der In-vivo-Aktivierung zugrundeliegenden Mechanismus.

Es ist bekannt, daß Prorenin in vitro durch verschiedene unphysiologische Maßnahmen wie Inkubation im sauren Milieu (*Boyd* 1977; *Derkx* et al. 1976; *Lekkie* et al. 1977; *Lumbers* 1971; *Rumpf* et al. 1978; *Skinner* et al. 1975), Cyroaktivierung (*Sealey* et al. 1976; *Atlas* et al. 1978; *Hummerich* et al. 1979) oder durch Trypsin (*Cooper* et al. 1977; *Day* u. *Luetscher* 1975; *Morris* u. *Lumbers* 1972) bzw. Pepsin (*Morris* u. *Lumbers* 1972; *Shulkes* et al. 1978) aktiviert werden kann. Im vergangenen Jahr wurde nun darüber berichtet, daß in vitro auch durch Zusatz von Urinkallikrein eine Aktivierung von Prorenin zu erreichen ist (*Sealey* et al. 1978). Hiermit ist aber natürlich keineswegs bewiesen, daß Urinkallikrein den physiologischen Aktivator in vivo darstellt.

Der Zweck unserer Untersuchungen bestand deshalb darin, zu überprüfen, ob sich Hinweise für eine Rolle von Kallikreinen bei der In-vivo-Aktivierung von Prorenin finden lassen. Dabei bietet sich die Untersuchung des Urinkallikreins wegen der engen anatomischen Beziehungen des Bildungsortes des Urinkallikreins im frühdistalen Tubulus zum juxtaglomerulären Apparat an. Die Untersuchung des hiervon zu unterscheidenden Plasmakallikreins ist wegen der möglichen Aktivierung des Prorenin in der Zirkulation von Interesse.

Das Prinzip unseres methodischen Vorgehens bestand nun darin, durch unsere experimentellen Versuchsbedingungen die Urinkallikreinausscheidung zu modifizieren und hiermit evtl. auftretende Veränderungen des Prorenin zu korrelieren. Bei Fehlen solcher Korrelationen ist eine Rolle des Kallikreins sehr unwahrscheinlich, bei bestehender Korrelation scheint sie jedoch im Zusammenhang mit den übrigen bekannten Tatsachen sehr wahrscheinlich.

Die einfachste Möglichkeit, die Ausscheidung des Urinkallikreins zu modifizieren, besteht in der Erzeugung eines Zustandes mit erhöhter Mineralocorticoidaktivität, der zu einer Verminderung der Ausscheidung von Kallikrein im Urin führt (*Margolius* et al. 1976; *Seino* et al. 1978). Die Hemmung der Aldosteronwirkung durch Spironolacton führt umgekehrt zu einer Verminderung der Urinkallikreinausscheidung (*Margolius* et al. 1976; *Seino* et al. 1977).

Methodik

Bei 47 Patienten unter chronischer Diuretikatherapie (Furosemid, Chlorthalidon, Spironolacton) wurde im Plasma das aktive Renin, das Prorenin und im Urin die Kallikreinausscheidung pro 24 h gemessen. Bei weiteren 13 freiwilligen gesunden Versuchspersonen wurden die gleichen Parameter sowie das Prekallikrein im Plasma gemessen. Die Bestimmungen wurden zunächst unter einer ad libitum Diät durchgeführt. Danach wurde über 4 Tage eine kochsalzarme Diät (1 g Kochsalz/ die) eingenommen. Während dieser Periode wurde täglich die Urinausscheidung von Natrium und Kalium sowie von Kallikrein gemessen. Am 2. und 4. Tag der Natriumrestriktion wurden zusätzlich die Plasmaparameter (aktives Renin, Prorenin, Prekallikrein) gemessen. Anschließend wurde über 3 Tage eine kochsalzreiche Diät eingehalten (ad libitum Diät plus 7,5 g Kochsalz/die in Form von Kochsalzkapseln). Am letzten Tag dieser „kochsalzreichen" Periode wurden wiederum die Urinelektrolyte, das Urinkallikrein sowie im Plasma aktives Renin, Prorenin und Prekallikrein gemessen.

Aktives Renin und Prorenin wurden wie früher beschrieben durch Radioimmunoassay von Angiotensin I nach Säureaktivierung und Inkubation mit Schafsubstrat gemessen (*Rumpf* et al. 1978). Das Urinkallikrein sowie das Plasmaprekallikrein wurden mit chromogenen Substraten bestimmt (*Amundsen* et al., in Vorbereitung; *Stormorken* et al. 1978). Es wurden die chromogenen Substrate der Firma Kabi Diagnostica, München, benutzt. Urinelektrolyte wurden flammenphotometrisch gemessen.

Ergebnisse

Tabelle 1 zeigt, daß bei 38 Kontrollpersonen die Urinkallikreinausscheidung bei etwa 13 nkat/24 h lag. Der Anteil des aktiven Renin am Gesamtrenin betrug etwa 37%. Das entspricht einem Proreninanteil von etwa 63%. Patienten mit Furosemidtherapie zeigten eine signifikante Erhöhung der Kallikreinausscheidung im Urin auf etwa 28 nkat/24 h, der Anteil des aktiven Renin lag dagegen mit etwa 29% eher *niedriger*. Chlorthalidon-behandelte Patienten zeigten ebenfalls eine erhöhte – allerdings wegen der größeren Streuung in dieser Gruppe nicht signifikant erhöhte – Kallikreinausscheidung im Urin, die bei etwa 20 nkat/24 h lag. Der Anteil des ak-

Tabelle 1. Ausscheidung von Urinkallikrein und aktivem Renin bei 47 mit Diuretika behandelten Patienten und bei unbehandelten Kontrollpersonen ($\bar{x} \pm$ SE)

	Furosemid	Chlorthalidon	Spironolacton	Kontrollen
Urinkallikrein (nkat/24 h)	$28,51 \pm 7,69$[a]	$20,56 \pm 6,01$	$4,54 \pm 1,30$[a]	$13,59 \pm 1,43$
Aktives Renin (%)	$29,40 \pm 3,27$	$39,90 \pm 7,08$	$31,32 \pm 3,27$	$37,31 \pm 3,18$
n	15	20	12	38

[a] Signifikanter Unterschied zu den Kontrollen ($p < 0,05$)

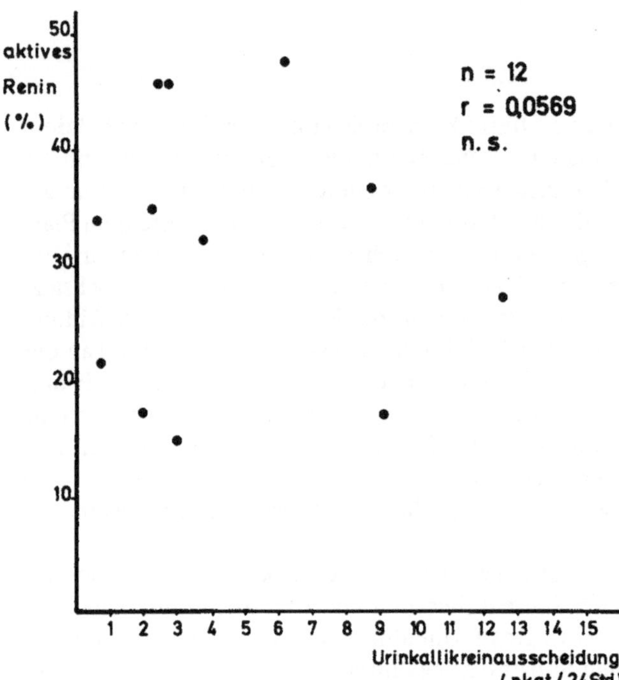

Abb. 1. Fehlende Korrelation zwischen Urinkallikreinausscheidung und aktivem Renin bei 12 mit Spironolacton-behandelten Patienten

tiven Renin lag in dieser Gruppe bei etwa 39% und war damit ebenso wie bei den Furosemid-behandelten Patienten nicht signifikant unterschieden von den Werten der unbehandelten Personen. Spironolacton-behandelte Patienten wiesen eine signifikant niedrigere Urinkallikreinausscheidung von etwa 4 nkat/24 h auf. Bei ihnen lag der Anteil des aktiven Renin trotzdem mit etwa 31% in demselben Bereich wie bei Furosemid-behandelten Patienten und war ebenfalls auch nicht signifikant unterschieden von den Werten der Kontrollen. Abbildung 1 zeigt, daß bei den mit Spironolacton-behandelten Patienten keinerlei signifikante Beziehung zwischen der Urinkallikreinausscheidung und dem Anteil des aktiven Renins am Gesamtrenin bestand. Auch für die beiden anderen mit Diuretika behandelten Gruppen konnte eine solche Korrelation nicht gefunden werden.

Bei den normalen Versuchspersonen ging die Natriumausscheidung von $170,0 \pm 19,8$ mval/24 h nach 4 Tagen kochsalzarmer Diät auf $16,4 \pm 1,9$ mval/24 h zurück. Die anschließende kochsalzreiche Ernährung führte zu einer Steigerung

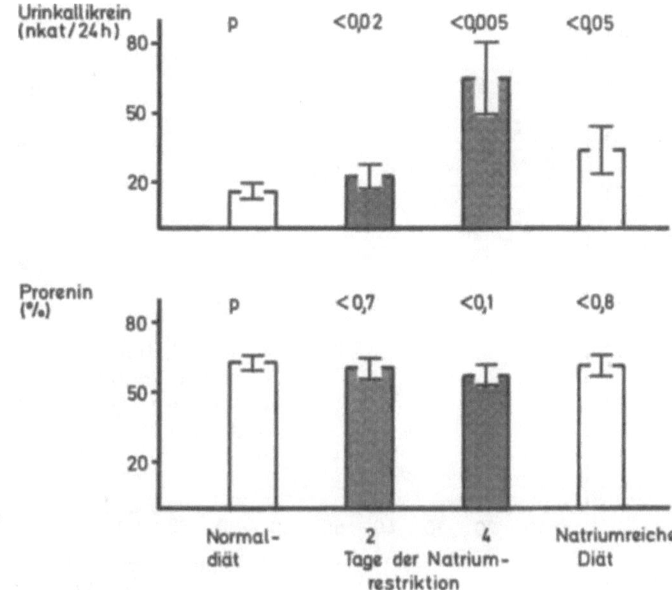

Abb. 2. Einfluß des Kochsalzgehaltes der Diät auf die Urinkallikreinausscheidung und das Plasmaprorenin ($\bar{X} \pm SE$; $n = 13$)

der Urinausscheidung auf $331,7 \pm 31,3$ mval/24 h. Diese Werte waren jeweils von den Kontrollwerten unter ad libitum Diät signifikant unterschieden. Die Natriumrestriktion führte zu keiner Änderung des Urinvolumens pro 24 h. Unter Kochsalzbelastung stieg die Urinausscheidung jedoch signifikant an. Abbildung 2 zeigt, daß die Urinkallikreinausscheidung unter der kochsalzarmen Diät signifikant auf etwa das 3,5fache anstieg. Auch am 1. und 3. Tag (in der Abbildung nicht dargestellt) waren die Werte der Urinkallikreinausscheidung signifikant erhöht. Insgesamt erfolgte unter Kochsalzrestriktion eine kontinuierliche Zunahme der Urinkallikreinausscheidung. Nach 3 Tagen kochsalzreicher Diät war die Urinkallikreinausscheidung gegenüber den Kontrollen unter ad libitum Diät noch signifikant erhöht, jedoch gegenüber den letzten Werten unter Kochsalzrestriktion erniedrigt. Die gegenüber den Kontrollwerten noch erhöhten Werte der Kallikreinausscheidung im Urin unter Kochsalzbelastung sind möglicherweise auf das zu diesem Zeitpunkt erhöhte Urinvolumen zurückzuführen. Im unteren Teil der Abb. 2 ist zu erkennen, daß weder Kochsalzrestriktion noch Kochsalzbelastung zu einer signifikanten Änderung der Prozentsätze des Prorenins führten. Insbesondere war trotz einer deutlichen Steigerung des hier nicht dargestellten Gesamtrenins (= aktives Renin plus Prorenin) unter Salzrestriktion keinerlei signifikante Senkung des Anteil des Prorenins am Gesamtrenin feststellbar.

Abbildung 3 zeigt, daß zwischen der Urinkallikreinausscheidung und dem Prozentsatz des Prorenins in keiner der drei Untersuchungsperioden (ad libitum Diät, 2. und 4. Tag der Kochsalzrestriktion, Kochsalzbelastung) eine signifikante Korrelation bestand. Dies gilt auch bei Auswertung der Meßwerte der einzelnen Versuchspersonen.

Der Kochsalzgehalt der Diät hatte keinen signifikanten Einfluß auf das Plasmaprekallikrein, wie Abb. 4 zeigt. Eine Stimulation des Plasmaprekallikreins durch

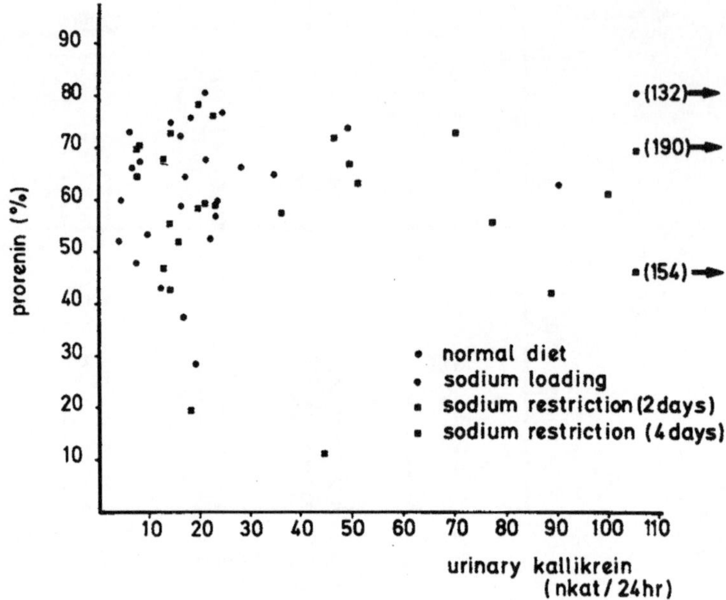

Abb. 3. Fehlende Korrelation zwischen Urinkallikrein und Prorenin bei 13 normalen Versuchspersonen bei unterschiedlichem Kochsalzgehalt der Diät

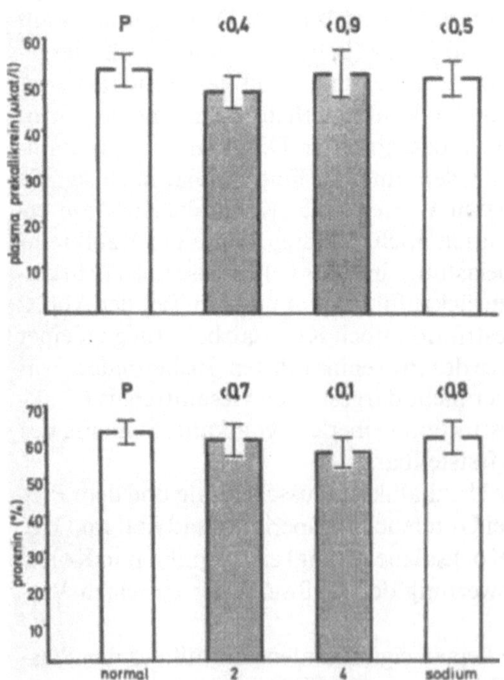

Abb. 4. Einfluß des Kochsalzgehaltes der Diät auf das Plasmaprekallikrein und das Prorenin ($\bar{X} \pm SE$; $n = 13$)

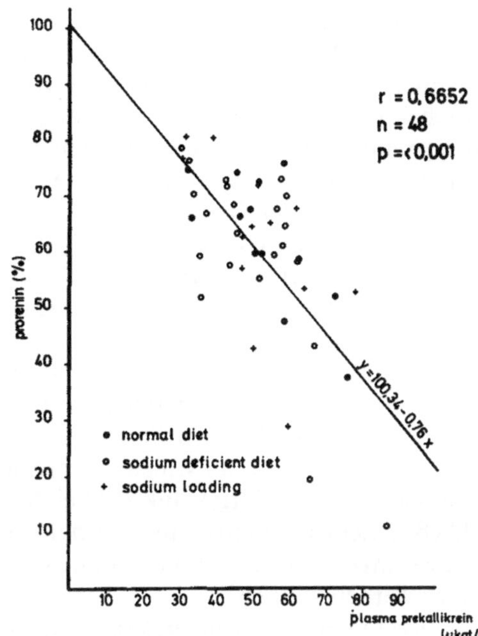

Abb. 5. Korrelation zwischen Plasmaprekallikrein und Prorenin bei 13 gesunden Versuchspersonen bei verschiedenem Kochsalzgehalt der Diät

die kochsalzarme Diät lag also im Gegensatz zu den Verhältnissen beim Urinkallikrein nicht vor.

Abbildung 5 zeigt, daß dagegen eine hoch signifikante Korrelation zwischen dem Plasmaprekallikreinspiegel und dem Anteil des Prorenin in Prozent des Gesamtrenin bestand. Die Korrelation war deutlich signifikant sowohl bei Berücksichtigung aller drei Untersuchungsperioden (wie in Abb. 5 dargestellt) als auch bei Berücksichtigung nur der einzelnen Versuchsperioden. Interessanterweise liegt der Ordinatenschnittpunkt der berechneten Regressionsgeraden während aller drei Perioden sehr nahe bei 100%. Das bedeutet, daß bei Extrapolation auf einen Prekallikreingehalt von 0 das gesamte im Plasma zirkulierende Renin in Form des Prorenin vorläge.

Diskussion

Unsere Ergebnisse zeigen, daß durch Diuretika wie Furosemid und Chlorthalidon die Ausscheidung von Urinkallikrein erhöht ist. Dieses Ergebnis ist mit den Beobachtungen von *Seino* et al. (1978) und *Margolius* et al. (1976) in Übereinstimmung. Ebenso bestätigt unser Befund, daß nach Spironolactonbehandlung die Urinkallikreinausscheidung vermindert ist – frühere Befunde von *Seino* et al. (1977) und *Margolius* et al. (1976). Die letzteren Autoren fanden auch die von uns ebenfalls aufgezeigte Erhöhung des Urinkallikreins durch natriumarme Diät. Weder in der von uns untersuchten Gruppe von mit Diuretika behandelten Patienten noch bei den Normalpersonen unter kochsalzarmer Diät konnte jedoch eine signifikante Korrelation zwischen der Urinkallikreinausscheidung und dem Prozentsatz des aktiven Renin (bzw. des Prorenin) gefunden werden. Bei den mit Diuretika behandelten Patienten hatte die Furosemidgruppe trotz sehr deutlich erhöhter Urinkallikreinausscheidung durchaus nicht den niedrigsten Proreningehalt. Außerdem zeigte die Gruppe mit der niedrigsten Kallikreinausscheidung im Urin – die Spironolactongruppe – durchaus nicht einen erhöhten Proreningehalt. Darüber hinaus bestand innerhalb keiner der Gruppen eine Korrelation zwischen den beiden genannten Größen. Diese Fakten machen eine Rolle des Urinkallikrein bei der Aktivierung des Prorenin äußerst unwahrscheinlich. In gleicher Weise müssen die Befunde interpretiert werden, die an unseren normalen Versuchspersonen unter Diät verschiedenen Kochsalzgehaltes erhoben wurden. Hier führte insbesondere die Natriumrestriktion zu einer massiven Erhöhung des Urinkallikreins, ohne daß signifikante Änderungen des Proreninanteils zu verzeichnen gewesen wären. Sofern man annimmt, daß die im Urin ausgeschiedene Kallikreinmenge repräsentativ für die Kallikreinaktivität an seinem intrarenalen Wirkungsort ist, dürften diese Befunde eine Rolle des Urinkallikrein bei der In-vivo-Aktivierung des Prorenin ausschließen. Dieser Befund ist auch deshalb interessant, weil er zeigt, daß In-vitro-Ergebnisse (*Sealey* et al. 1978) nicht ohne weiteres auf die In-vivo-Verhältnisse übertragen werden können.

Hinsichtlich des Plasmaprekallikreins zeigen unsere Befunde, daß dessen Aktivität offenbar durch den Kochsalzgehalt der Diät im Gegensatz zum Urinkallikrein nicht beeinflußt wird. Der interessanteste Befund unserer Untersuchungen besteht jedoch in der aufgezeigten Korrelation zwischen Plasmaprekallikreingehalt und dem Anteil des Prorenin am Gesamtrenin. Es konnte gezeigt werden, daß für Prekallikrein die für einen In-vivo-Aktivator des Renin zu erwartende Beziehung zum Prorenin besteht: Bei hohen Konzentrationen eines solchen physiologischen Aktivators sollte der Anteil des Prorenin niedrig, bei niedrigem oder fehlendem Gehalt des Aktivators sollte der Proreninanteil erhöht sein. Genau diese Verhältnisse beschreiben den Zusammenhang zwischen Prekallikrein und Prorenin. Dieses Ergebnis ist zunächst überraschend, da mit der verwendeten Methode der Prekallikreinbestimmung nicht das aktive Enzym Plasmakallikrein, sondern die Summe aus aktivem Kallikrein und enzymatisch inaktivem Prekallikrein erfaßt wird. Es ist jedoch anzunehmen, daß unter „Steady-state-Bedingungen" eine Parallelität zwischen im Plasma vorhandenem Prekallikrein und enzymatisch aktivem Kallikrein besteht. Insofern können die Messungen des Prekallikrein ein indirektes Maß für das Plasmakallikrein darstellen. Die gefundene Korrelation zwischen Plasmaprekallikrein und Prorenin ist selbstverständlich kein Beweis für einen kausalen Zusammenhang zwischen beiden Größen. Trotzdem ist sie im Zusammenhang mit anderen bereits bekannten Tatsachen als starker Hinweis darauf anzusehen, daß Plasmakallikrein der physiologische Aktivator des Prorenin ist. Als stützende Argumente können die Tatsachen angeführt werden, daß 1. Kallikrein in vitro Prorenin aktivieren kann und daß 2. in Plasmen, die an Faktor XII verarmt sind, eine Aktivierung des Prorenin nicht mehr möglich ist (*Tatemichi* et al. 1978). Der Faktor XII ist jedoch zusammen mit dem sog. high molecular weight Kininogen für die Umwandlung von Prekallikrein in enzymatisch aktives Kallikrein notwendig. Es erscheint somit insgesamt als sehr wahrscheinlich, daß das Plasmakallikrein der physiologische In-vivo-Aktivator des Prorenin ist.

Ein interessanter Aspekt ergibt sich auch daraus, daß der Ordinatenschnittpunkt der berechneten Regressionsgrade zwischen Plasmaprekallikrein und Prorenin in allen drei untersuchten Kollektiven sehr nahe bei 100% liegt. Das bedeutet, daß bei Extrapolation auf einen Prekallikreingehalt von 0 das gesamte im Plasma zirkulierende Renin in Form des Prorenin vorliegt. Dies wiederum läßt es als nicht unwahrscheinlich erscheinen, daß Plasmakallikrein nicht nur *ein*, sondern der einzige Faktor für die In-vivo-Aktivierung des Prorenin ist. Wenn nun wiederum im Plasma kein aktives Renin vorliegt, das nicht durch Plasmakallikrein aktiviert wäre, dann könnte dies bedeuten, daß Renin im wesentlichen in der Form von Prorenin an die Blutbahn abgegeben wird und erst hier durch Plasmakallikrein die Umwandlung zu dem enzymatisch wirksamen Enzym, das wir normalerweise messen, stattfindet. Alternativ müßte man annehmen, daß intrazellulär am Bildungsort des Renin ein kallikreinartig wirkendes Enzym wirksam wird, das zum Plasmakallikrein parallele Veränderungen aufweist.

Ein weiterer interessanter Aspekt unserer Untersuchungen scheint uns darin zu bestehen, daß mit unseren Ergebnissen neben dem Angiotensin converting enzyme ein weiterer Verknüpfungspunkt zwischen dem pressorischen Renin-Angiotensin-System einerseits und dem depressorischen Kallikrein-Kinin-System aufgezeigt werden konnte.

Zusammenfassung

1. Bei 47 Patienten unter chronischer Diuretikatherapie und 13 gesunden Versuchspersonen mit ad libitum Diät, Kochsalzrestriktion und Kochsalzbeladung wurde die Kallikreinausscheidung im Urin, das aktive Renin sowie das Prorenin gemessen. Bei den gesunden Probanden wurde außerdem das Plasmaprekallikrein bestimmt.
2. Die Diuretika Furosemid und Chlorthalidon sowie kochsalzarme Diät erhöhten, Spironolacton erniedrigte die Kallikreinausscheidung im Urin.
3. Der Prozentsatz des Prorenin in den mit Diuretika behandelten Versuchsgruppen unterschied sich nicht signifikant von den Kontrollen. Kochsalzarme Diät hatte ebenfalls keinen Einfluß auf den Prorenin-Gehalt.
4. In keiner der Gruppen bestand eine Korrelation zwischen Urinkallikreinausscheidung einerseits und dem Prozentsatz des Prorenin andererseits.
5. Es wurde eine signifikante Korrelation zwischen Plasmaprekallikrein und dem Prozentsatz des Prorenin gefunden. Es wird gefolgert, daß Urinkallikrein nicht der physiologische Aktivator des Prorenin ist. Die Ergebnisse machen sehr wahrscheinlich, daß dagegen Plasmakallikrein den physiologischen Aktivator des Prorenin darstellt.

Literatur

Amundsen, E., Pütter, J., Friberger, P., Knös, M., Larsbråten, M., Claeson, G.: Methods for the determination of glandular kallikrein by means of a chromogenic tripeptide substrate, in Vorbereitung

Atlas, S.A., Sealey, J.E., Laragh, J.H.: "Acid"- and "cryo"-activated inactive plasma renin: Similarity of changes during β-blockade. Evidence that neutral protease(s) participate in both activation procedures. Circ. Res. *43* (Suppl. I), 128–133 (1978)

Boyd, G.W.: An inactive higher-molecular-weight renin in normal subjects and hypertensive patients. Lancet *1*, 215–218 (1977)

Cooper, R.M., Murray, G.E., Osmond, D.H.: Trypsin-induced activation of renin precursor in plasma of normal and anephric man. Circ. Res. *40* (Suppl. I), 171–179 (1977)

Day, R.P., Luetscher, J.A.: Biochemical properties of big renin extracted from human plasma. J. clin. Endocr. Metab. *40*, 1085–1093 (1975)

Derkx, F.H.M., van Gool, J.M.G., Wenting, G.J., Verhoeven, R.P., Man in't Veld, A.J., Schalekamp, M.A.D.H.: Inactive renin in human plasma. Lancet *2*, 496–498 (1976)

Hummerich, W., Konrads, A., Schrappe, M., Helber, A., Wambach, G.: Säure- und Kryoaktivierung von Renin im menschlichen Plasma. Klin. Wschr. *57*, 475–477 (1979)

Leckie, B.J., McConnell, A., Grant, J., Morton, J.J., Tree, M., Brown, J.J.: An inactive renin in human plasma. Circ. Res. *40* (Suppl. I), 46–51 (1977)

Lumbers, E.R.: Activation of renin in human amniotic fluid by low pH. Enzymologia *40*, 329–335 (1971)

Margolius, H.S., Horwitz, D., Pisano, J.J., Keiser, H.R.: Relationships among urinary kallikrein, mineralocorticoids and human hypertensive disease. Fed. Proc. *35*, 203–206 (1976)

Morris, B.J., Lumbers, E.R. The activation of renin in human amniotic fluid by proteolytic enzymes. Biochim. Biophys. Acta *289*, 385–391 (1972)

Rumpf, K.W., Schächterle, B., Schmidt, S., Becker, K., Scheler, F.: Different responses of active and inactive plasma renin to various stimuli. Clin. Sci. mol. Med. *55*, 155s–157s (1978)

Sealey, J.E., Moon, C., Laragh, J.H., Alderman, M.: Plasma prorenin: cyroactivation and relationship to renin substrate in normal subjects. Amer. J. Med. *61*, 731–738 (1976)

Sealey, J.E., Atlas, S.A., Laragh, J.H., Oza, N.B., Ryan, J.W.: Human urinary kallikrein converts inactive to active renin and is a possible physiological activator of renin. Nature *275*, 144–145 (1978)

Seino, M., Abe, K., Sakurai, Y., Irokawa, N., Yasujima, M., Chiba, S., Otsuka, Y., Yoshinaga, K.: Effect of spironolactone on urinary kallikrein excretion in patients with essential hypertension and in primary aldosteronism. Tohoku J. exp. Med. *121*, 111–119 (1977)

Seino, M., Abe, K., Irokawa, N., Ito, T., Yasujima, M., Sakurai, Y., Chiba, S., Saito, K., Ritz, K., Kusaka, T., Miyazaki, S., Yoshinage, K.: Effect of furosemide on urinary kallikrein excretion in patients with essential hypertension. Tohoku J. exp. Med. *124*, 197–203 (1978)

Shulkes, A.A., Gibson, R.R., Skinner, S.L.: The nature of inactive renin in human plasma and amniotic fluid. Clin. Sci. mol. Med. *55*, 41–50 (1978)

Skinner, S.L., Cran, E.J., Gibson, R., Taylor, R., Walters, W.A.W., Catt, K.J.: Angiotensin I and II, active and inactive renin, renin substrate, renin activity and angiotensinase in human liquor amnii and plasma. Amer. J. Obstetr. Gyn. *121*, 626–630 (1975)

Stormorken, H., Baklund, A., Gallimore, M., Ritland, S.: A chromogenic substrate assay for plasma prekallikrein with a note on the site of biosynthesis of prekallikrein. Haemostasis *7*, 69–75 (1978)

Tatemichi, S.R., Osmond, D.H.: Factor XII in endogenous activation of inactive renin. Lancet *1*, 1313 (1978)

Die Bedeutung von Volumenfaktoren und neuralen Mechanismen bei der Reninfreisetzung nach Furosemid und Etacrynsäure

W. HUMMERICH, D.K. KRAUSE, A. KONRADS und W. KAUFMANN

Mit dem Mechanismus der Reninfreisetzung nach Furosemid befaßte sich in unserer Klinik die Arbeitsgruppe um *Kaufmann, Krause* und *Meurer* bereits vor einigen Jahren [1]. Sie fanden, daß es nach Furosemid bei Patienten mit hydropischer Herzinsuffizienz in Abhängigkeit vom Ausmaß der Hydropsie zu unterschiedlichem Verhalten des Renins kam. Von anderen Autoren konnte in Tierversuchen gezeigt werden, daß Volumenfaktoren die Reninfreisetzung nach Furosemid erheblich modifizieren [2, 3]. Ein zusätzlicher Aspekt ergab sich aus der klinischen Beobachtung, daß Furosemid bereits vor Einsetzen der Diurese eine Besserung bei akutem Lungenödem bewirkt. Eingehende Untersuchungen dieses Phänomens ergaben, daß Furosemid akut zu einer Venendilatation mit Blutvolumenverschiebungen im Niederdrucksystem, dem sog. „peripheral venous pooling" führte [4]. Diese Befunde veranlaßten uns zu folgender Fragestellung: 1. Hat die akute Volumenverschiebung im Niederdrucksystem nach Furosemid einen Einfluß auf die Reninfreisetzung? Es wäre möglich, daß solche Volumenverschiebungen durch extrarenale Volumenrezeptoren erfaßt und auf neuralem Wege der Niere vermittelt werden. So weisen zahlreiche experimentelle Befunde darauf hin, daß Druck- bzw. Volumenänderungen im Niederdrucksystem bei unveränderter Nierenhämodynamik die Reninsekretion modifizieren. Als Reflexbogen werden vagale Afferenzen, ausgehend von Rezeptoren der kardiopulmonalen Region, zentralnervöse Zentren und sympathische Efferenzen angenommen. Aus diesen Vorstellungen heraus ergibt sich für uns die nächste Frage: 2. Führen diese akuten Volumeneffekte über eine Aktivierung des sympathischen Nervensystems zu einer Reninfreisetzung? Hinsichtlich der Versuchsanordnung benötigen wir dazu ein experimentelles Modell, das den akuten Effekt der Volumenverschiebung nach Furosemid von den übrigen reninstimulierenden Wirkungsmechanismen der Substanz differenzieren läßt:

Als geeignet erschien die Immersion in einem thermoindifferenten Wasserbad. Aufgrund der Untersuchungen von *Epstein* und *Gauer* darf angenommen werden, daß der Effekt des „peripheral pooling" nach Furosemid durch diese Maßnahme supprimiert werden kann [5, 6]. Die Rolle des sympathischen Nervensystems wurde in entsprechenden Versuchen durch β-Blockade untersucht.

In einem Kontrollversuch sollte außerdem geprüft werden, ob ein anderes Schleifendiuretikum, das nicht zu derartigen akuten Volumenverschiebungen führt, sich in bezug auf die Reninstimulation unter den gewählten Versuchsbedingungen anders verhält. Hier bot sich Etacrynsäure an, da von dieser Substanz angenommen werden darf, daß sie gleiche renale Effekte wie Furosemid bewirkt. Aus dem Kontrollversuch ergibt sich für uns die dritte Frage: 3. Ist die Reninfreisetzung nach Etacrynsäure durch Immersion oder β-Rezeptoren-Blockade beeinflußbar?

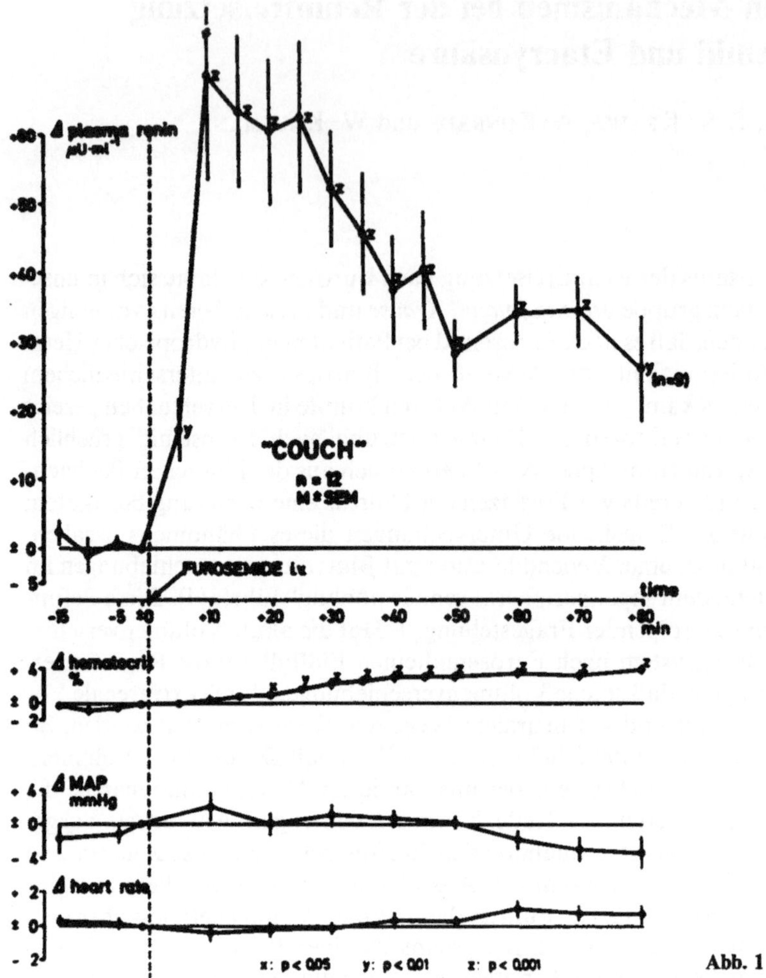

Abb. 1

Der Kontrollversuch war weiterhin wichtig, da bekannt ist, daß längere Immersion per se zu einer Supprimierung der Reninsekretion führt. Es mußte also geprüft werden, ob die Immersion selbst innerhalb des Untersuchungszeitraumes eine verminderte Stimulierbarkeit der Reninfreisetzung bewirkte.

Zur Methodik: Bei 12 freiwilligen männlichen Probanden wurde nach einer 15minütigen Kontrollvorperiode 40 mg Furosemid i. v. injiziert. Die folgende Untersuchungsperiode dauerte 80 min. Die Probanden befanden sich in liegender Körperhaltung mit leicht aufgerichtetem Oberkörper. Meßparameter waren die PRC (Plasma-Renin-Konzentration) in 5-min-Abständen, Hämatokrit, Blutdruck und Natriumausscheidung. Die Probanden entleerten die Blase vor Versuchsbeginn. Diese Versuchsanordnung wird im folgenden als „Couch-Versuch" bezeichnet.

Der Immersionsversuch erfolgte bei gleicher Körperhaltung in einem thermoindifferenten Wasserbad bei 34 °C bis zum Schultergürtel. Meßparameter und

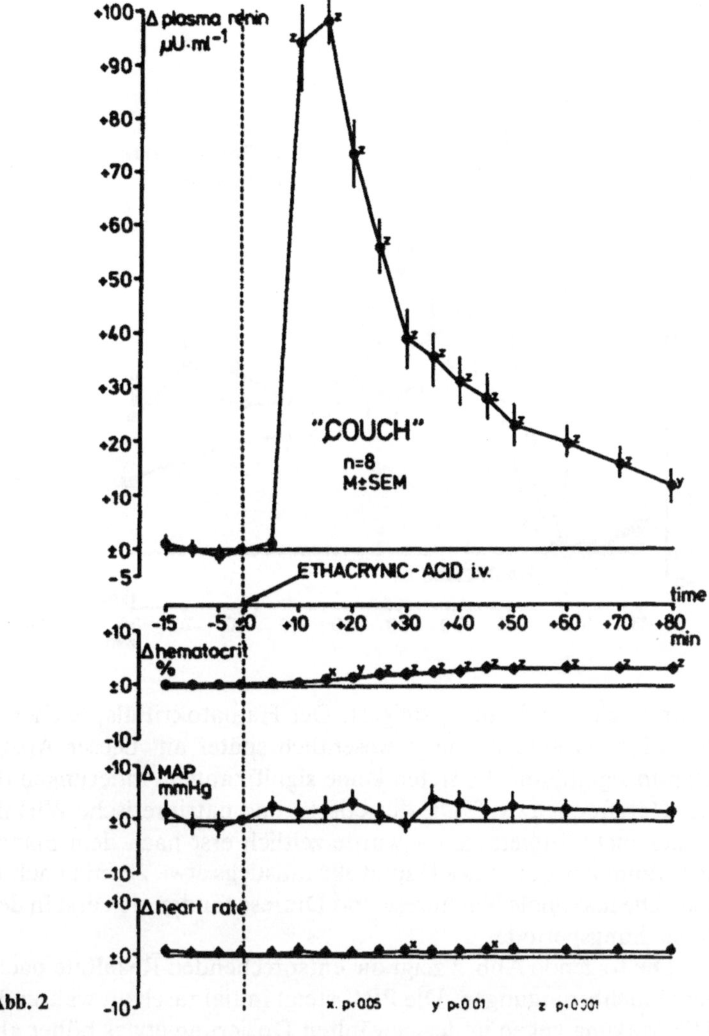

Abb. 2

Abnahmezeiten waren identisch wie im „Couch-Versuch". Urinabnahmen unter Wasser wurden mittels eines Penisadapters vorgenommen. Im β-Blockade-Versuch wurden wieder die Couchbedingungen eingehalten; 2 min vor Furosemid wurden 10 mg Metoprolol i. v. gegeben. Der Abstand zwischen den einzelnen Versuchen betrug mindestens 10 Tage; die Reihenfolge war randomisiert. Bei 8 weiteren Probanden wurde die gesamte Versuchsserie: Couchversuch, Immersion, β-Blockade mit 50 mg Etacrynsäure i. v. wiederholt.

Abbildung 1 zeigt die Resultate nach Gabe von Furosemid unter Couchbedingungen. Aufgetragen sind die Änderungen der PRC, des Hämatokrits, des mittleren arteriellen Blutdrucks und der Herzfrequenz in der Zeit von 15 min vor bis 80 min nach Injektion von Furosemid. Die PRC steigt initial rasch an. Der Anstieg ist bereits nach 5 min signifikant. Eine maximale Stimulation besteht nach 10 bis 15 min. Dann fällt die PRC bis zur 80. min nach F kontinuierlich ab, ist aber auch

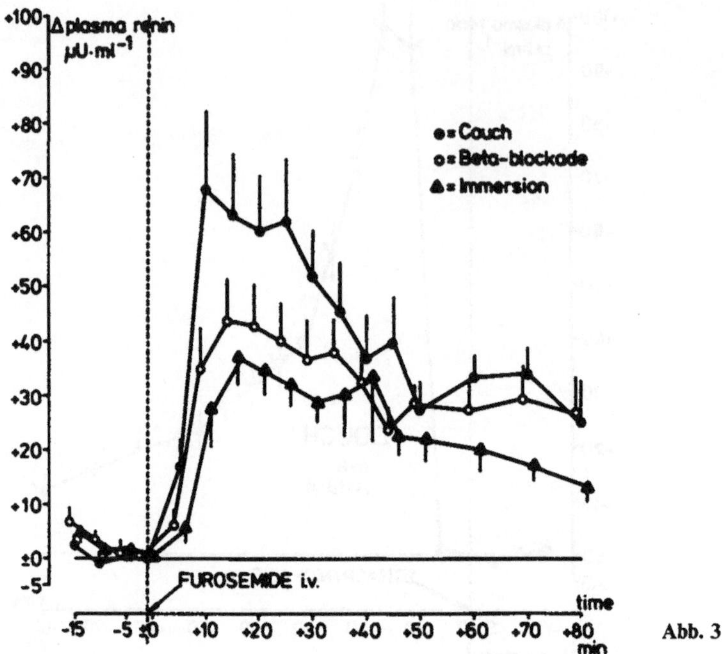

dann noch signifikant gesteigert. Der Hämatokrit als Zeichen der Verminderung
des Plasmavolumens steigt wesentlich später an. Dieser Anstieg wird erst nach
20 min signifikant. Es treten keine signifikanten Änderungen des Blutdrucks und
der Herzfrequenz auf. Die diuretische und natriuretische Wirkung von Furosemid
– hier nicht aufgetragen – wurde zeitlich erst nach dem maximalen Anstieg der
PRC zum Zeitpunkt des Hämatokritanstiegs etwa 20 min nach Furosemid erkennbar. Die maximale Natriurese und Diurese fanden sich erst in der 2. Hälfte der Untersuchungsperiode.

Die folgende Abb. 2 zeigt die entsprechenden Resultate nach Etacrynsäure unter Couchbedingungen. Die PRC steigt initial rasch an während der ersten 15 min.
Die Maxima liegen in der gewählten Dosierung etwas höher als nach Furosemid.
Die PRC sinkt dann kontinuierlich bis zur 80. min nach Etacrynsäure ab. Der Hämatokrit stieg ab der 15. min signifikant an. Blutdruck und Herzfrequenzen änderten sich nicht. Die diuretische und natriuretische Wirkung – hier nicht aufgetragen
– war identisch mit den Furosemidversuchen.

Die folgende Abb. 3 zeigt den Einfluß der Immersion und der Betarezeptoren-
Blockade auf die Reninstimulation nach Furosemid. Die obere Kurve gibt nochmals den Verlauf der PRC nach Furosemid unter Couchbedingungen wieder. Die
Linie mit den Dreiecken repräsentiert Immersionsbedingungen, die offenen Kreise
β-Rezeptoren-Blockade. Der initiale Reninanstieg während der ersten 20 min nach
Furosemid wird durch beide Manöver signifikant supprimiert. Anschließend erschöpft sich dieser Effekt. Die späteren Werte waren nicht mehr signifikant unterschiedlich im Vergleich zu den Couchbedingungen. Der Verlauf der PRC unter Immersion und β-Blockadebedingungen war ähnlich, die entsprechenden Werte unterschieden sich nicht signifikant voneinander. Blutdruck und Herzfrequenz waren

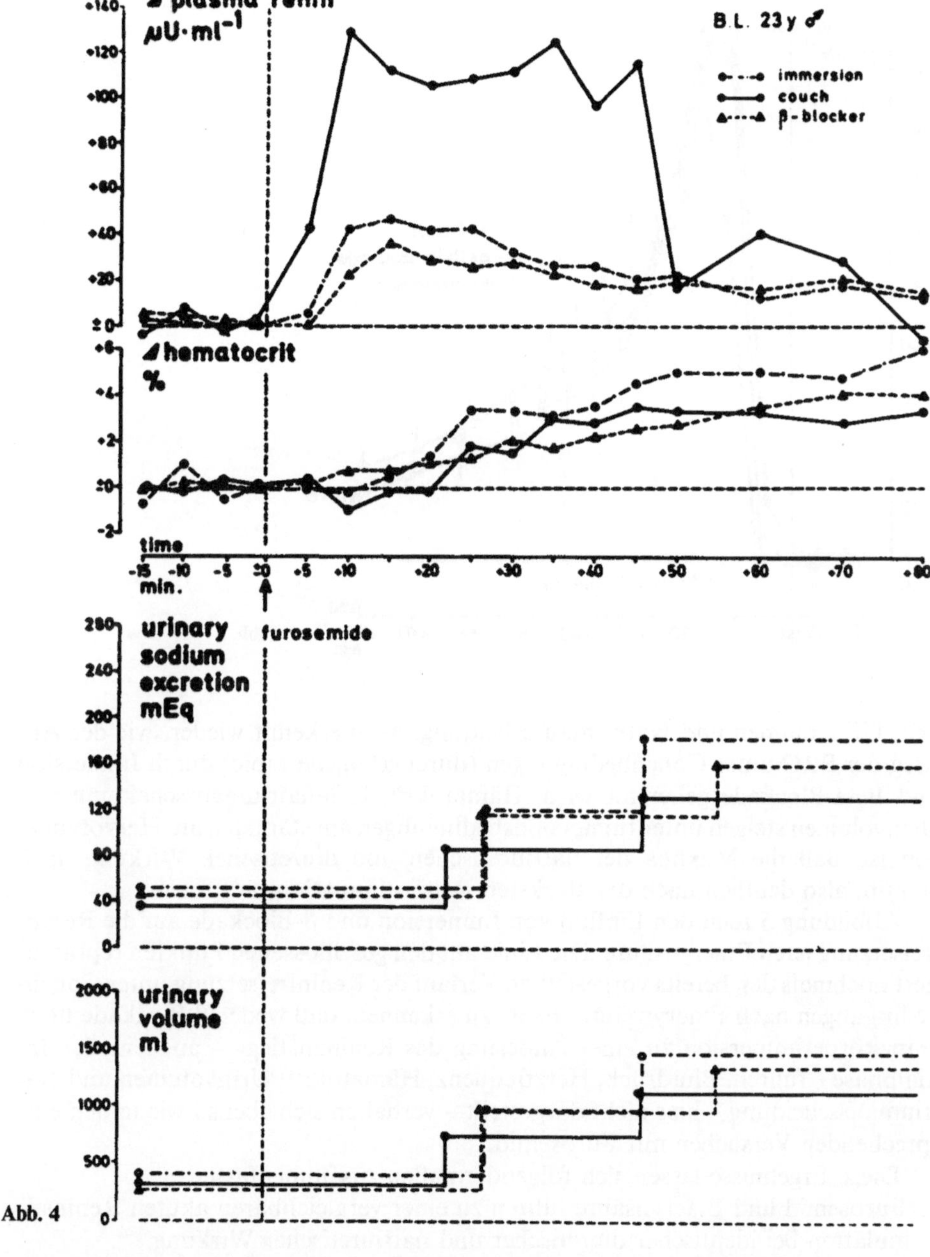

in den Versuchen mit Immersion oder β-Blockade nicht signifikant von den Couchbedingungen verschieden. Der Hämatokrit stieg ebenso wie das Urinvolumen und die Natriumausscheidung unter Immersionsbedingungen erwartungsgemäß geringfügig stärker an als im Couchversuch. Die β-Rezeptoren-Blockade beeinflußte diese Parameter in der gewählten Dosierung nicht. Abbildung 4 zeigt ein entsprechendes Einzelexperiment. Aufgetragen sind die PRC, Hämato-

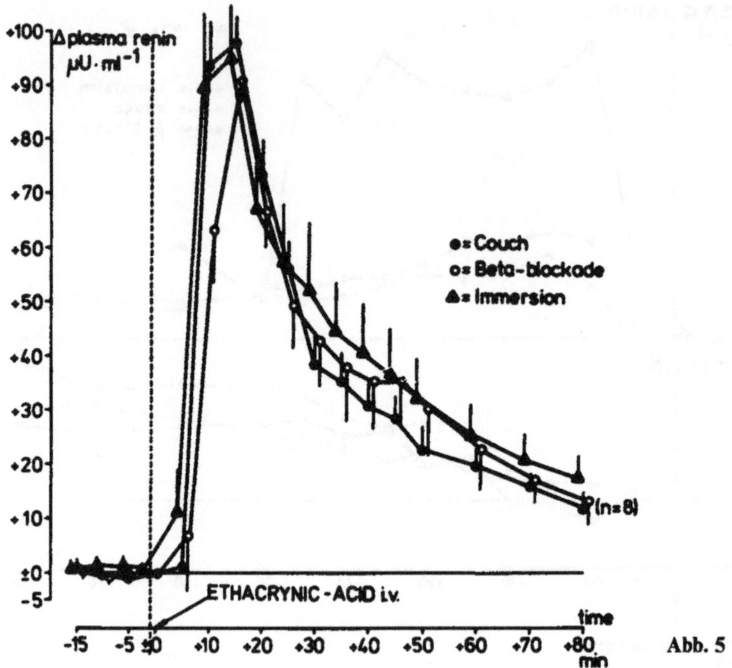

Abb. 5

krit, Urinvolumen und Natriumausscheidung. Man erkennt wieder, wie der Anstieg der PRC unter Couchbedingungen (durchgezogene Linie) durch Immersion und Beta-Blockade gehemmt wird. Hämatokrit, Urinnatriumausscheidung und Urinvolumen steigen unter Immersionsbedingungen am stärksten an. Hervorzuheben ist, daß die Maxima der natriuretischen und diuretischen Wirkung nach 50 min, also deutlich nach der stärksten Reninstimulation, auftreten.

Abbildung 5 zeigt den Einfluß von Immersion und β-Blockade auf die Reninfreisetzung nach Etacrynsäure. Die Linie mit den geschlossenen Punkten repräsentiert nochmals den bereits vorgestellten Verlauf der Reninfreisetzung unter Couchbedingungen nach Etacrynsäure. Es ist zu erkennen, daß weder β-Blockade noch Ganzkörperimmersion zu einer Änderung des Reninanstiegs – auch in der Initialphase – führen. Blutdruck, Herzfrequenz, Hämatokrit, Urinvolumen und Natriumausscheidung – hier nicht dargestellt – verhalten sich ebenso wie in den entsprechenden Versuchen mit Furosemid.

Diese Ergebnisse lassen sich folgendermaßen zusammenfassen:
1. Furosemid und Etacrynsäure führen zu einer vergleichbaren akuten Reninstimulation bei identischer diuretischer und natriuretischer Wirkung.
2. Der Anstieg der PRC nach Furosemid – nicht jedoch nach Etacrynsäure – ist durch Immersion und β-Rezeptoren-Blockade in gleicher Weise hemmbar.

In allen Versuchen bestand keine zeitliche Beziehung zwischen dem Anstieg der PRC und Natriurese oder Diurese. Während die Reninmaxima innerhalb von 15 min nach Furosemid auftraten, zeigten sich die renalen Volumenverluste, erkennbar am Hämatokritanstieg und späterer Natriurese oder Diuresemaxima, erst wesentlich später, als die PRC bereits wieder rückläufig war. Die Immersion per

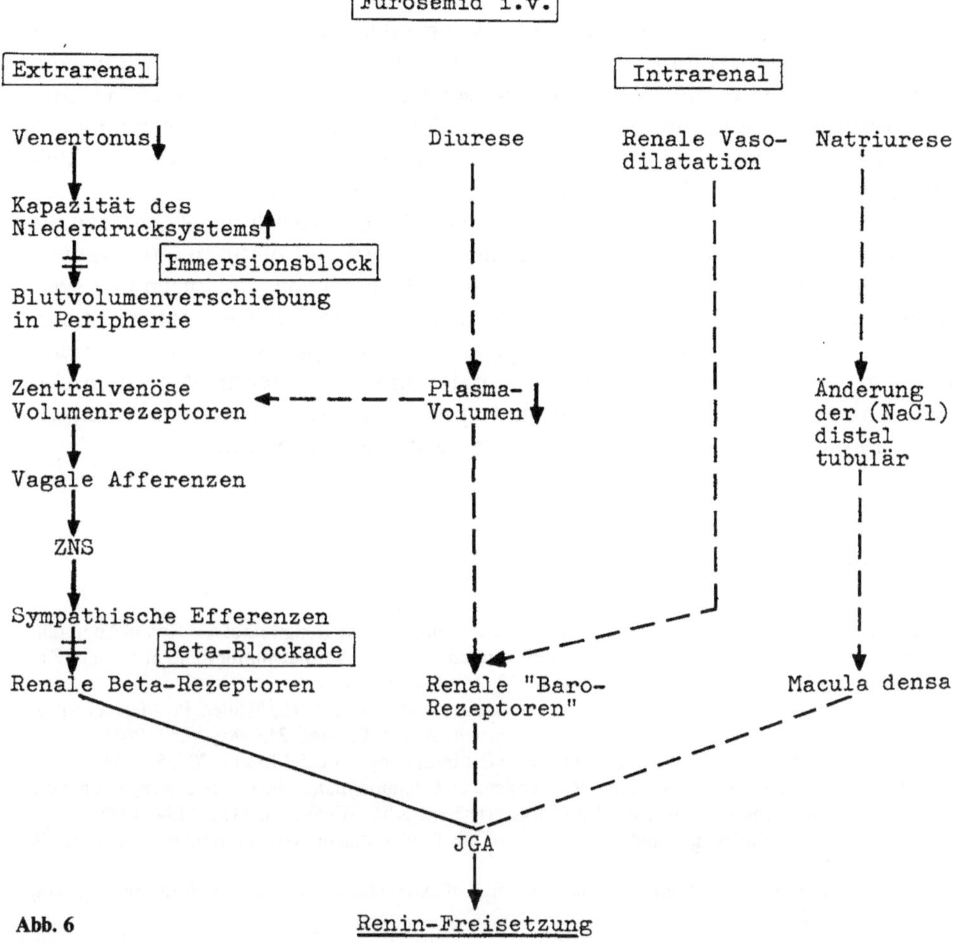

Abb. 6

se hatte keinen Einfluß auf die Stimulierbarkeit von Renin nach Etacrynsäure während des Untersuchungszeitraums.

Es darf geschlossen werden, daß nach Furosemid die bekannte Blutvolumenverschiebung in die Peripherie des Niederdrucksystems an der Reninstimulation beteiligt ist, da durch Immersion eine teilweise Suppression dieser initialen Stimulation bewirkt wird. Die Tatsache, daß unter β-Blockade eine ähnliche Suppression erfolgt und daß beide Manöver die Reninfreisetzung nach Etacrynsäure nicht beeinflussen, stützt diese Hypothese und legt nahe, daß Volumenverschiebung und sympathisches Nervensystem in der Beeinflussung der Reninfreisetzung nach Furosemid kausal verbunden sind.

Abbildung 6 zeigt eine schematische Darstellung dieses Zusammenhangs: Auf der rechten Seite der Abbildung sind die möglichen renalen Mechanismen der Reninstimulation nach Furosemid aufgezeigt, die gewiß auch in diesen Experimenten eine Rolle spielen. Über tubuläre Mechanismen könnte die Reninfreisetzung nach Furosemid durch Veränderung der lokalen Natriumchloridkonzentration an der

Macula densa stimuliert werden. Ein Einfluß auf die postulierten renalen Barorezeptoren könnte durch die diuretische Wirkung mit konsekutiver Verringerung des
Plasmavolumens und durch direkten vasodilatatorischen Effekt von Furosemid
vermittelt werden. Zahlreiche Befunde weisen darauf hin, daß bei diesen Wirkungen Prostaglandine eine wesentliche Rolle spielen. In unserem Zusammenhang von
besonderem Interesse ist der auf der linken Bildhälfte dargestellte nerval vermittelte extrarenale Weg der Reninstimulation. Nach Furosemid wird bekanntermaßen
der Venentonus herabgesetzt. Die Kapazität des Niederdrucksystems nimmt zu. Es
kommt zur Blutvolumenverschiebung in die Peripherie und zur Stimulation zentraler Volumenrezeptoren im Niederdrucksystem. Über vagale Afferenzen und sympathische Efferenzen werden renale betasympathikomimetische Rezeptoren stimuliert, die zur Reninfreisetzung im juxtaglomerulären Apparat führen. Die Hemmung der Reninfreisetzung nach Furosemid in unseren Experimenten durch Unterbrechung des afferenten Schenkels mit Immersion und des efferenten Schenkels
mit β-Blockade fügt sich in dieses Konzept widerspruchslos ein.

Literatur

1. Krause, D.K., Rosskamp, E., Meurer, K.A., Kaufmann, W.: Zur Reagibilität des Renin-Angiotensin-Systems bei kardialer Hydropsie: Hinweise auf eine vom Gesamtnatriumbestand abhängige Regulation der Reninfreisetzung. Klin. Wschr. *50*, 311–326 (1972)
2. Meyer, P., Menard, J., Papanicolaou, N., Alexandre, J.M., Devaux, C., Milliez, P.: Mechanism of
   renin release following furosemide diuresis in rabbit. Am. J. Physiol. *215*, 908–915 (1968)
3. Vander, A.J., Miller, R.: Control of renin secretion in the dog. Am. J. Physiol. *207*, 537–545 (1964)
4. Schenk, K.E., Biamino, G., Schröder, R.: Vergleichende hämodynamische Untersuchungen über die
   extrarenale Wirkung von Furosemid und Etacrynsäure. Klin. Wschr. *53*, 1133–1134 (1975)
5. Epstein, M.: Cardiovascular and renal effects of head-out water immersion in man. Circ. Res. *39*,
   619–628 (1976)
6. Gauer, O.H., Henry, J.P., Behm, C.: The regulation of extracellular fluid volume. Ann. Rev. Physiol.
   32, 547–592 (1970)

Diskussion

Overlack: Wie halten Sie es für möglich, daß das Präkallikrein als Aktivator für Renin in Frage kommt? Denn Präkallikrein liegt im Plasma als aktives Enzym vor. Ich glaube nicht, daß die Höhe des Präkallikreinspiegels etwas über die Höhe des aktiven Plasmakallikreins aussagt.

In vitro könnte Renin über das Kallikrein einmal durch Kälte, zum andern auch durch Säure aktiviert werden. Letzteres erfolgt bei pH 3,3, so daß eine Säureaktivierung nicht relevant sein kann für die Aktivierung von Renin in vivo.

Rumpf: Zu ihrer ersten Frage: Auch nach meiner Ansicht ist Präkallikrein nicht der Aktivator des Prorenins. Es ist aber eine plausible Annahme, daß die Konzentration des Präkallikreins im Plasma durchaus mit derjenigen des enzymatisch aktiven Kallikreins korreliert. Es bestehen keine Zweifel, daß Kallikrein, sowohl das Urinkallikrein als auch das Plasmakallikrein, in vitro zu einer Aktivierung des Renins führen kann.

Zu ihrer dritten Bemerkung: Natürlich ist die Säureaktivierung bei pH 3,3 etwas absolut Unphysiologisches und wird natürlich nirgends im Organismus vorkommen, aber es gibt im Moment keine bessere Methode, um das gesamte Prorenin zu aktivieren. Dies ist kein In-vivo-Vorgang – genau wie die anderen Aktivierungsmethoden der Kryoaktivierung – der Aktivierung durch Trypsin und Pepsin.

Kramer: Zahlreiche Zustände mit der Erhöhung der Mineralokortikoide sind mit erhöhter Urinkallikreinausscheidung verbunden. Mich wundert, daß Sie unter Spironolacton eine Abnahme dieser Ausscheidung finden, wo man doch erwarten würde, daß auch hier ein Aldosteronismus entsteht. Meine Frage: Haben Sie Plasma-Aldosteronkonzentrationen gemessen? 2. Können hier methodische Probleme eine Rolle spielen, da Urinkallikreine auch durch weitere, zum Teil noch unbekannte Aktivatoren und Inhibitoren beeinflußt werden?

Rumpf: Zur ersten Frage: Nicht wir, sondern andere haben festgestellt, daß Spironolacton die Ausscheidung von Urinkallikrein erniedrigt. Es kommt offensichtlich nicht auf die Aldosteronkonzentration oder die Konzentration an Mineralokortikoid im Plasma an, sondern auf deren Wirksamkeit, und die ist unter Spironolacton aufgehoben.

Zur zweiten Frage: Ich kann nicht ausschließen, daß bei unserer Urinkallikreinmessung, die ja eine enzymatische Messung ist, wir durchaus nicht die Gesamtkonzentration des Urinkallikreins erfaßt haben. Wir hätten dies z. B. mit einem Radioimmunoassay messen können. Ich glaube aber, daß die enzymatisch gemessene Konzentration die biologisch relevantere ist, gerade wenn Inhibitoren eine Rolle spielen können.

Rosenthal: Haben Sie versucht, Ihre Daten der renalen Kallikreinausscheidung zum Blutdruck zu korrelieren. Wir haben festgestellt, daß bei einer Reihe von Patienten, bei denen die Kallikreinausscheidung im Urin zunahm, auch eine entsprechende Reaktion des Blutdrucks auf die diuretische Therapie vorzufinden war, im Gegensatz zu denjenigen Patienten, bei denen das nicht der Fall war.

Rumpf: Das haben wir nicht gemacht. In der einen Versuchsserie handelte es sich um normotone Patienten mit einer Herzinsuffizienz, bei der zweiten Versuchsreihe um gesunde Versuchspersonen. Allerdings unterschieden sie sich sehr in der Urinkallikreinausscheidung.

Diskussion

Bolte: Es ist ja seit langem bekannt, daß Volumenverluste, sei es durch Diuretika oder auch durch andere Maßnahmen, zu einer Stimulation des Renin-Aldosteron-Systems führen. Unter diesem Gesichtspunkt ist der Reninanstieg sowohl unter Furosemid als auch unter anderen Diuretika der gleiche Mechanismus. Nur die Volumenverluste sind durch verschiedene Umstände zustande gekommen. Welche Bedeutung messen Sie nun dem Anstieg der Reninkonzentration bei?

Konrads: Auch ich bin der Ansicht, daß Volumenfaktoren eine Rolle spielen, nur daß sie bei verschiedenen Diuretika auf verschiedene Weise die Reninfreisetzung der Niere beeinflussen. Bei Furosemid z. B. durch Mechanismen im Niederdrucksystem.

Diskutant: Sind Sie nicht auch der Meinung, daß etwa unter Hydrochlorothiazid oder Chlortalidon auch diese reflektorischen Mechanismen eine Rolle spielen, die dann zum Reninanstieg führen, nur etwas verzögert, weil erst durch die Diurese der Volumenverlust eintritt?

Konrads: Das ist möglich. Bei Furosemid beginnen die reflektorischen Veränderungen schneller, weil dieser spezifische Effekt des venösen Poolings besteht.

Kimnowski: Wenn Sie den Einfluß der Volumenänderung bei Ihrer Versuchsanordnung untersuchen, dann wundert mich etwas, warum Sie die eine Patientengruppe unter Couchbedingungen untersucht haben, weil diese Couchbedingungen natürlich schon zu einer Erhöhung des intravasalen Blutvolumens führen. Es wäre eine größere Differenz der Ausgangsbedingungen bei sitzenden und liegenden Patienten bzw. sitzenden Patienten und Patienten mit Immersion vorhanden gewesen.

Konrads: Das ist sicher richtig. Uns ging es aber um den Reninanstieg, den wir wesentlich besser sehen können, wenn wir die Versuchsperson liegend untersuchen, als wenn wir zwei reninstimulierende Effekte haben, einmal die Orthostase und zum anderen Furosemid.

Distler: Sie haben mögliche Effekte auf die Prostaglandinsynthese nicht berücksichtigt. Herr Weber hat gezeigt, daß es unter Furosemid innerhalb weniger Minuten zu einem Prostaglandinanstieg kommt, der dann für die Reninfreisetzung verantwortlich sein könnte, zumindest teilweise. Können Sie sich nicht unterschiedliche Effekte dieser beiden Diuretika auf die Prostaglandinsynthese vorstellen?

Konrads: Durch Prostaglandine vermittelt könnte eigentlich nach den vorliegenden Befunden nur der nicht durch den venösen Barorezeptor intrarenal vermittelte

Reninanstieg sein. Es ist schwer vorstellbar, daß der extrarenale Teil der Reninstimulation auch durch Prostaglandine vermittelt wird. Es ist bisher nicht unter Immersionsbedingungen untersucht worden. Die Immersion per se führt eher zu gleichgerichteten renalen Veränderungen wie Furosemid, nämlich zu einer Zunahme der Nierendurchblutung und zur Diurese, so daß man annehmen würde, daß die Prostaglandine wie nach Furosemid ansteigen, jedoch nicht, daß PGE 2 abfallen würde und so für die Hemmung des Reninanstieges unter Immersion verantwortlich wäre.

Erhöhung der "Very Low Density-Lipoproteine" (VLDL) im Plasma gesunder Männer während der Behandlung mit Diuretika

CHR. JOOS und H. KEWITZ

Ich möchte Ihnen eine Untersuchung über den Einfluß der Thiazid-Diuretika auf den Lipoprotein-Spiegel des Plasmas vorstellen. Über die Steigerung der Plasmalipide unter Thiazid-Diuretika liegen bisher 7 Arbeiten vor. Die erste stammt aus dem Jahre 1964, die zweite erschien 10 Jahre später, und seitdem sind 5 weitere Studien zu diesem Thema publiziert worden. In zwei dieser Arbeiten wurde eine Erhöhung der Triglyceride beschrieben, in einer eine Erhöhung des Cholesterins, in zweien eine Erhöhung beider Lipide, der Triglyceride und des Cholesterins, und zweimal wurde weder eine Erhöhung der Triglyceride noch eine Steigerung des Cholesterins gefunden.

Somit ist ungeklärt, ob es sich um eine generelle Wirkung der Diuretika handelt oder ob der Effekt vorwiegend bei bestimmten Personen auftritt, z. B. bei Übergewichtigen, wie *Ames* u. *Hill* vermuten, oder ob er sekundär, z. B. als Folge der Harnsäureerhöhung aufzufassen ist, wie *Chrysant* et al. vorgeschlagen haben.

Um einige dieser Fragen zu klären, haben wir drei Diuretika im Cross-over-Versuch an 12 gesunden jungen Männern für jeweils drei Wochen im Vergleich zu einer Kontrollperiode geprüft. Wegen der beträchtlichen Variation des Lipidspiegels durch endogene und exogene Einflüsse war es notwendig, eine möglichst homogene Gruppe von Versuchspersonen zu haben. Wir wählten männliche Studenten und Ärzte, der Jüngste war 21 und der Älteste 38 Jahre alt. Sie waren körperlich und psychisch gesund, Nichtraucher und Nichttrinker. Alle haben den 16 Wochen dauernden Versuch von Anfang bis Ende durchgehalten.

Mit Chlorthalidon war ein langwirkendes Mittel, mit Hydrochlorothiazid eines der klassischen Saluretika und mit Furosemid eines der Schleifendiuretika beteiligt. Die Tagesdosen wurden verhältnismäßig hoch, aber im therapeutischen Bereich liegend angesetzt, nämlich 100 mg Chlorthalidon, 100 mg Hydrochlorothiazid und 2×40 mg Furosemid. Die Reihenfolge der verschiedenen Behandlungen wurde randomisiert festgelgt. Triglyceride, Cholesterin und Phospholipide wurden im Gesamtplasma und in den durch Ultrazentrifugation bei verschiedener Dichte abgetrennten Lipoproteinfraktionen VLDL (very low density) LDL (low density) und HDL (high density) bestimmt.

Tabelle 1a zeigt, daß im Plasma unter der Behandlung mit jedem der drei Diuretika eine Erhöhung der Triglyceride um 25–35%, eine Steigerung des Cholesterins um nur 6–8% und keine signifikante Zunahme der Phospholipide auftritt.

Nach Auftrennung in die drei Lipoproteinfraktionen ergibt sich, wie in Tabelle 1 b zu sehen ist, in den VLDL eine ca. 30–50%ige Steigerung aller drei Komponenten, der Triglyceride, des Cholesterins und der Phospholipide.

Tabelle 1a. Triglyceride (TG), Cholesterin (CHOL) und Phospholipide (PHOS) im Plasma (μmol/l $\pm$ SD) von 12 männlichen Probanden während dreiwöchiger Behandlung mit Diuretika

Diuretikum / Substrat	Leerphase	100 mg tgl. Chlorthalidon	100 mg tgl. Hydrochloroth.	2 × 40 mg tgl. Furosemid
TG	890 ± 230	1110 ± 340	1110 ± 310	1220 ± 430
% Zunahme		25 [a]	25 [a]	37 [a]
CHOL	4290 ± 650	4630 ± 670	4640 ± 680	4520 ± 700
% Zunahme		8 [b]	8 [b]	6 [b]
PHOS	2520 ± 225	2644 ± 263	2585 ± 281	2638 ± 340
% Zunahme		4	2,5	4

Paired t-Test: [a] $p < 0,01$, [b] $p < 0,05$

Tabelle 1b. Zunahme von Triglyceriden (TG), Cholesterin (CHOL) und Phospholipiden (PHOS) in VLDL (μmol/l $\pm$ SD) bei 12 männlichen Probanden während dreiwöchiger Behandlung mit Diuretika

Behandlung / Substrat	Leerphase	100 mg tgl. Chlorthalidon	100 mg tgl. Hydrochloroth.	2 × 40 mg tgl. Furosemid
TG	471 ± 210	643 ± 250	653 ± 205	734 ± 397
% Zunahme		36 [a]	39 [a]	56 [a]
CHOL	223 ± 129	305 ± 171	308 ± 147	347 ± 233
% Zunahme		37 [a]	38 [a]	56 [b]
PHOS	150 ± 64	195 ± 88	205 ± 101	217 ± 110
% Zunahme		30 [b]	36 [a]	45 [b]

Paired t-Test: [a] $p < 0,01$, [b] $p < 0,05$

Aus Tabelle 1c ist zu entnehmen, daß in den LDL nur das Cholesterin erhöht war, und zwar einheitlich um 10% unter Chlorthalidon und Hydrochlorothiazid. Unter Furosemid betrug der Anstieg dagegen nur 4%, und er war nicht signifikant.

Tabelle 1d gibt die Messungen in den HDL wieder, die zeigen, daß Triglyceride, Cholesterin und Phospholipide nicht angestiegen waren.

Wir finden also einen Anstieg der gesamten VLDL Fraktion um ca. 30% und des Cholesterins in der LDL-Fraktion um 10%. Absolut ist die Zunahme des Cholesterins unter Chlorthalidon und Hydrochlorothiazid in den LDL dreimal so stark wie in den VLDL, beim Furosemid ist die Zunahme geringer und sie verteilt sich zu gleichen Teilen auf beide Fraktionen.

Zwischen dem Cholesterin in den VLDL und in den LDL besteht, wie die Kurven zeigen, nur eine sehr schwache Korrelation. Die Korrelationskoeffizienten liegen zwischen 0,12 und 0,43. Dieser Befund weist darauf hin, daß das Cholesterin der LDL nicht nur direkt aus dem VLDL stammt.

Die Harnsäurekonzentration im Plasma war unter allen drei Diuretika angestiegen, und zwar unter Chlorthalidon um 32%, unter Hydrochlorothiazid und Furosemid nur um 21% und 22%. Zwischen dem Harnsäurespiegel und dem Spiegel

Tabelle 1 c. Triglyceride (TG), Cholesterin (CHOL) und Phospholipide (PHOS) in LDL (μmol/l $\pm$ SD) bei 12 männlichen Probanden während dreiwöchiger Behandlung mit Diuretika

Diuretikum / Substrat	Leerphase	100 mg tgl. Chlorthalidon	100 mg tgl. Hydrochloroth.	2 × 40 mg tgl. Furosemid
TG	290 ± 55	310 ± 57	285 ± 58	316 ± 89
% Differenz		+7	−2	+9
CHOL	2640 ± 575	2909 ± 597	2910 ± 743	2745 ± 570
% Differenz		+ 10 [a]	+ 10 [a]	+4
PHOS	851 ± 124	857 ± 316	845 ± 310	899 ± 188
% Differenz		+0,7	−0,7	+6

Paired t-Test: [a] $p < 0,05$

Tabelle 1 d. Triglyceride (TG), Cholesterin (CHOL) und Phospholipide (PHOS) in HDL (μmol/l $\pm$ SD) bei 12 männlichen Probanden während dreiwöchiger Behandlung mit Diuretika

Diuretikum / Substrat	Leerphase	100 mg tgl. Chlorthalidon	100 mg tgl. Hydrochloroth.	2 × 40 mg tgl. Furosemid
TG	135 ± 30	140 ± 20	147 ± 20	148 ± 40
% Differenz		+4	+9	+9,5
CHOL	1329 ± 230	1284 ± 190	1336 ± 200	1295 ± 190
% Differenz		−3	+0,5	−2,5
PHOS	1089 ± 148	1025 ± 106	1069 ± 143	1084 ± 149
% Differenz		−5	−1	−0,25

Paired t-Test: Differenzen nicht signifikant

der Lipide in den VLDL und dem Cholesterin in den LDL war keine Korrelation zu finden, so daß kein kausaler Zusammenhang zwischen Harnsäure-Anstieg und Lipidanstieg angenommen werden kann.

Schließlich haben wir gaschromatografisch die freien Fettsäuren als Methylester nach der Methode von *Grünert* bestimmt. Die stärksten Fraktionen sind hierbei die Palmitin- und die Ölsäure.

Sie sehen in Tabelle 2, daß beide unter der Behandlung mit den Diuretika signifikant erhöht waren. Das könnte auf einer erhöhten Freisetzung aus den Fettdepots beruhen, so daß mehr Substrat zur Synthese von Triglyceriden, Phospholipiden und Cholesterin in der Leber zur Verfügung stünde. Daraus könnte die vermehrte Bildung von VLDL resultieren.

Wenigstens zwei Mechanismen kommen für die erhöhte Freisetzung von Fettsäuren aus den Fettdepots in Frage, ein direkter und ein indirekter. Der direkte Mechanismus wäre mit der von *Senft* et al. 1966 beschriebenen Hemmung der Phosphodiesterase durch Diuretika zu erklären. Der indirekte Mechanismus könnte auf die reaktive Sympathicuserregung zurückgehen, die der durch Diuretika hervorgerufenen Verminderung des peripheren Widerstandes folgt. Dadurch würde es

Tabelle 2. Zunahme der freien Palmitin- (C 16) und Ölsäure (C 18:1) im Plasma (μmol/l$\pm$SD) von 9 männlichen Probanden während dreiwöchiger Behandlung mit Diuretika

Diuretikum / FFA	Leerphase	100 mg tgl. Chlorthalidon	100 mg tgl. Hydrochloroth.	2 × 40 mg tgl. Furosemid
C 16	172 ± 50	253 ± 63	207 ± 50	208 ± 56
% Zunahme		47[a]	20[a]	20[a]
C 18:1	153 ± 69	198 ± 67	189 ± 90	206 ± 57
% Zunahme		29[a]	24	35[a]

Paired t-Test: [a] $p<0{,}025$

über eine Stimulation der andrenergen β-Receptoren zur Aktivierung der Adenylcyclase und ebenfalls zum Anstieg des cyclischen 3'5'-AMPs kommen, das die Lipolyse induziert.

Aufgrund der vorgelegten Befunde ist festzuhalten, daß als Begleiteffekt bei der Thiazid-Anwendung eine Erhöhung der VLDL-Fraktion und des Cholesterins in der LDL-Fraktion auftritt. Krankhaft erhöhte Werte werden bei gesunden jungen Männern jedoch nicht erreicht. Ob dies bei bestimmten Krankheiten vorkommen kann, und ob die Steigerung der Lipoproteine Krankheitswert besitzt, ist ungeklärt. Wenn eine Senkung der Lipoproteine angestrebt wird, sind Thiazid-Diuretika sicher nicht vorteilhaft.

4. Klinik

Moderation: F. KRÜCK

Untersuchung zur Dosis-Wirkungs-Beziehung und Wirkungsdauer von Bemetizid und der Kombination Bemetizid/Triamteren (1:2) bei Probanden

H.-J. Hoppe

Mein Vortrag beinhaltet die Ergebnisse einer Bilanzstudie zur diuretischen und saluretischen Wirkung des Hydrochlorothiazid-Derivates Bemetizid und der Kombination dieses Diuretikums mit Triamteren im Verhältnis 1:2.

Das Ziel dieser Studie war, eine Dosis-Wirkungs-Beziehung aufzustellen und eine maximal diuretisch und saluretisch wirkende Dosis zu ermitteln sowie die Wirkungsdauer des Präparates nach Gabe von oralen Einzeldosen zu untersuchen. Außerdem sollte die Wirkung der Einzelkomponente Bemetizid mit der nach zusätzlicher Gabe von Triamteren verglichen werden.

Abbildung 1. Für diese Studie haben wir ein Versuchsmodell gewählt, das von den üblichen Methoden abweicht. Die Studie wurde mit 6 Probanden (2 männliche und 4 weibliche Probanden) durchgeführt, die sich für die insgesamt 32 tägige Dauer stationär in der Klinik des IPHAR-Institutes unter ärztlicher Kontrolle aufhielten. Die Probanden waren nach den Ergebnissen der Voruntersuchung einschließlich der Kreatinin-Clearance als klinisch gesund anzusehen.

Für die Dauer der Studie erhielten die Probanden eine Diät, die einer täglichen Zufuhr von 150 mval Na, 90 mval K und 2 l Flüssigkeit entsprach. Kontrolliert wurden täglich kardiovaskuläre Parameter und die Serumelektrolyte Na, K, Ca.

Die Wirkung von Bemetizid und Bemetizid/Triamteren wurde durch Kontrolle von Körpergewicht, Na, K, Ca, Harnsäureausscheidung sowie Urinvolumen und Urin-pH geprüft. Die Medikamente wurden morgens um 8.00 h und nüchtern verabreicht und die Parameter in den Intervallen 0–3, 3–6, 6–9, 9–12, 12–24 h gemessen.

```
KOLLEKTIV:           6 GESUNDE PROBANDEN

VORUNTERSUCHUNGEN:   ANAMNESE UND INTERNISTISCHE UNTERSUCHUNG
                     KLINISCH-CHEMISCHE LABORUNTERSUCHUNG EINSCHL.
                     KREATININ CLEARANCE

BEDINGUNGEN:         NATRIUM ZUFUHR = 150 MVAL/DIE
                     KALIUM ZUFUHR  =  90 MVAL/DIE
                     FLÜSSIGKEIT    =   2 L/DIE

VERLAUFSKONTROLLE:   BLUTDRUCK, PULSFREQUENZ, EKG, SERUM-ELEKTROLYTE (TÄGLICH)

PARAMETER:           KÖRPERGEWICHT (24 H P.A.)
                     URIN: PH, VOLUMEN, NATRIUM, KALIUM, CALCIUM, HARNSÄURE
                     (MEßINTERVALL: 0-3, 3-6, 6-9, 9-12, 12-24, 24-36, 36-48, 48-60, 60-72)
                     PHARMAKOKINETIK
```

Abb. 1

Jeweils innerhalb von 24 h vor der nächsten Applikation wurde die innerhalb von 48 h nach der vorangegangenen Applikation unter dem Einfluß des Medikaments zusätzlich ausgeschiedene Na-, K- und Flüssigkeitsmenge substituiert.

An den medikamentfreien Tagen erfolgten die Messungen in den Intervallen 24–36, 36–48, 48–60 und 60–72 h.

Außerdem wurden an bestimmten Tagen Blutproben für pharmakokinetische Bestimmungen von Bemetizid und Triamteren entnommen.

Abbildung 2. Diese Abbildung zeigt den Studienablauf mit den verschiedenen Applikationstagen. Nach einer Einstellphase von 4 Tagen wurde Placebo verabreicht. Danach wurden die verschiedenen Dosen in der angegebenen Reihenfolge im Abstand von 3 Tagen gegeben (s. Abb. 2) (Gabe von Diucomb, andere galenische Form). Zum Abschluß der Studie wurde eine Einzelgabe von 5 mg angeschlossen.

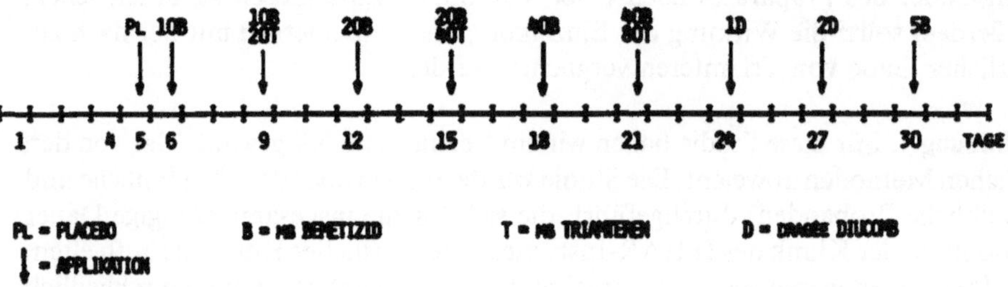

Abb. 2. Studiendesign

Abbildung 3. Aus dieser Abbildung ist der Verlauf des mittleren Körpergewichts ersichtlich. Die Standardabweichungen blieben in etwa gleich und sind in diesem Dia nicht eingezeichnet.

Es ist zu erkennen, daß die Elektrolyt- und Flüssigkeitssubsitution zu einer deutlichen Zunahme vor der nächsten Medikamentengabe führte.

Aus der Abnahme des Körpergewichtes läßt sich eine erste Dosis-Wirkungs-Beziehung ableiten, die in der nächsten Abbildung aufgeführt ist.

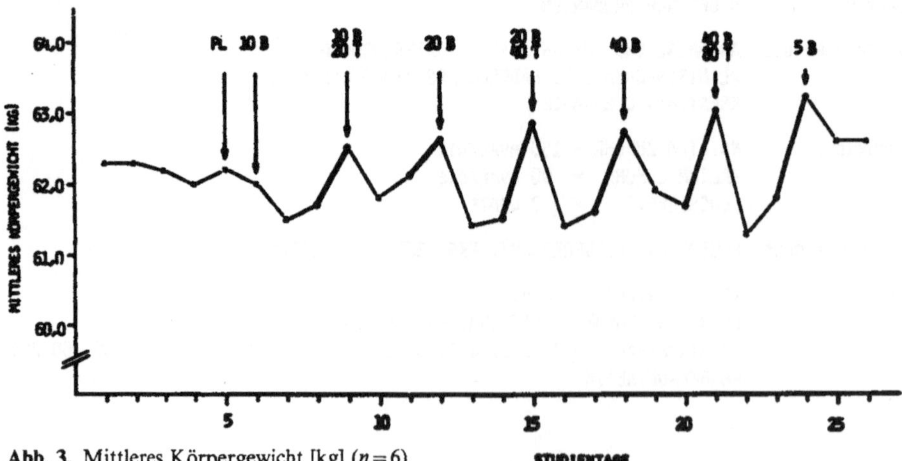

Abb. 3. Mittleres Körpergewicht [kg] ($n = 6$)

Abbildung 4. Um die nachfolgenden Dosis-Wirkungs-Beziehungen besser vergleichen zu können, sind die negativen Differenzen (Abnahme des Körpergewichtes) auf der Ordinate nach oben gezeichnet.

Aus der Abbildung ist ersichtlich, daß nach Gabe von 20 mg Bemetizid (Kreuze) eine größere Abnahme des Körpergewichtes als nach 10 mg Bemetizid gefunden wird, während 40 mg eine geringere Abnahme als die Gabe von 20 mg Bemetizid bewirkt (Abnahmen 0,5–1,7 kg).

Für die Kombination Bemetizid/Triamteren ist die mittlere Abnahme im allgemeinen größer als nach Einzelgabe von Bemetizid. Während der Unterschied nach Gabe von 10 und 20 mg Bemetizid + Triamteren nicht besonders groß ist, wird nach Gabe von 40/80 mg Bemetizid + Triamteren eine deutlich größere Abnahme des Körpergewichtes gefunden. Diese Beobachtung wird auch durch die Gabe von Diucomb (25/50 bzw. 50/100 mg Bemetizid + Triamteren) bestätigt, die praktisch einer Wiederholung des Experiments gleichkommt.

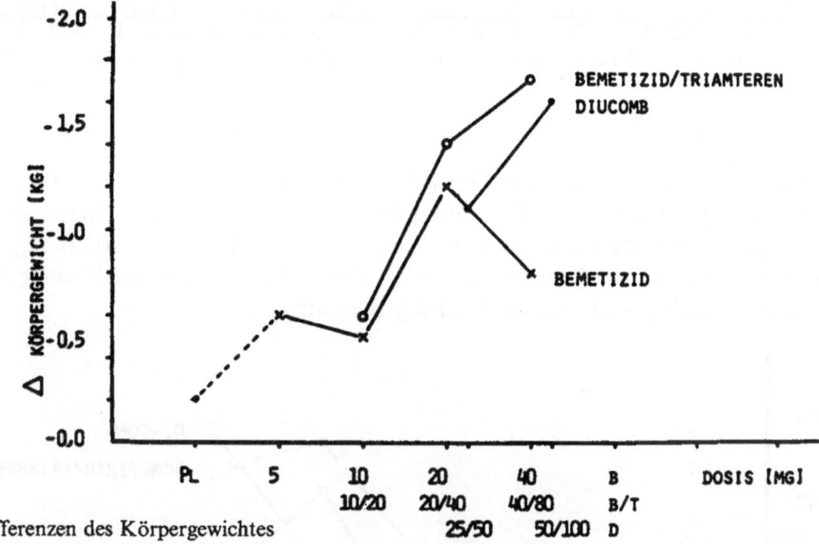

Abb. 4. Differenzen des Körpergewichtes

Abbildung 5. Diese Abbildung zeigt die Urinausscheidung innerhalb der ersten 24 h nach Placebo oder Medikamentengabe. Die schmalen Säulen kennzeichnen die Urinausscheidung in den 3-h-Intervallen, die dicke Säule die Ausscheidung im Intervall 12–24 h, und die gestrichelte Linie gibt die Ausscheidung in ml/24 h an. Man erkennt bereits nach Gabe von 5 mg Bemetizid eine deutliche Diurese, die mit 123 ± 14 ml/h über den 82 ± 14 ml/h nach Placebogabe liegt. In den meisten Fällen steigt die Diurese im Intervall 3–6 h p.a. an und bleibt bis 9–12 h ausgeprägt. Auch im nächtlichen Intervall 12–24 h ist eine größere Urinausscheidung als nach Placebogabe erkennbar, so daß eine Wirkungsdauer von mehr als 12 h anzunehmen ist. In dieser Darstellung fällt auf, daß in der Kombination mit Triamteren vor allem die nächtliche Ausscheidung größer ist als nach alleiniger Gabe von Bemetizid, so daß die für die Kombination unter den Studienbedingungen gefundene erhöhte Diurese vor allem durch die verlängerte Wirkung im nächtlichen Intervall zustande kommt.

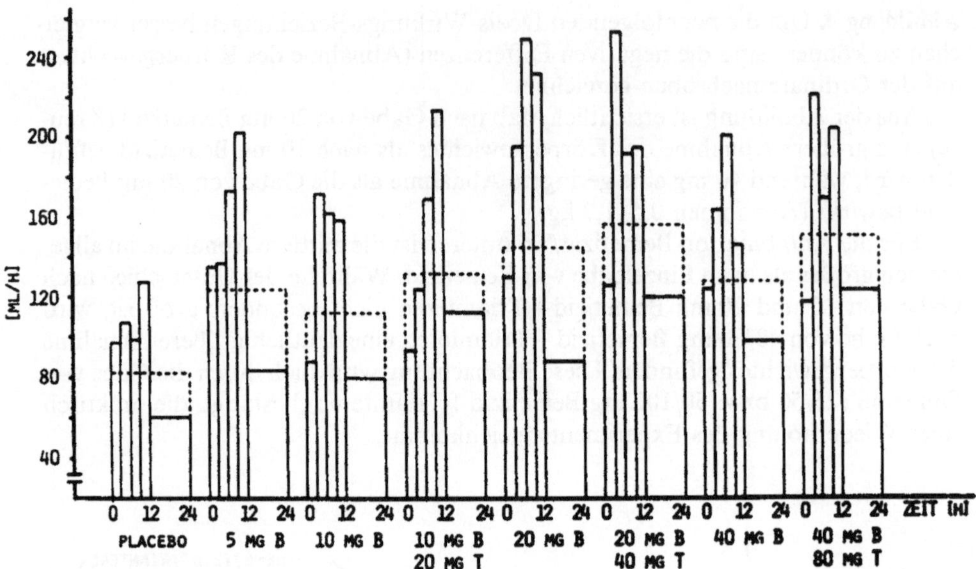

Abb. 5. Mittleres Urinausscheidungsvolumen [ml/h]

Abbildung 6. Aus dieser geht die Dosis-Wirkungs-Beziehung für die mittlere Urinausscheidung hervor. Die Kombination hat eine größere Urinausscheidung zur Folge, wobei das Maximum der Diurese nach Gabe von 20/40 mg Bemetizid/Triamteren (154 ± 10 ml/h) gefunden wird. Die Wirkung der Monogabe von 40 mg liegt niedriger als die nach 20 mg Bemetizid.

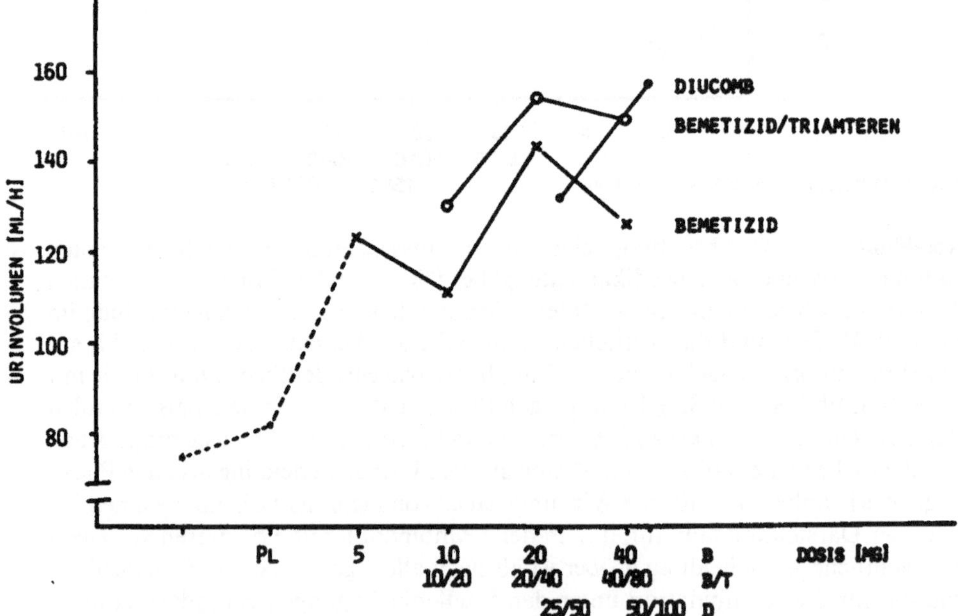

Abb. 6. Mittleres Urinausscheidungsvolumen [ml/h] (Vortag 4, Placebo, Bemetizid, Bemetizid + Triamteren)

Dagegen wird zwischen der Gabe von 1 und 2 Dragees Diucomb eine Zunahme der Urinausscheidung beobachtet. Insgesamt ist die Diurese nicht wesentlich größer, als bereits nach Gabe von 40/80 mg Bemetizid + Triamteren (157 ± 33 ml/h) gefunden wird. Die Gabe von 5 mg (123 ± 14 ml/h) zeigt jedoch einen relativ großen diuretischen Effekt, der größer als nach Gabe von 10 mg Bemetizid (111 ± 19 ml/h) ist. Zwischen den Applikationen liegt ein Intervall von 25 Tagen. Dieser relativ große Effekt könnte durch die Studienbedingungen zu erklären sein, jedoch bleibt unbestritten, daß für 5 mg Bemetizid ein diuretischer Effekt nachweisbar ist. Auf die Studienbedingungen werde ich zum Schluß meines Vortrages zurückkommen.

Abbildung 7. Diese Abbildung zeigt im wesentlichen die Wirkungsdauer der mittleren Natriurese, angegeben in mval/h. Sie entspricht im wesentlichen der diuretischen Wirkung und erreicht ihr Maximum im Intervall 3–6 h. Zwischen 9 und 12 h ist die Wirkung deutlich nachweisbar und auch im Intervall 12–24 h. An den hier nicht eingezeichneten 2. und 3. Tagen nach Medikamentengabe wird in den ersten 20 Tagen der Studie eine Natriumretention beobachtet, so daß die Wirkung der einzelnen Dosen nicht länger als 24 h unter den Studienbedingungen nachweisbar ist.

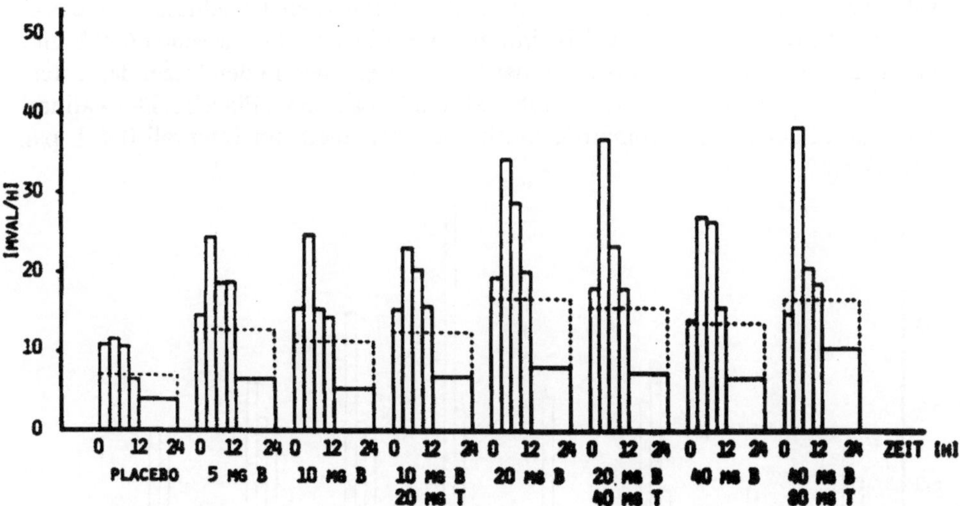

Abb. 7. Mittlere Natriumausscheidung im Urin [mval/h]

Abbildung 8. Diese Abbildung zeigt die Dosis-Wirkungs-Beziehung für die Natriurese (Placebo: $7,0 \pm 1,0$ mval/h). Für die Natriumausscheidung wird, wie bereits angedeutet, eine Zunahme in der Kombination gefunden, vor allem nach Gabe von 10/20 ($11,3 \pm 2,1$ mval/h) und 40/80 ($16,7 \pm 1,3$ mval/h) Bemetizid + Triamteren. Die ebenfalls geprüfte Dosis von 2 Dragees Diucomb (50/100 mg Bemetizid + Triamteren) ($20,7 \pm 4,0$) erreichte den höchsten Wert der Natriumausscheidung, während 40 mg Bemetizid auch für die Natriumausscheidung eine geringere Wirkung als die Gabe von 20 mg Bemetizid aufweist.

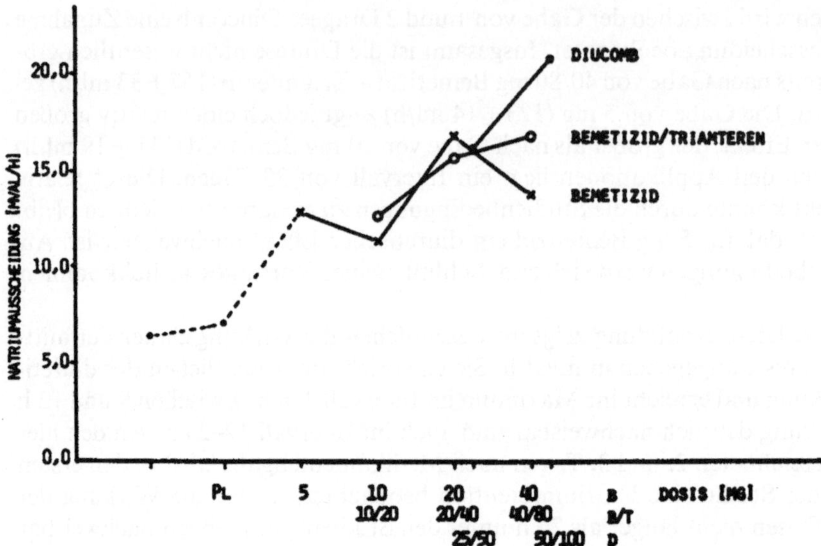

Abb. 8. Mittlere Natriumausscheidung im Urin (Vortag 4, Placebo, Bemetizid, Bemetizid + Triamteren)

Abbildung 9. Aus dieser Abbildung geht die Wirkungs-Zeit-Beziehung für die Kaliumausscheidung hervor. Das Maximum der Kaliurese liegt zwischen 6–9 h und damit zeitlich hinter dem Maximum der Natriurese. Auch in den folgenden Intervallen ist die Kaliumausscheidung höher als ein Vergleich zu Placebo. Der kaliumsparende Effekt der Kombination macht sich vor allem im Intervall 0–6 h p.a. bemerkbar.

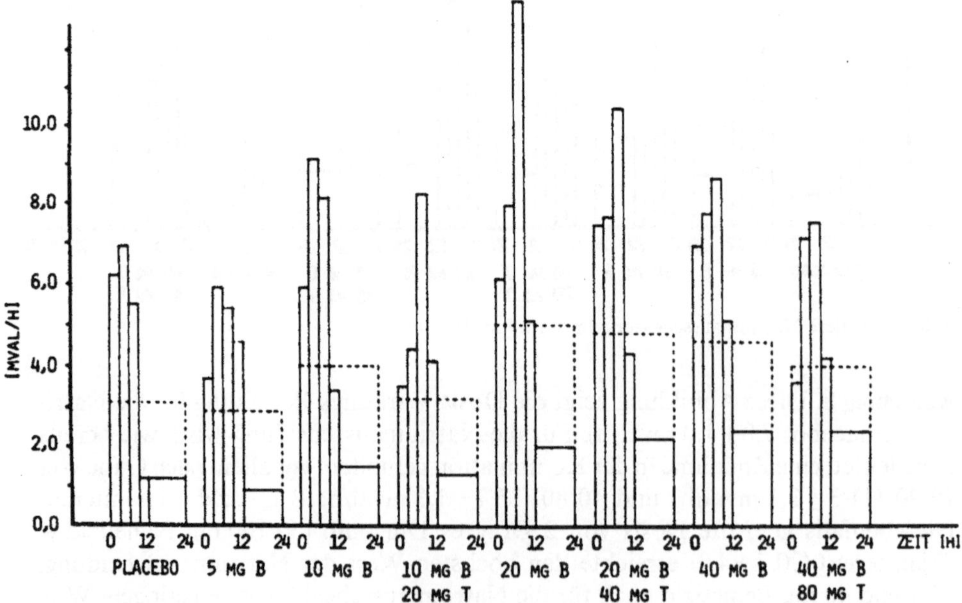

Abb. 9. Mittlere Kaliumausscheidung im Urin [mval/h]

Abbildung 10. Die Dosis-Wirkungs-Beziehung für die Kaliurese (Placebo 3,1 ± 0,2) zeigt, daß das Maximum der erhöhten Kaliumausscheidung nach Gabe von 20 mg Bemetizid (5,0 ± 0,6 mval/h) erreicht ist. Die zusätzliche Gabe von Triamteren hemmt die vermehrte Kaliurese in allen geprüften Fällen, wobei nach Gabe von 50/ 100 mg Bemetizid + Triamteren (2 Dragees Diucomb) der größte kaliumsparende Effekt gefunden wird. Die Dosis von 5 mg zeigt keine erkennbare zusätzliche Kaliurese.

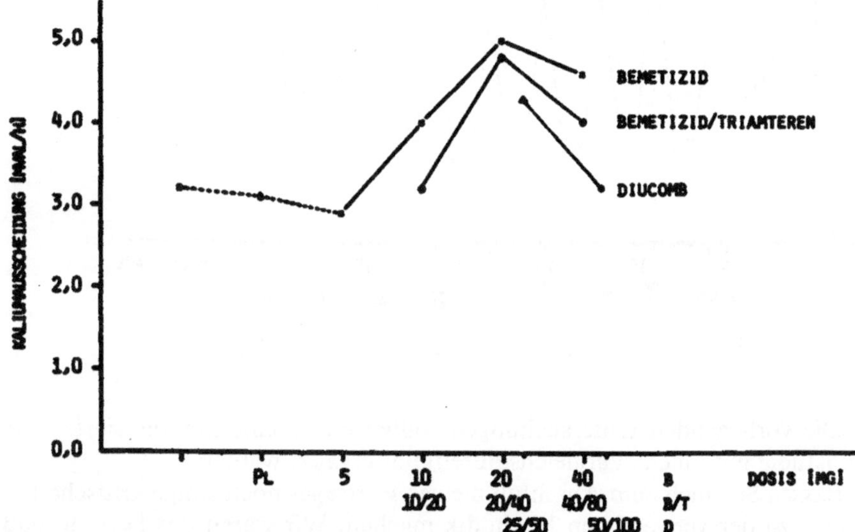

Abb. 10. Mittlere Kaliumausscheidung im Urin (Vortag 4, Placebo, Bemetizid, Bemetizid + Triamteren)

Abbildung 11. In dieser Abbildung sind die Natrium-Kalium-Quotienten im chronologischen Ablauf der Studie aufgezeichnet. Wie nach den vorangegangenen Ergebnissen zeigt die Kombination die günstigeren Quotienten als die Monogabe von Bemetizid. Das Maximum mit 6,5 wird nach Gabe von 50/100 mg Bemetizid + Triamteren erreicht. Für die übrigen Dosen liegt der Quotient zwischen 2,8 und 4,4. Weiterhin geht aus dieser Abb. hervor, daß der Na-K-Quotient an den Tagen zwischen den Medikamententagen bei ca. 1,3 liegt, also unterhalb des Wertes nach Ende der 4 tägigen Einstellphase vor Beginn der Studie.

Zusammenfassend läßt sich feststellen, daß aus den Ergebnissen der Studie hervorgeht, daß für die geprüften Parameter Urinausscheidung, Körpergewicht, Natrium- und Kaliumausscheidung eine maximal effektive Dosis von 20 mg Bemetizid anzunehmen ist. Die minimal effektive Dosis für die diuretische und saluretische Wirkung dürfte kleiner als 5 mg/Proband sein. Die zusätzliche Gabe von Triamteren im Gewichtsverhältnis 1:2 führt zu der erwartenden Zunahme der Effekte, wobei ein kaliumsparender Effekt der Kombination nachgewiesen werden konnte. Die Wirkungsdauer von Bemetizid beträgt nach diesen Untersuchungen mehr als 12 h, wobei in der Kombination eine Zunahme der Wirkung im Intervall 12–24 gefunden wird.

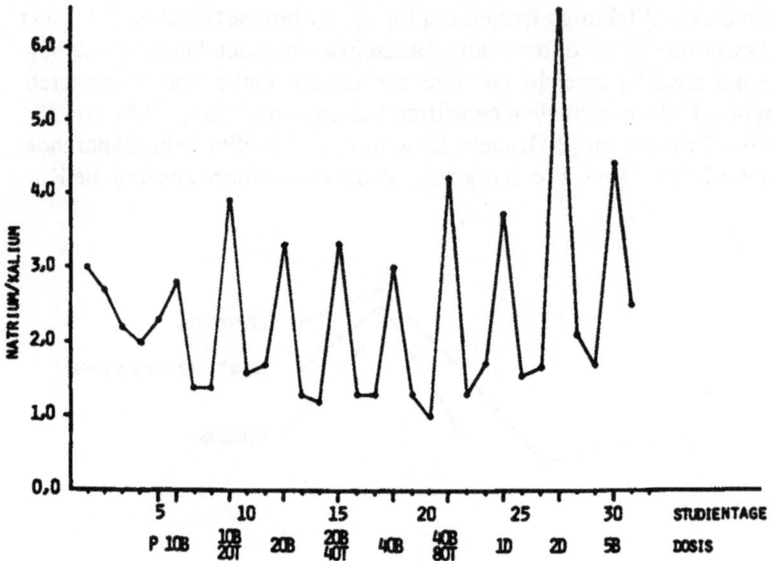

Abb. 11. Verlauf des Natrium-Kalium-Quotienten

Die vorliegenden Untersuchungen sollten durch eine randomisierte Doppel-
blindstudie mit einem Vergleichsdiuretikum ergänzt werden.

Lassen Sie mich zum Abschluß meines Vortrages noch einige kritische Bemerkungen zu der verwendeten Methodik machen. Wir waren uns bewußt, daß die
Diuretika-Gabe zu verschiedenen Kompensationsmechanismen führt, die sich unter anderem in einem Rebound-Phänomen äußert. Die Analyse der Studienergeb-
nisse zeigt, daß innerhalb von drei Tagen die stimulierte Na-Retention nicht been-
det ist. Zum anderen ist zu vermuten, daß der Grad der Natrium-Retention während einer 32tägigen Dauer nicht konstant bleibt, sondern als bekanntes Escape-
Phänomen eher abnimmt. Ein Hinweis für dieses Escape-Phänomen könnte in der
in unserer Studie gefundenen relativ großen Wirkung von 5 mg Bemetizid gesehen
werden im Vergleich zur Gabe von 10 mg. Wir glauben jedoch, daß die durchge-
führte Substitution mit Elektrolyten und Flüssigkeit einen Teil dieser Nachteile
aufwiegt und der Vorteil der gewählten Methodik ist, daß in relativ kurzer Zeit mit
demselben Probandenkollektiv eine Dosis-Wirkungs-Beziehung mit relativ vielen
Prüfdosen aufgestellt werden kann.

Wirkung von Bemetizid allein und in Kombination mit Triamteren auf die Elektrolytausscheidung und den Stoffwechsel des gesunden Menschen

F. Matzkies

Die diuretische Wirkung von Bemetizid und Triamteren wurde in mehreren Versuchen nachgewiesen [1, 2, 7]. Auch über die Kombination von Bemetizid und Triamteren wurde bereits berichtet [8, 9]. Ziel der vorliegenden Arbeit war es, die Wirkungsstärke von Bemetizid und der Kombination von Bemetizid und Triamteren auf die Wasser- und Elektrolytausscheidung des gesunden Erwachsenen zu untersuchen. Gleichzeitig ergab sich hierbei die Möglichkeit, blutchemische Veränderungen zu erfassen.

Probanden und Methoden

Die Untersuchungen wurden an 8 gesunden Erwachsenen im Alter von 22–40 Jahren durchgeführt. In der Untersuchungsgruppe befanden sich 4 Männer und 4 Frauen. Die durchschnittliche Körpergröße betrug 170 ± 5 cm. Das durchschnittliche Körpergewicht lag am Untersuchungsbeginn bei $65,5 \pm 11$ kg.

Alle Probanden wurden über einen Zeitraum von 8 Tagen mit einer genau definierten Menge einer Formeldiät (Biosorbin MCT) unter Zulage von 0,1 g Kochsalz pro kg und Tag ernährt. Die Nährstoffzufuhr richtete sich dabei nach dem Körpergewicht. 5 Personen bekamen 4 Beutel Biosorbin MCT, 3 Personen 3 Beutel Biosorbin MCT. Die Natriumzufuhr wurde auf das Gewicht bezogen. Bei einer Zufuhrrate von 0,1 g Kochsalz pro kg und Tag lag sie zwischen 150 mval und 216 mval pro 24 h.

Auch die Flüssigkeitszufuhr wurde für jeden Probanden festgelegt. Bei 4 Personen betrug die Flüssigkeitsaufnahme in 24 h 2 800 ml, bei 3 Personen 2 600 ml pro 24 h und bei 1 Person 2 100 ml pro 24 h. Als Flüssigkeit wurde die mineralarme Adelholzner Primusquelle verwendet. Während der gesamten Beobachtungsperiode von 8 Tagen wurde der 24-h-Urin zur Ermittlung der in Tabelle 3 und 4 angegebenen Parameter gesammelt.

Über den gleichen Zeitraum wurde morgens und mittags der Blutdruck gemessen.

Am 4. Tag nach Versuchsbeginn wurden für weitere 4 Tage 50 mg Bemetizid im ersten Versuch und im zweiten Versuch 50 mg Bemetizid in Kombination mit 100 mg Triamteren (2 Dragees Diucomb) eingesetzt.

Am Beginn der Behandlung, nach 4 Tagen Ernährung mit der Formeldiät sowie nach weiteren 4 Tagen unter Gabe des Diuretikums, wurde Blut zur Bestimmung der in Tabelle 1 und 2 angegebenen Parameter entnommen. Die statistische Überprüfung des Datenmaterials erfolgte mit dem multiplen Paardifferenztest nach *Wilcoxon* u. *Wilcox.*

Tabelle 1. Verhalten blutchemischer Werte unter Applikation von 50 mg Bemetizid. Die Ernährung erfolgte mit Biosorbin MCT unter Zulage von 0,1 g Kochsalz/kg/Tag. Angegeben sind Mittelwert und Standardabweichung ($n=8$ gesunde Erwachsene, $t=8$ Tage)

Behandlung	Ausgangswerte unter Normalkost		4 Tage Formeldiät		4 Tage Formeldiät und 1 × 2 Tabl. Bemetizid (50 mg Bemetizid)	
Natrium (mval/l)	146 ±	2	144 ±	5	·142 ±	2
Kalium (mval/l)	4,2±	0,3	4,3±	0,3	3,7±	0,2
Magnesium (mmol/l)	0,8±	0,1	0,9±	0,2	0,8±	0,1
Kalzium (mval/l)	5,0±	0,2	5,1±	0,3	5,4±	0,1
Phosphor (mg/100 ml)	3,9±	0,7	3,3±	0,6	3,6±	0,5
Chlorid (mval/l)	113 ±	4	109 ±	3	99 ±	2
Kreatinin (mg/100 ml)	1,0±	0,2	1,0±	0,2	1,1±	0,1
Harnstoff (mg/100 ml)	14 ±	5	15 ±	4	20 ±	3
Harnsäure (mg/100 ml)	5,2±	1,7	4,9±	1,2	6,7±	1,0
Neutralfett (mg/100 ml)	90 ±	27	88 ±	35	77 ±	24
Cholesterin (mg/100 ml)	183 ±	17	179 ±	15	198 ±	19
Bilirubin (mg/100 ml)	0,6±	0,4	0,7±	0,4	0,9±	0,5
SGOT (U/l)	13 ±	3	8 ±	1	9 ±	1
SGPT (U/l)	15 ±	8	11 ±	5	7 ±	3
yGT (U/l)	11 ±	9	11 ±	7	14 ±	7
Alk. Phosphatase (U/l)	62 ±	12	55 ±	9	59 ±	12
Albumin (g/100 ml)	4,7±	0,3	4,7±	0,3	5,1±	0,2
Ges. Eiweiß (g/100 ml)	7,1±	0,5	6,9±	0,4	7,6±	0,3
Glucose (mg/100 ml)	92 ±	7	89 ±	5	90 ±	7
Hämoglobin (g/100 ml)	14,6±	1,5	13,6±	1,6	13,9±	2,2
Erythrozyten ($Z \times 10^6$)	4,6±	0,4	4,3±	0,4	4,6±	0,7
Leukozyten ($Z \times 10^3$)	6 700 ±	1 936	6 438 ±	2 414	8 113 ±	4 955
Thrombozyten ($Z \times 10^3$)	237 125 ±	41 122	260 625 ±	49 057	244 375 ±	109 544
Hämatokrit (%)	44,0−	3,9	38,8±	4,2	39,4±	4,6
LDH (U/l)	185 ±	31	171 ±	33	179 ±	38
Eisen (mikro-g/100 ml)	99 ±	54	107 ±	47	110 ±	66
BKS (mm nach Westergreen)	16/30 ± 7/ ± 10		12/23 ± 7/ ± 13		15/29 ± 13/ ± 17	

Die unterstrichenen Zahlen sind vom Ausgangswert im Wilcoxon-Paardifferenztest signifikant verschieden ($p < 0,005$)

Ergebnisse

1. Verträglichkeit. Unter Applikation von 50 mg Bemetizid kam es bei 2 Probanden zu Muskelschmerzen und bei 2 weiteren zu einem allgemeinen Schwächegefühl.

Nach Zufuhr von 50 mg Bemetizid in Kombination mit Triamteren verspürten 2 Probanden, etwa 4 Stunden nach Tabletteneinnahme, ein Druckgefühl in der Lumbalregion. 4 Probanden gaben am 4. Tag nach Behandlungsbeginn ein allgemeines Schwächegefühl an. 2 Probanden berichteten über Atembeschwerden.

2. Blutchemische Parameter. Unter Applikation von 50 mg Bemetizid fiel innerhalb von 4 Tagen die Kaliumkonzentration signifikant von 4,3 auf 3,7 mval/l ab. Die Chloridkonzentration ging von 109 auf 99 mval/l zurück ($p < 0,05$).Die Kon-

Tabelle 2. Verhalten blutchemischer Werte unter Applikation von 50 mg Bemetizid in Kombination mit 100 mg Triamteren. Die Ernährung erfolgte mit Biosorbin MCT unter Zulage von 0,1 g Kochsalz/kg/Tag. Angegeben sind Mittelwerte und Standardabweichung ($n=8$ gesunde Erwachsene, $t=8$ Tage)

Behandlung	Ausgangswerte unter Normalkost		4 Tage Formeldiät		4 Tage Formeldiät und 1 × 2 Tabl. Diucomb (50 mg Bemetizid und 100 mg Triamteren)	
Natrium (mval/l)	147 ±	2	145 ±	2	143 ±	2
Kalium (mval/l)	4,5±	0,3	4,6±	0,2	3,9±	0,3
Magnesium (mmol/l)	0,9±	0,1	0,9±	0,1	1,0±	0,4
Kalzium (mval/l)	5,1±	0,1	5,2±	0,2	5,5±	0,1
Phosphor (mg/100 ml)	3,2±	0,6	3,2±	0,5	3,5±	0,5
Chlorid (mval/l)	111 ±	2	110 ±	2	100 ±	3
Kroatinin (mg/100 ml)	1,1±	0,1	1,1±	0,2	1,3±	0,2
Harnstoff (mg/100 ml)	15 ±	5	14 ±	3	22 ±	5
Harnsäure (mg/100 ml)	5,9±	1,3	4,8±	0,9	6,8±	1,3
Neutralfett (mg/100 ml)	77 ±	25	87 ±	25	94 ±	29
Cholesterin (mg/100 ml)	184 ±	23	176 ±	25	200 ±	28
Bilirubin (mg/100 ml)	0,6±	0,3	0,8±	0,5	1,0±	0,5
SGOT (U/l)	14 ±	5	9 ±	2	12 ±	2
SGPT (U/l)	14 ±	7	5 ±	4	9 —	4
yGT (U/l)	13 ±	10	13 ±	8	13 ±	9
Alk. Phosphatase (U/l)	61 ±	13	54 ±	12	65 ±	12
Albumin (g/100 ml)	4,8±	0,3	4,8±	0,3	5,2±	0,1
Ges. Eiweiß (g/100 ml)	6,9±	0,4	6,9±	0,3	7,7±	0,3
Glucose (mg/100 ml)	97 ±	6	84 ±	5	89 ±	6
Hämoglobin (g/100 ml)	14,2±	1,7	14,0±	2,1	15,5±	1,5
Erythrozyten ($Z \times 10^6$)	4,5±	0,4	4,5±	0,6	5,0±	0,5
Leukozyten ($Z \times 10^3$)	6400 ±	2314	4888 ±	1143	5350 ±	1616
Thrombozyten ($Z \times 10^3$)	262750 ±	56601	257375 ±	46992	322625 ±	61314
Hämatokrit (%)	42,0±	3,7	39,7±	5,2	42,0±	2,9
LDH (U/l)	193 ±	37	174 ±	31	183 ±	34
Eisen (mikro-g/100 ml)	98 ±	59	121 ±	79	149 ±	64
BKS (mm nach Westergreen)	10/20±5/±10		6/15±3/±8		15/31±10/±20	

Die unterstrichenen Zahlen sind von den Vorwerten signifikant verschieden $p < 0,005$ (Wilcoxon-Paardifferenztest)

zentration von Harnstoff stieg von 15 mg% auf 20 mg%, die der Harnsäure von 4,9 auf 6,7 mg% an. Eine signifikante Konzentrationserhöhung war auch für Albumin und Gesamteiweiß nachweisbar. Die Konzentrationen von Natrium, Magnesium, Kalzium, Phosphor, Kreatinin, Neutralfett, Cholesterin, Bilirubin sowie die Werte für die Serumtransaminasen, die Nüchternglucose und das periphere Blutbild zeigten keine signifikanten Veränderungen. Die Einzelwerte werden in Tabelle 3 wiedergegeben.

Auch unter der Gabe vom Bemetizid in Kombination mit Triamteren kam es zu einer signifikanten Reduktion der Kaliumkonzentration von 4,6 auf 3,9 mval/l. Die Chloridkonzentration fiel von 110 auf 100 mval/l ab. Die Konzentrationen von Natrium, Magnesium, Phosphor, Neutralfett, Glucose, die der Serum-

Tabelle 3. Körpergewicht, Ausscheidung von Wasser, Natrium, Kalium, Magnesium, Kalzium und Phosphor unter Ernährung mit Biosorbin MCT und 0,1 g Kochsalz/kg/Tag und Gabe von 50 mg Bemetizid. Angegeben sind Mittelwert und Standardabweichung ($n=8$ gesunde Erwachsene, $t=8$ Tage)

Behandlung		4 Tage Formeldiät				4 Tage Formeldiät und 1×2 Tabl. Bemetizid (50 mg Bemetizid)			
Tage		1	2	3	4	1	2	3	4
Wasser (ml)		1788 $\pm$471	2065 $\pm$356	1758 $\pm$183	1608 $\pm$250	2948 $\pm$466	2071 $\pm$426	1958 $\pm$294	1735 $\pm$238
Natrium (mval)		257 $\pm$ 59	262 $\pm$ 40	209 $\pm$ 43	176 $\pm$ 58	434 $\pm$ 93	251 $\pm$ 67	223 $\pm$ 56	189 $\pm$ 53
Kalium (mval)		70 $\pm$ 19	87 $\pm$ 17	83 $\pm$ 23	91 $\pm$ 23	110 $\pm$ 23	101 $\pm$ 18	112 $\pm$ 9	117 $\pm$ 10
Magnesium (mmol)		4,3$\pm$ 1,4	4,6$\pm$ 1,3	5,1$\pm$ 1,4	4,8$\pm$ 1,1	6,7$\pm$ 1,6	5,7$\pm$ 1,3	5,3$\pm$ 1,1	5,2$\pm$ 1,2
Kalzium (mmol)		5,1$\pm$ 1,8	6,0$\pm$ 1,8	5,5$\pm$ 1,6	4,8$\pm$ 1,0	5,5$\pm$ 2,2	4,0$\pm$ 1,8	3,4$\pm$ 1,3	3,6$\pm$ 2,0
Phosphor (mmol)		14 $\pm$ 8	11 $\pm$ 7	13 $\pm$ 7	14 $\pm$ 6	15 $\pm$ 8	16 $\pm$ 5	17 $\pm$ 7	19 $\pm$ 8
Harnsäure (mg)		492 $\pm$140	414 $\pm$ 64	407 $\pm$ 63	362 $\pm$ 67	363 $\pm$ 90	320 $\pm$ 59	366 $\pm$132	389 $\pm$127
Körpergewicht (kg)	0	65,6$\pm$ 11,2	64,6$\pm$ 11,4	64,3$\pm$ 11,2	64,2$\pm$ 11,2	62,6$\pm$ 11,3	62,2$\pm$ 11,3	61,9$\pm$ 11,3	61,8$\pm$ 11,3
	1	65,2$\pm$ 11,2							
Chlorid (mmol)		184 $\pm$ 81	220 $\pm$ 97	191 $\pm$ 74	146 $\pm$ 55	252 $\pm$145	199 $\pm$ 97	183 $\pm$111	159 $\pm$ 73

Die unterstrichenen Zahlen unterscheiden sich zu den Werten von der Medikation signifikant ($p=0,025$)

Tabelle 4. Körpergewicht, Ausscheidung von Wasser, Natrium, Kalium, Magnesium, Kalzium und Phosphor unter Ernährung mit Biosorbin MCT und 0,1 g Kochsalz/kg/Tag und Gabe von 50 mg Bemetizid in Kombination mit 100 mg Triamteren. Angegeben sind Mittelwerte und Standardabweichungen ($n=8$ gesunde Erwachsene, $t=8$ Tage)

Behandlung		4 Tage Formeldiät				4 Tage Formeldiät und 1×2 Tabl. Diucomb (50 mg Bemetizid und 100 mg Triamteren)			
Tage		1	2	3	4	1	2	3	4
Wasser (ml)		1539 $\pm$336	1913 $\pm$466	1668 $\pm$345	1680 $\pm$404	3000 $\pm$323	2133 $\pm$323	1814 $\pm$320	1923 $\pm$348
Natrium (mval)		197 $\pm$ 62	207 $\pm$ 47	183 $\pm$ 59	189 $\pm$ 57	413 $\pm$ 92	252 $\pm$ 36	217 $\pm$ 20	208 $\pm$ 41
Kalium (mval)		81 $\pm$ 23	91 $\pm$ 25	87 $\pm$ 16	83 $\pm$ 12	93 $\pm$ 23	94 $\pm$ 21	105 $\pm$ 22	108 $\pm$ 21
Magnesium (mmol)		5,1$\pm$ 1,7	5,2$\pm$ 1,7	5,1$\pm$ 1,2	5,3$\pm$ 1,3	7,5$\pm$ 1,3	7,0$\pm$ 1,4	6,3$\pm$ 1,4	5,8$\pm$ 1,7
Kalzium (mmol)		6,6$\pm$ 1,6	7,3$\pm$ 2,0	7,2$\pm$ 2,6	7,3$\pm$ 2,9	7,5$\pm$ 2,4	5,5$\pm$ 2,0	4,9$\pm$ 2,9	4,6$\pm$ 3,2
Phosphor (mmol)		23 $\pm$ 8	17 $\pm$ 7	18 $\pm$ 8	19 $\pm$ 5	20 $\pm$ 7	25 $\pm$ 9	26 $\pm$ 7	28 $\pm$ 5
Harnsäure (mg)		583 $\pm$ 77	432 $\pm$ 79	419 $\pm$ 78	426 $\pm$ 52	328 $\pm$ 58	318 $\pm$ 61	296 $\pm$ 45	374 $\pm$ 45
Körpergewicht (kg)	0	65,3$\pm$ 10,9	64,7$\pm$ 11,1	64,7$\pm$ 11,0	64,6$\pm$ 10,7	63,0$\pm$ 10,9	62,5$\pm$ 10,8	62,4$\pm$ 11,0	62,1$\pm$ 10,9
	1	65,1$\pm$ 10,9							
Chlorid (mmol)		213 $\pm$ 99	219 $\pm$ 44	179 $\pm$ 65	183 $\pm$ 41	416 $\pm$ 99	276 $\pm$ 31	216 $\pm$ 22	204 $\pm$ 41

Die unterstrichenen Zahlen unterscheiden sich vom Ausgangswert signifikant ($p<0,005$)

transaminasen, der LDH-Wert und die Eisenwerte zeigten keine signifikanten Änderungen gegenüber den Ausgangswerten.

Zu einem signifikanten Anstieg kam es für Kalzium, Kreatinin, Harnstoff, Harnsäure, Cholesterin, Bilirubin, Albumin, Gesamteiweiß, Hämoglobin, alkalische Phosphatase sowie Erythrozyten und Thrombozyten. Die Einzelwerte werden in Tabelle 4 zusammenfassend dargestellt.

3. Ausscheidung von Wasser, Natrium, Kalium, Magnesium, Kalzium und Phosphor. Die Applikation von 50 mg Bemetizid führt transitorisch zu einer Steigerung der Wasserausscheidung. Bereits am 3. und 4. Tag nach Behandlungsbeginn lag die Wasserausscheidung im gleichen Bereich wie ohne Gabe eines Diuretikums.

Die Natriumausscheidung stieg unter Bemetizid auf 434 mval pro 24 h initial signifikant an. Bereits am 2. Tag wurden Werte gefunden, wie sie ohne Gabe des Diuretikums auch beobachtet werden können. Die Kaliumausscheidung erhöhte sich von 91 auf 110 mval pro 24 h. Die Werte waren jedoch nicht signifikant. Am 1. Tag nach Gabe des Diuretikums kam es zu einer transitorischen Erhöhung der Magnesiumausscheidung von 4,8 auf 6,7 mmol pro 24 h. Im weiteren Verlauf ging die Ausscheidung rasch zurück.

Die Kalziumausscheidung zeigte am 3. Tag nach Behandlungsbeginn mit Bemetizid eine signifikante Reduktion. Die Phosphorausscheidung dagegen stieg langsam an. Beide Änderungen waren nicht signifikant. Die Harnsäureausscheidung fiel unter der purinfreien Formeldiät rasch ab. Unter Gabe des Diuretikums kam es initial zu einer weiteren Hemmung der Ausscheidung. Wegen des dadurch bedingten Konzentrationsanstieges erhöht sich später zwangsläufig wieder die Ausscheidung. Im Verhältnis zur Serumkonzentration blieb eine thiazidinduzierte Hemmung der Harnsäureclearance bestehen. Die Chloridausscheidung stieg unter Bemetizid von 146 mval pro 24 h auf 252 mval pro 24 h an. Im weiteren Verlauf wurde keine vermehrte Chloridausscheidung mehr beobachtet.

Unter Behandlung mit der Kombination aus Bemetizid und Triamteren zeigten sich ähnliche Veränderungen, wie sie unter Gabe von 50 mg Bemetizid alleine beobachtet wurden. So erhöhte sich die Wasserausscheidung nur initial. Die Natrium- und Chloridausscheidung stieg nur in den ersten 2 Tagen signifikant an. Sie betrug am 1. Tag 413 mval Natrium und 416 mval Chlorid pro 24 h.

Die Kaliumausscheidung erhöhte sich am 3. und 4. Tag signifikant gegenüber der Vorperiode.

Die Magnesiumausscheidung zeigte nur eine transitorische Erhöhung. Die Kalziumausscheidung ging von 7,3 mmol auf 4,6 mmol pro 24 h zurück.

Für die Phosphorausscheidung wurde ein signifikanter Anstieg von 19 auf 28 mmol pro 24 h beobachtet.

Die Harnsäureausscheidung wurde zunächst signifikant gehemmt. Infolge der rasch ansteigenden Serumkonzentration kommt es dann wieder zu einer Vermehrung der renalen Harnsäureausscheidung. Im Verhältnis zur Serumkonzentration bleibt jedoch eine Minderung der Harnsäureclearance bestehen.

4. Körpergewicht. Das Körpergewicht reduzierte sich in beiden Kollektiven signifikant. Unter Bemetizid fiel es von 64,2 auf 61,8 kg innerhalb von 4 Tagen. Unter Gabe der Kombination von 64,6 auf 62,1 kg.

Diskussion

Diuretische Wirkung. Sowohl Bemetizid als auch Triamteren haben in der angegebenen Dosierung eine starke Wirkung. Gemessen am Körpergewicht kommt es innerhalb der 4 tägigen Behandlung zu einer Wasserausscheidung von 2,4 bzw. 2,7 kg. Hinsichtlich ihrer Wirkung auf die Kochsalzausscheidung unterscheidet sich Bemetizid von der Kombination Bemetizid/Triamteren in der unterschiedlichen Bearbeitung des Chloridions. Unter Gabe von Bemetizid und Triamteren in Kombination beträgt der Quotient Natrium zu Chlorid annähernd 1, während er bei alleiniger Gabe von Bemetizid bei 2 liegt. Bei gesunden Erwachsenen wird die Wasserausscheidung bereits am 3. und 4. Tag über die rasch einsetzende Aldosteronsekretion gehemmt. Der dehydrierte Zustand bleibt unter den Versuchsbedingungen erhalten. Die konsekutive Volumenkontraktion wird durch den signifikanten Anstieg von Gesamteiweiß und Albumin dokumentiert.

Kalium. Wesentliches Ziel der vorliegenden Arbeit war es, die genauen Größenverhältnisse für die Kaliummehrausscheidung unter einer diuretischen Behandlung kennenzulernen.

So fanden wir eine Erhöhung der Kaliumausscheidung von 91 auf 117 mval/ 24 h unter Behandlung mit Bemetizid allein und eine Erhöhung der Kaliumausscheidung von 83 auf 108 mval/24 h unter der Kombination. Untersucht man die Gesamtausscheidung unter Bemetizid innerhalb der 4 Tage, ergibt sich ein Wert von 439 ± 34 mval. Dieser liegt deutlich höher als unter Gabe der Kombination, wobei sich 400 ± 68 mval pro 4 Tagen berechneten. Beim Vergleich der Einzelpersonen mit Hilfe des Wilcoxon-Paardifferenzentests läßt sich unter Gabe der Kombination eine signifikant tiefere Ausscheidung finden.

Rechnerisch ergab sich unter der Behandlung eine Mehrausscheidung von 20–25 mval/Tag. Eine Substitution in der angegebenen Menge wäre daher sinnvoll. Möglicherweise besteht die Mehrausscheidung von Kalium nur in der Phase der sekundären Aldosteronfreisetzung unter der Gabe eines Diuretikums. Es ist bisher nicht bekannt, wie lange die Aldosteronerhöhung anhält.

Magnesium. Wie die Abbildung zeigt, steigt vorübergehend die Magnesium-Ausscheidung von 4 mval/l auf etwa 6 mval/l an. Hier konnte gezeigt werden, daß diese Mehrausscheidung nur transitorisch nachweisbar ist. Vermutlich ist die Mehrausscheidung von Magnesium mit der vermehrten Ausscheidung von Natrium gekoppelt.

Kalzium. Auch die Beeinflussung des Kalziumstoffwechsels war längere Zeit bekannt. Thiazide wurden mehrfach zur Behandlung von Kalziumoxalatsteinen eingesetzt. Wir fanden unter Bemetizid und auch unter der Kombination eine Erhöhung der Serumkonzentration und einen deutlichen Rückgang der renalen Kalziumausscheidung. Die Ergebnisse entsprechen denen, welche von *Col* et al. bereits beschrieben wurden [5].

Phosphor. Die vermehrte Phosphorausscheidung unter Diuretikabehandlung wurde von *Col* beschrieben [5]. Auch in unseren Versuchen kam es zu einem Anstieg der Phosphatausscheidung. Die Phosphorkonzentration im Blut änderte sich dagegen nicht.

Harnsäure. Die harnsäureretinierende Wirkung der Diuretika war seit langem bekannt [2, 3, 6–8, 11]. In beiden Untersuchungsreihen konnte auch in unserem Versuch eine Verminderung der Harnsäureclearance nachgewiesen werden.

Zusammenfassung

Es wurde die Wirkung von Bemetizid und der Kombination von Bemetizid und Triamteren auf die Elektrolyt- und Wasserausscheidung untersucht.

Die Untersuchungen wurden an gesunden Erwachsenen durchgeführt. Während der Versuchsperiode, welche je 8 Tage dauerte, wurden die Probanden mit einer Formeldiät ernährt. Die Zufuhr von Wasser und die Kochsalzzufuhr wurden dabei konstant gehalten. In der ersten Versuchsreihe wurden ab dem 4. Tag 4 Tage lang 50 mg Bemetizid gegeben. In einer zweiten Versuchsreihe wurden die 50 mg Bemetizid mit 100 mg Triamteren kombiniert.

Bemetizid allein und die Kombination zeigten unter den Versuchsbedingungen eine starke diuretische Wirkung. Am 1. Tag kam es zu einer Wasserausscheidung von 3 l/Tag. Unter Bemetizid wurde Natrium und Chlorid im Verhältnis 2:1, unter der Kombination dagegen im Verhältnis 1:1 ausgeschieden. Die Kaliummmehrausscheidung unter der diuretischen Behandlung lag bei 26 mval/24 h. Die früher beschriebene Mehrausscheidung von Magnesium war nur transitorisch nachweisbar. Die vorgelegten Untersuchungen weisen darauf hin, daß sich unter einer Diuretika-Therapie innerhalb weniger Tage ein neues Fließgleichgewichtsverhalten für die Elektrolytausscheidung einstellt.

Literatur

1. Baba, W.I., Tudhope, G.R., Wilson, G.M.: Triamteren, a new diuretic drug. Brit. med. J. *1967* *II*, 756
2. Brest, A.N., Seller, R., Onesti, G., Ramirez, O., Swartz, C., Moyer, J.H.: Clinical selection of diuretic drugs in the management of cardiac edema. Amer. J. cardiol. *22*, 168 (1968)
3. Buchborn, E., Bock, K.D.: Diurese und Diuretika, Berlin, Göttingen, Heidelberg: Springer 1959
4. Chasseaud, L.F.: Pharmakokinetik von Bemetizid und Triametern
5. Col, F.L., Canterburg, J.M. Firbo, J.J., Evidence for secondary hyperparathyreoidism in ideopathic hypercalciuria. J. clin. Invest. *52* 134 (1973)
6. Dettjen, P., Boylau, J.W. Kramer, K.: Niere und Wasserhaushalt, 2. Aufl., München, Berlin, Wien: Urban u. Schwarzenberg 1973
7. Jacobi, H., Fontaine, R.: 3-(£-Methylbenzyl)-6-Chlor-7-Sulfamyl-3, 4-Dihydro-1,2,4-Benzothiadiazin-1,1-Dioxyd, ein neues Salureticum. Arzneim.-Forsch. *16*, 1186, (1966) 1332
8. Krück, F., Leppla, W.: Klinische Pharmakologie der Diuretica. München, Berlin, Wien: Urban u. Schwarzenberg 1969
9. Neumann, D., Schmit, G.: Diuretische und saluretische Wirkung des Bemetizid und des Triamteren im Vergleich zu verschiedenen Kombinationen beider Substanzen. Arzneim.-Forsch. (Drug. Res.) *1977* 27
10. Nielson, S.P., Anderson, O., Steven, K.E.: Magnesium and calcium metabolism during prolonged furosemide Administration to normal rats. Acta pharmacol. toxicol. *27*, 469 (1969)
11. Ritz, E.: Nebenwirkungen der Diuretikabehandlung. Therapiewoche *27*, 5140 (1977)

Der Einfluß von Diuretika auf das Gesamtkörperkalium

E. WERNER und G.E. SCHÄFER

Kaliumverluste sind eine Nebenwirkung vieler Diuretika, die bei 25–40% der Behandelten auch über Monate bis Jahre persistieren können [1–3]. Während Hochdruckkranke unter diuretischer Therapie weniger häufig Hypokaliämien entwickeln sollen und bei Fehlen kardialer Dekompensationserscheinungen kaum bedeutsame Komplikationen auftreten [4, 5], prädisponiert die Verminderung des Kaliumbestandes z. B. bei hydropischer Herzinsuffizienz [5], digitalisierten Patienten [6] oder bei akutem Myokardinfarkt [7] zu malignen Rhythmusstörungen und einer deutlich höheren Letalität.

Häufigkeit und Schwere dieser gerade bei Herz- und Leberkranken durch Diuretika oft ausgelösten Komplikationen waren Anlaß für eine routinemäßige Kaliumsubstitution, an deren Wert jedoch immer mehr gezweifelt werden muß [2, 5, 8, 9]. Im Gegensatz hierzu ist diesbezüglich der Nutzen kaliumsparender Diuretika (Amilorid, Spironolacton, Triamteren) gut gesichert. Am distalen Teil des Nephrons schränken sie den Austausch von Natrium gegen Kalium und Wasserstoffionen ein, so daß aufgrund der funktionellen Koppelung von Natriumresorption und Kaliumsekretion die Natriurese weiter verstärkt und die renale Ausscheidung von Kalium und Bikarbonat verringert wird [10, 11].

Da das Serumkalium die Kaliumbestände nicht verläßlich widerspiegelt, sind die mit der Diuretikatherapie meist verbundenen Verluste durch Messungen des Gesamtkörperkaliumgehaltes (GKK) mit größerer Genauigkeit zu erfassen. In dieser Studie wird das Verhalten des GKK unter verschiedenen Diuretika – insbesondere auch in Kombination mit sog. Kaliumsparern – untersucht.

Patienten und Methodik

Bei insgesamt 67 Patienten wurde das Gesamtkörperkalium vor und während diuretischer Behandlung bestimmt. Eine weitere den Elektrolytstoffwechsel beeinflussende Begleitmedikation oder eine Kaliumsubstitution erfolgte nicht. Nach dem verordneten Diuretikum und Grundleiden erfolgte eine Einteilung in 9 Gruppen; Wirkstoff, Dosis, Behandlungsdauer, Grundleiden sowie Anzahl der Patienten und Alter sind in Tabelle 1 zusammengestellt.

Der Gesamtkörper-Kaliumgehalt wurde über die Gamma-Strahlenemission des Nuklids ^{40}K, das im Isotopengemisch des natürlichen Kaliums zu 0,0118% enthalten ist, mit einem Ganzkörperzähler bestimmt. Es erfolgten grundsätzlich Doppelmessungen an aufeinanderfolgenden Tagen. Meßmethodik, Genauigkeit und

Tabelle 1. Klinische Daten der untersuchten Probandengruppen

Gruppe	n	Mittleres Alter [a]	Grundleiden	Wirkstoff	Dosis	Behandlungsdauer
1	2 f/6 m	63 ± 10	Herzinsuffizienz	Chlortalidon	100 mg/d	1 Woche
2	4 f/6 m	51 ± 13	Herzinsuffizienz	Triamteren	100 mg/d	3 Wochen
3	2 f/3 m	41 ± 7	Prim. Aldosteronismus	Spironolacton	400 mg/d	3 Monate
4	1 f/5 m	64 ± 10	Herzinsuffizienz	Chlortalidon/ Triamteren	50/150 mg/d	3 Wochen
5	2 f/7 m	55 ± 15	Herzinsuffizienz	Hydrochlorothiazid/ Triamteren	50/100 mg/d	6 Monate
6	5 m	43 ± 7	Essentielle Hypertonie	Hydrochlorothiazid/ Amilorid	25/2,5 mg/d	3 Monate
7	7 m	32 ± 6	Gesunde Freiwillige	Bemetizid/ Triamteren	50/100 mg/d	4 Wochen
8	6 f/4 m	48 ± 9	Renale Hypertonie	Bemetizid/ Triamteren	50/100 mg/d	4 Wochen
9	3 f/4 m	72 ± 6	Hydropische Herzinsuffizienz	Bemetizid/ Triamteren	50/100 mg/d (25/ 50 mg/d)	4 Wochen

Normalwerte sind an anderer Stelle ausführlich beschrieben [12, 13]. Elektrolytkonzentrationen im Serum und Urin wurden nach Standardmethoden bestimmt; die Blutdruckmessungen erfolgten (nach *Riva Rocci*) vormittags beim sitzenden Patienten nach 30 minütiger Ruhe. Die Signifikanz der Untersuchungsergebnisse wurde mit dem t-Test für verbundene Stichproben geprüft.

Ergebnisse

Das Verhalten des Serum- und GKK bei einer einwöchigen Therapie mit 100 mg/d Chlortalidon (Gruppe 1) ist in Abb. 1 dargestellt. Für beide Parameter ergab sich ein signifikanter Abfall ($p < 0,01$) von $4,40 \pm 0,32$ mmol/l auf $3,30 \pm 0,39$ mmol/l bzw. 2570 ± 480 mmol auf 2300 ± 440 mmol. Das Körpergewicht nahm im Mittel um 2,3 kg ab. Bei 6 der Patienten wurde die Therapie mit 50 mg/d Chlortalidon und 150 mg/d Triamteren über weitere 3 Wochen fortgesetzt (Gruppe 4). Dabei ergab sich bereits innerhalb einer Woche eine Normalisierung des Serumkaliums, beim GKK innerhalb von zwei Wochen. Nach drei Wochen lagen die Mittelwerte beider Größen über den entsprechenden Ausgangswerten, während das Körpergewicht im Mittel noch um 2,2 kg unter dem Vorwert lag. Unter der Monotherapie mit 100 mg/d Triamteren ergab sich bei den Patienten der Gruppe 2 innerhalb von 3 Wochen ein signifikanter Anstieg nur bei der Kaliumkonzentration im Serum von $4,10 \pm 0,65$ mmol/l auf $4,70 \pm 0,51$ mmol/l ($p < 0,01$). Anstieg des GKK um durchschnittlich 110 mmol und Gewichtsreduktion um 0,6 kg waren nicht signifikant. Bei den Patienten mit Conn-Syndrom (Gruppe 3) war das GKK vor Behandlungsbeginn im Mittel um 22% gegenüber dem alters- und geschlechtsspezifischen

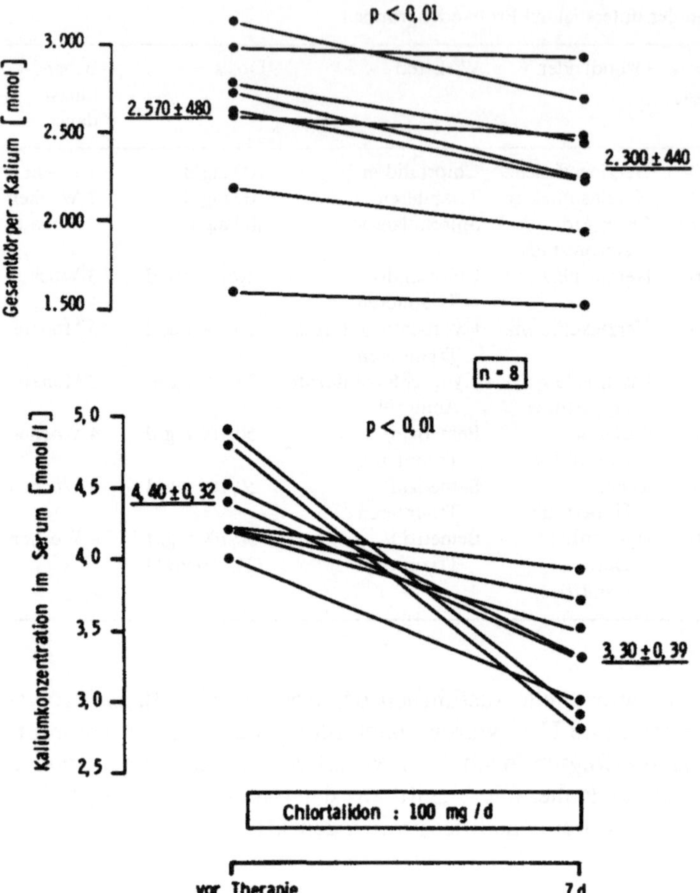

Abb. 1. Einzel- und Mittelwerte für Serum- und Gesamtkörper-Kalium vor und nach siebentägiger Behandlung mit Chlortalidon (100 mg/d)

Erwartungswert Gesunder vermindert. Unter der Therapie mit 400 mg/d Spironolacton nahm das GKK auf durchschnittlich 91% des Erwartungswertes bei einem gleichzeitigen Anstieg des Körpergewichts um 2,2 kg zu.

Ebenso wie bei Kombination von Chlortalidon mit Triamteren blieben Serum- und GKK auch bei Kombination von Hydrochlorothiazid mit Triamteren (Gruppe 5) praktisch konstant. Nach einer Therapie mit 50/100 mg/d über 6 Monate betrug das Serumkalium im Mittel $4{,}28 \pm 0{,}39$ mmol/l (vor Therapie $4{,}37 \pm 0{,}37$ mmol/l) und das GKK 2770 ± 510 mmol/l (vor Therapie 2720 ± 490 mmol). Allerdings stieg das Körpergewicht um durchschnittlich 3,0 kg an. Eine entsprechende „kaliumsparende Wirkung" ergab sich auch für Amilorid in Kombination mit Hydrochlorothiazid (Gruppe 6). Während das Körpergewicht bei den 5 Patienten mit essentieller Hypertonie innerhalb von 3 Monaten um durchschnittlich 1,7 kg abfiel, blieb das GKK gerade konstant.

Die Wirkung der Kombimation von Bemetizid/Triamteren (50/100 mg/d) auf das GKK war bei den drei untersuchten Probandengruppen unterschiedlich. Bei

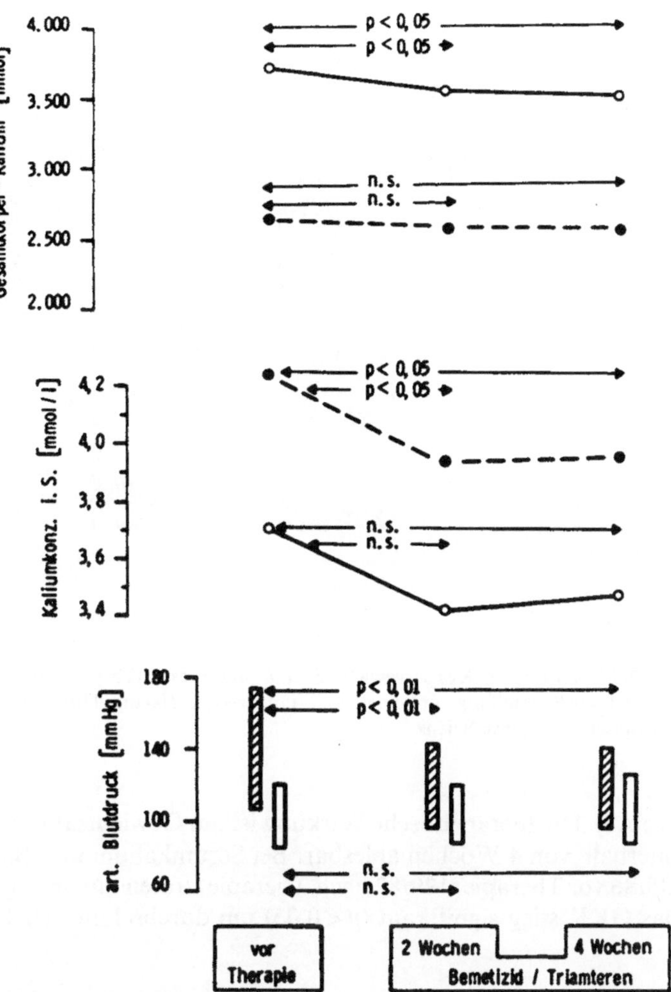

Abb. 2. Mittelwerte für Blutdruck, Serum- und Gesamtkörper-Kalium vor bzw. nach zwei- und vierwöchiger Behandlung mit Bemetizid/Triamteren (50/100 mg/d) bei 10 Patienten mit renaler Hypertonie (●– – –●) und 7 gesunden Probanden (○——○)

gesunden Freiwilligen (Gruppe 7) kam es innerhalb von 4 Wochen zu einem signifikanten Abfall ($p < 0{,}05$) des GKK von 3710 ± 310 mmol auf 3500 ± 310 mmol (Abb. 2). Das Serumkalium verringerte sich von $3{,}70 \pm 0{,}26$ mmol/l auf $3{,}46 \pm 0{,}55$ mmol/l, das Körpergewicht von $74{,}7 \pm 8{,}4$ kg auf $73{,}3 \pm 8{,}3$ kg. Der Blutdruck blieb konstant. Dagegen ergab sich bei den 10 Patienten mit renaler Hypertonie (Gruppe 8) nur eine nicht signifikante Abnahme des GKK bei gleicher Dosis und Behandlungsdauer von durchschnittlich 80 mmol bei einer Gewichtsreduktion um 1,2 kg. Der Abfall von Serumkalium um durchschnittlich 0,3 mmol/l ($p < 0{,}05$) und Blutdruck von 174/106 auf 143/95 nach 2 Wochen bzw. 140/95 nach 4 Wochen ($p < 0{,}01$) war jeweils signifikant. Bei den 7 Patienten mit hydropisch dekompensierter Herzinsuffizienz (Gruppe 9) zeigte sich ein abweichendes Verhalten

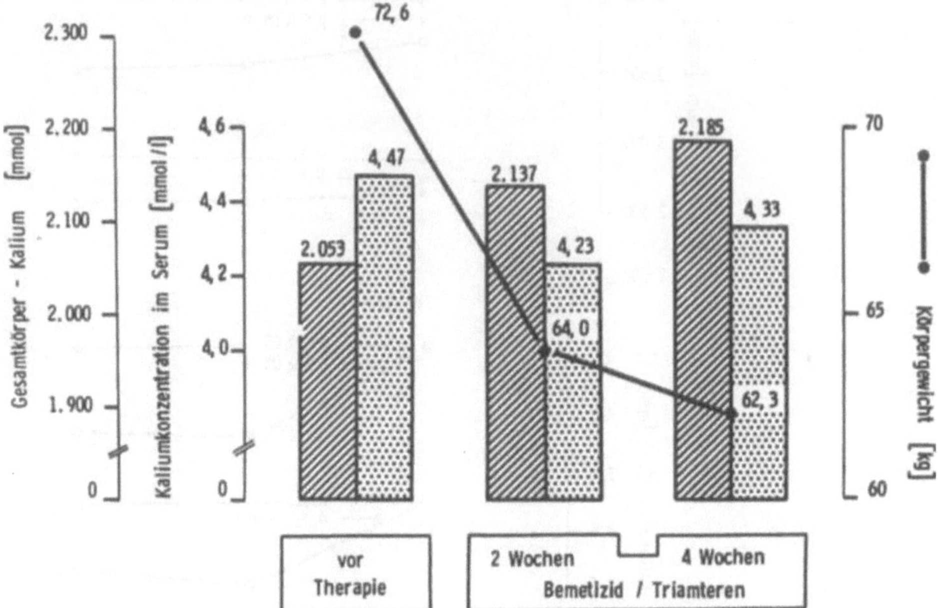

Abb. 3. Mittelwerte für Körpergewicht, Serum- und Gesamtkörper-Kalium vor bzw. nach zwei- und vierwöchiger Behandlung mit Bemetizid/Triamteren (50/100 mg/d bzw. 25/50 mg/d) bei 7 Patienten mit hydropischer Herzinsuffizienz

(Abb. 3). Die therapeutische Wirkung ist am Gewichtsabfall um insgesamt 10,3 kg innerhalb von 4 Wochen ablesbar. Bei Serumkalium und Blutdruck (Mittelwerte: 135/86 vor Therapie; 129/82 nach Therapie) traten nur geringe Veränderungen auf. Das GKK stieg signifikant ($p < 0,05$) um durchschnittlich 130 mmol an.

Diskussion

Die Mehrzahl aller Diuretika kann bereits in der Frühphase der Behandlung zu ausgeprägten Kaliumverlusten führen und schwerwiegende Komplikationen auslösen. So war schon nach 7tägiger Behandlung mit Chlortalidon (100 mg/d) ein durchschnittlicher Abfall der Serumkaliumkonzentration von 4,4 auf 3,3 mmol/l zu beobachten. Parallel hierzu trat, wie auch für Hydrochlorothiazid (HCT) beschrieben [14], ein Rückgang des Gesamtkörperkaliumgehaltes um ca. 10% (entsprechend 270 mmol Kalium) auf. Auch Schleifendiuretika wie Furosemid führen innerhalb weniger Tage zu einem signifikanten Abfall der Serumkaliumkonzentration [15, 16], der jedoch deutlich geringer ist als vergleichsweise unter HCT und nach *Anderson* [17] nicht mit einer signifikanten Erniedrigung des Gesamtkörperkaliums einhergeht.

Aufgrund ihres Einflusses auf die Kaliumsekretion am distalen Tubulus vermögen Triamteren [18–20] und Spironolacton wie auch Amilorid den intra- und extrazellulären Kaliumgehalt anzuheben. Durch Chlortalidon induzierte Kaliumverluste können auch ohne Kaliumsubstitution innerhalb von 1–3 Wochen voll ausgeglichen werden, wenn die Behandlung z. B. mit Triamteren (150 mg/d) kombiniert wird [20]. Langzeit-Untersuchungen über 6 Monate bei Patienten mit Herzinsuffizienz haben bestätigt, daß eine Kombination von HCT (50 mg/d) und Triamteren (T; 100 mg/d) zu keiner Verminderung des Kaliumbestandes führt und keine gastrointestinalen Beschwerden auftreten [20]. Auch bei hydropischer Herzinsuffizienz fanden sich unter einer vergleichbaren Kombinationstherapie mit Bemetizid und Triamteren (Initialdosis 50 bzw. 100 mg/d) über 28 Tage trotz eines durchschnittlichen Gewichtsabfalles von 10,3 kg keine Kaliumverluste; der absolute und der auf das Körpergewicht bezogene spezifische Kaliumgehalt stiegen vielmehr signifikant an. Das Serumkalium blieb gegenüber dem Ausgangswert nahezu unverändert.

Der antikaliuretische Einfluß des Triamteren fand sich auch bei Hochdruckkranken sowohl unter HCT/Amilorid (25 bzw. 2,5 mg/3 Monate) als auch unter B/T (50 bzw. 100 mg/4 Wochen) bestätigt [21]. Bei nahezu konstantem GKK trat unter der letztgenannten Kombination jedoch ein leichtgradiger Abfall der Serumkaliumkonzentration um durchschnittlich 0,3 mmol/l ein ($p < 0,05$), der über eine 4 wöchige Behandlungszeit persistierte. Bei gesunden Probanden war der Kaliumverlust innerhalb von 4 Wochen unter B/T in der Dosierung 50/100 mg/die stärker ausgeprägt als bei den Hochdruckkranken.

Während das GKK in Übereinstimmung mit einer entsprechenden Mehrausscheidung von Kalium im Urin um 200 mmol signifikant ausfiel, sank die Serumkaliumkonzentration bei 4 von 7 Behandelten unter 3,5 mmol/l (n.s.) ab.

Insbesondere bei Patienten mit kompensierter und hydropisch dekompensierter Herzinsuffizienz wie auch bei Hochdruckkranken kann durch sog. Kaliumsparer in Kombination mit „konventionellen" Diuretika eine ausgeglichene Kaliumbilanz erzielt werden. Denoch sind Kontroll-Untersuchungen der Serummineralien wie auch von Harnstoff, Kreatinin und Harnsäure unter der Behandlung weiterhin unerläßlich.

Die Autoren danken Frau H. Hahn und Frau U. Tacke für wertvolle technische Mitarbeit.

Literatur

1. Davidson, C., Burkinshaw, L., McLachlan, M.S.F., Morgan, D.B.: Effect of long-term diuretic treatment on body potassium in heart-disease. Lancet *1976 II*, 1044
2. Leemhuis, M.P., van Damme, K.J., Struyvenberg, A.: Effects of chlortalidone on serum and total body potassium in hypertensive patients. Acta Med. Scand. *200*, 37 (1976)
3. Wilkinson, P.R., Issler, H., Hesp, R., Raftery, E.B.: Total body and serum potassium during prolonged thiazide therapy for essential hypertension. Lancet *1975*, I 759
4. Edmonds, G.J., Jasani, B.: Total-body potassium in hypertensive patients during prolonged diuretic therapy. Lancet *1972*, 8
5. Truniger, B.: Diuretika – Kaliumverluste – Kaliummangel und Kaliumsubstitution. Schweiz. med. Wschr. *108*, 1009 (1978)
6. Lehmann, H.-U., Witt, E., Temmen, L., Hochrein, H.: Lebensbedrohliche Digitalisintoxikationen mit und ohne saluretische Zusatztherapie; Intensivmedizinische Studie, Dtsch. med. Wschr. *103*, 1566 (1978)

7. Beck, O.A., Hochrein, H.: Serumkaliumspiegel und Herzrhythmusstörungen beim akuten Myokardinfarkt. Z. Kardiol. *66*, 187 (1977)
8. Lawson, D.H., Boddy, K., Gray, J.M.B., Mahaffey, M., Mills, E.: Potassium supplements in patients receiving long-term diuretics for oedema. Quart. J. Med. *45*, 469 (1976)
9. Reubi, F.: Diuretika und Kaliumverluste. Bemerkungen von Editorial von B. Truniger. Schweiz. med. Wschr. *108*, 1009, 1513 (1978)
10. Giebisch, G.: Effect of diuretic on renal tubular potassium transport. In: Diuretics in research and clinics. Siegenthaler, W., Beckerhoff, R., Vetter, W. (Hrsg.), Stuttgart: Georg Thieme 1977
11. Knauf, H., Wais, U., Albiez, G., Lübcke, R.: Hemmung des Austausches von Na$^+$ gegen K$^+$ und H$^+$ durch Triamteren (in Epithelien). Arzneim.-Forsch. (Drug.-Res.) *26*, 484 (1976)
12. Brecht, H.M., Werner, E., Schoeppe, W.: Increase of total body potassium and decrease of exchangeable sodium after long-term treatment with a beta blocking agent (pindolol) in essential hypertension. Clin. Sci. Molec. Med. *51*, 103 (1976)
13. Kaul, A., Oberhausen, E., Roedler, H.D., Werner, E.: Interne Strahlenexposition durch ^{40}K. In: Die natürliche Strahlenexposition des Menschen. Aurand, K., et al. (Hrsg.), Stuttgart: Georg Thieme 1974
14. Maronde, R.F., Milgrom, M., Dickey, J.M.: Potassium loss with thiazide therapy. Amer. Heart J. *78*, 16 (1969)
15. Krämer, K.-D., Vogt, P.G., Hochrein, H.: Beitrag zur kombinierten Hochdrucktherapie mit kurz und protrahiert wirkenden Saluretika. Untersuchungen an Patienten mit essentieller Hypertonie. Med. Welt *25*, 53 (1974)
16. Araoye, A., Chang, Y., Khatri, M., Freis, E.D.: Furosemide compared with hydrochlorothiazide. Long-term treatment of hypertension. JAMA, *240*, 1863 (1978)
17. Anderson, J., Godfrey, B.E., Hill, D.M., Munro, A.D., Sheldon, J.: A comparison of the effects of hydrochlorothiazide and of furosemide in the treatment of hypertensive patients. Quart. J. Med. *40*, 541 (1971)
18. Cade, R., Juncos, L., Tarrant, D., Mahoney, J., Raulerson, D.: Renal physiology and the treatment of hypertension. Compr. Ther. *3*, 41 (1977)
19. Donaldson, E.K., Patrick, J., Sivapragasm, S., Woo Ming, M., Alleyne, G.: Effect of triamterene on leucocyte sodium and potassium levels in heart disease. Brit. Med. J. *1*, 1254 (1976)
20. Schäfer, G.E., Werner, E.: Der Einfluß von Bemetizid/Triamteren auf das Serum- und Gesamtkörperkalium bei Hochdruckkranken. Münch. med. Wschr. *120*, 1505 (1978)
21. Schäfer, G.E., Werner, E., Kober, G., Kaltenbach, M.: Serum- und Gesamtkörper-Kalium unter Chlortalidon und Hydrochlorothiazid: Ihre Beeinflussung durch eine kombinierte Behandlung mit Triamteren. Dtsch. med. Wschr. *102*, 1838 (1977)

Diskussion

Bolte: Ich möchte auf einen klinisch wichtigen Gesichtspunkt aufmerksam machen, daß nämlich die Kombination einer vorwiegend kaliuretischen mit einer vorwiegend kaliumretinierenden Substanz bei erhöhten Serumkaliumwerten ihre Tücken haben kann. Herr Quellhorst aus Göttingen fand unter der Kombination von Amilorid mit Hydrochloridthiazid bei Patienten mit einer mittleren Erhöhung des Serumkreatinin, entsprechend einem geschätzten Glomerulumfiltrat von etwa 40, einen Anstieg des Serumkalium auf 6 mg/100 ml. Bei stärkerer Einschränkung der Nierenfunktion, also noch niedrigeren Glomerulumfiltratwerten, war das ganze wieder unkritisch. Dies hängt sicher damit zusammen, daß die Diuretika an verschiedenen Stellen des Tubulus angreifen. Wird das Serumkreatinin bzw. das Glomerulumfiltrat bei der Wirkung dieses Pharmakons berücksichtigt?

Matzkies: Wir haben verschiedene Serumparameter gemessen und fanden bei beiden Untersuchungen sehr einheitlich einen Anstieg des Kreatinin und des Harnstoffs und zwar Kreatinin von 0,9 auf 1,1 mg% bei der einen Untersuchung und auf 1,3 mg% in der zweiten Gruppe.

Diskussion

Holzgreve: Wenn man auf Grund der Serumkaliumbestimmung auf das Gesamt-körper-Kalium zurückschließen will, muß man natürlich einige Vorbedingungen methodischer und allgemeiner Art bedenken, die Sie genannt haben, beispielsweise eine korrekte Serumprobengewinnung, ein genügender Abstand zu körperlicher Belastung und natürlich auch Änderungen des Säure-Basen-Haushaltes. Darüber hinaus habe ich aber nach Literaturstudium und eigentlich auch nach Ihren Daten den Eindruck, daß man Abstand nehmen sollte von der Aussage, daß zwischen dem Serumkalium und dem Gesamtkörper-Kalium wesentliche Abweichungen be-stehen. Ich finde eigentlich, daß die ganzen Literaturdaten und eigentlich auch, mit wenigen Ausnahmen, Ihre Daten gerade die These stützen, daß zwischen dem Se-rumkaliumwert und dem Gesamtkörper-Kaliumbestand eine hochsignifikante Korrelation besteht. Darüber hinaus wird man sich überlegen müssen, ob diese Abweichungen biologische Gründe haben oder auf methodischen Fehlern beru-hen.

Werner: Ich möchte nicht den Eindruck erwecken, als wenn das Serumkalium kei-nen Wert hätte. Andererseits gibt es — von methodischen Fehlern einmal abgese-hen — eine Reihe von Zuständen, bei denen Serumkaliumwerte normal, die Ka-liumkonzentration im intrazellulären Raum jedoch deutlich herabgesetzt ist.

Bolte: Trifft es zu, daß je länger ein Kaliummangel besteht, der Organismus um so stärker versucht, den Gesamtkörper-Kaliumbestand zu erhalten? Dies würde nämlich zu Untersuchungen passen, die wir an der Membran-ATPase gemacht ha-ben. Im chronischen Kaliummangel haben wir eine Zunahme der Membran-ATP-ase gefunden. Dies wäre ein biologischer Kompensationsmechanismus.

Kramer: Bei den Gesamtkörper-Kaliumwerten können wir nicht unterscheiden, ob sich die Kaliumkonzentration in den Zellen oder ob die gesamte Zellmasse sich ge-ändert hat. Bei den sehr raschen Veränderungen innerhalb einer Woche unter Chlortalidon kann man wohl annehmen, daß die intrazelluläre Kaliumkonzen-tration abgenommen hat, wodurch auch das Gesamtkörper-Kalium sank.

Untersuchungen zum Mechanismus des antihypertensiven Effektes von Diuretika

K.O. Stumpe, I. Heck und A. Overlack

Seit der Einführung der langwirksamen Benzothiadiazin-Diuretika und dem Nachweis ihres antihypertensiven Effektes hat die Bedeutung dieser Substanzen bei der Behandlung der arteriellen Hypertension ständig zugenommen. Die chronische Applikation von Diuretika führt zu einer Senkung des erhöhten Blutdrucks von im Mittel 20 mm Hg systolisch und 10–15 mm Hg diastolisch. Die Mechanismen, die dem Blutdruckabfall zugrunde liegen, sind weitgehend ungeklärt.

Zweck dieser Arbeit ist es, die Wirkungen von Diuretika auf das kardiovaskuläre System und einige hormonale Mechanismen aufzuzeigen und in Beziehung zum antihypertensiven Effekt zu diskutieren.

Zunächst ist festzustellen, daß das Ausmaß der blutdrucksenkenden Wirkung der Diuretika von Patient zu Patient sehr unterschiedlich ist und im wesentlichen durch die Ausgangshöhe des Blutdrucks bestimmt wird. So ist die Abnahme des systolischen und diastolischen Blutdrucks nach einer vierwöchigen Thiazidtherapie um so größer, je höher der Ausgangsblutdruck liegt (Abb. 1). Bei normalen oder nur leicht erhöhten Blutdruckwerten läßt sich kein oder nur ein geringgradiger Effekt nachweisen (*Cranston* 1963). Die Wirkung des Diuretikums auf den Blutdruck ist daher eher als antihypertensiv als hypotensiv zu charakterisieren.

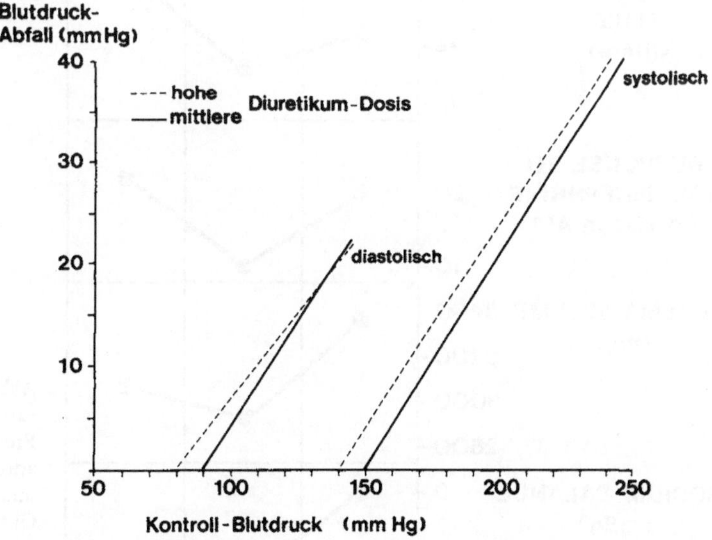

Abb. 1. Blutdruckabfall unter mittlerer und hoher Diuretikadosis in Abhängigkeit vom Ausgangsblutdruck bei essentieller Hypertension (*Conway* 1977)

Akute hämodynamische Wirkung

Wählt man eine adäquate Hydrochlorothiazid-Dosis von 100 mg täglich, kommt es nach 3 Tagen zu einer kumulativen Natriumausscheidung von etwa 300 mEq, die mit einer Abnahme des Körpergewichtes von 2 kg und des Plasmavolumens von etwa 10% einhergeht. Gleichzeitig läßt sich ein Abfall des enddiastolischen Drucks und des Herzzeitvolumens feststellen. Die Verminderung des Herzzeitvolumens hat über eine Aktivierung homöostatischer Reflexe einen Anstieg des peripheren Widerstandes zur Folge, der aber unzureichend ist, um die Reduktion im HZV zu kompensieren. Es resultiert ein geringgradiger Abfall des systolischen und diastolischen Blutdrucks.

Auch die Reaktion des Blutdruckanstiegs auf eine Noradrenalin-Infusion ist nach 3 tägiger Thiazid-Therapie deutlich vermindert. Dabei besteht kein Unterschied zwischen hypertensiven Patienten und normotensiven Kontrollen (*Freis* et al. 1960).

Die akuten Effekte sind wesentlich ausgeprägter und dadurch besser analysierbar nach Applikation der potenten Schleifendiuretika Furosemid und Ethacryn-

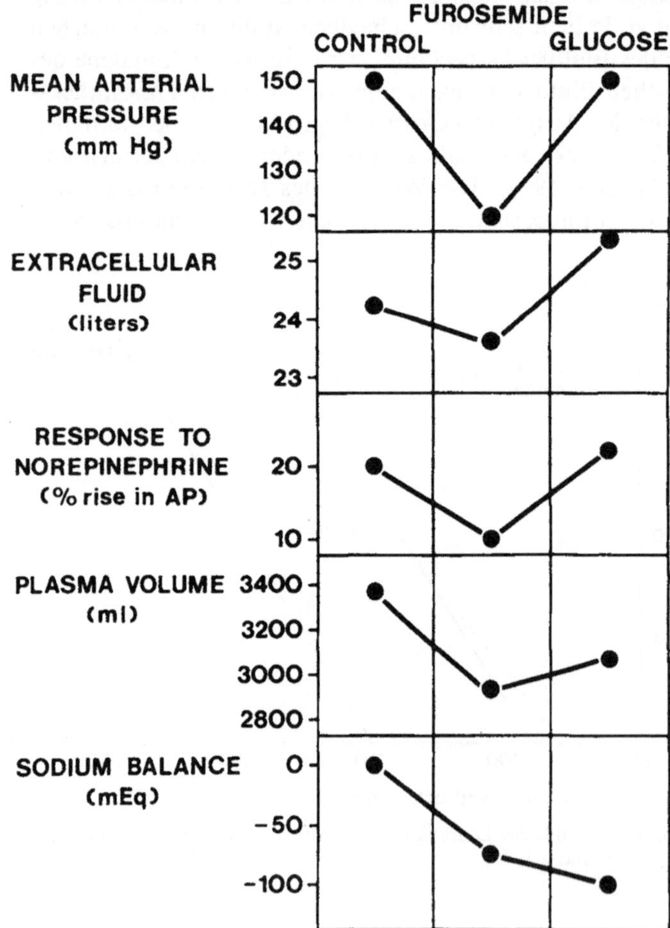

Abb. 2. Blutdruckverhalten, extrazelluläre Flüssigkeit, Pressorantwort auf Noradrenalin, Plasmavolumen und Natriumbilanz nach Gabe von 100 mg Furosemid vor und nach 2 Liter isotoner Glucoselösung bei essentieller Hypertension (*Davidov* et al. 1969)

säure. So kommt es nach einer einmaligen Dosis von 100 mg Furosemid innerhalb von 2–4 h nicht nur zu einem ausgeprägten Natrium- und Wasserverlust und Blutdruckabfall, sondern auch zu einer wesentlichen Abnahme des Plasma- und extrazellulären Flüssigkeitsvolumens (*Davidov* et al. 1969) (Abb. 2). Die Wasserausscheidung beträgt etwa 2 Liter. Wird diese Menge durch eine isotone Glucoselösung ersetzt, steigen der arterielle Blutdruck, das extrazelluläre Flüssigkeitsvolumen und die vasokonstriktorische Empfindlichkeit auf Noradrenalien auf Ausgangswerte an, nicht dagegen das Plasmavolumen.

Auch die Natriumbilanz bleibt negativ. Diese Befunde weisen darauf hin, daß der Blutdruckabfall und die verminderte Gefäßreagibilität nach Furosemid weniger durch die Abnahme des Plasmavolumens als vielmehr durch eine Reduktion des extrazellulären Flüssigkeitsvolumens bedingt sind. Die Beobachtung, daß der Blutdruckabfall und die verminderte Pressorantwort auf Noradrenalin ohne Änderung der negativen Natriumbilanz aufgehoben werden kann, ist mit der Annahme vereinbar, daß der Natriumverlust per se nicht für den antihypertensiven Effekt und die verminderte Gefäßreagibilität verantwortlich sein muß.

Zusammengefaßt kann man feststellen, daß der Abfall des Blutdrucks, der unmittelbar nach Beginn der diuretischen Therapie auftritt, abhängt von der ausgeschiedenen Natrium- und Wassermenge, die mit einer Abnahme des Plasma- und extrazellulären Flüssigkeitsvolumens sowie des Herzzeitvolumens einhergeht. Die Reduktion im Plasmavolumen reicht aber nicht aus, um den antihypertensiven Effekt zu erklären. Die gleichzeitige Verminderung des extrazellulären Flüssigkeitsvolumens scheint von zusätzlicher und entscheidender Bedeutung zu sein.

Chronische Applikation von Diuretika

Wesentlich schwieriger ist die Analyse der hämodynamischen Veränderungen nach chronischer Diuretikaapplikation. Der maximale antihypertensive Effekt wird nach etwa 3–4 Wochen erreicht und bleibt unverändert so lange erhalten, wie die Therapie fortgesetzt wird. Bilanzuntersuchungen haben gezeigt, daß der Natriumverlust im wesentlichen auf die ersten 2–3 Tage nach Therapieeinleitung beschränkt ist. Danach werden natriumkonservierende Mechanismen wirksam, die das Natriumdefizit weitgehend kompensieren. Leider sind sorgfältige Bilanzuntersuchungen immer nur über einen relativ kurzen Zeitraum und an einer begrenzten Anzahl von Patienten durchgeführt worden, wobei das Alter der Patienten, die Ausgangshöhe des Blutdrucks und jahreszeitlich bedingte Temperatureinflüsse häufig unberücksichtigt blieben. Im allgemeinen findet man am Ende der ersten Therapiewoche eine Abnahme des extrazellulären Flüssigkeits-, des Plasma- und des Herzzeitvolumens von etwa 10–15%. Diese Veränderungen sind nach etwa 6–12 Wochen häufig nicht mehr nachweisbar.

In einer kürzlich durchgeführten Untersuchung an 14 Hypertonikern hat die Arbeitsgruppe um *Frohlich* (*Carvalho* et al. 1977) festgestellt, daß diejenigen Patienten, die auf eine chronische Diuretika-Therapie mit einem Blutdruckabfall reagierten, auch eine Abnahme des Plasmavolumens und des gesamtperipheren Widerstandes von etwa 10–15% aufwiesen. Dagegen waren Plasmavolumen und peripherer Widerstand unverändert, wenn der antihypertensive Effekt ausblieb. Lei-

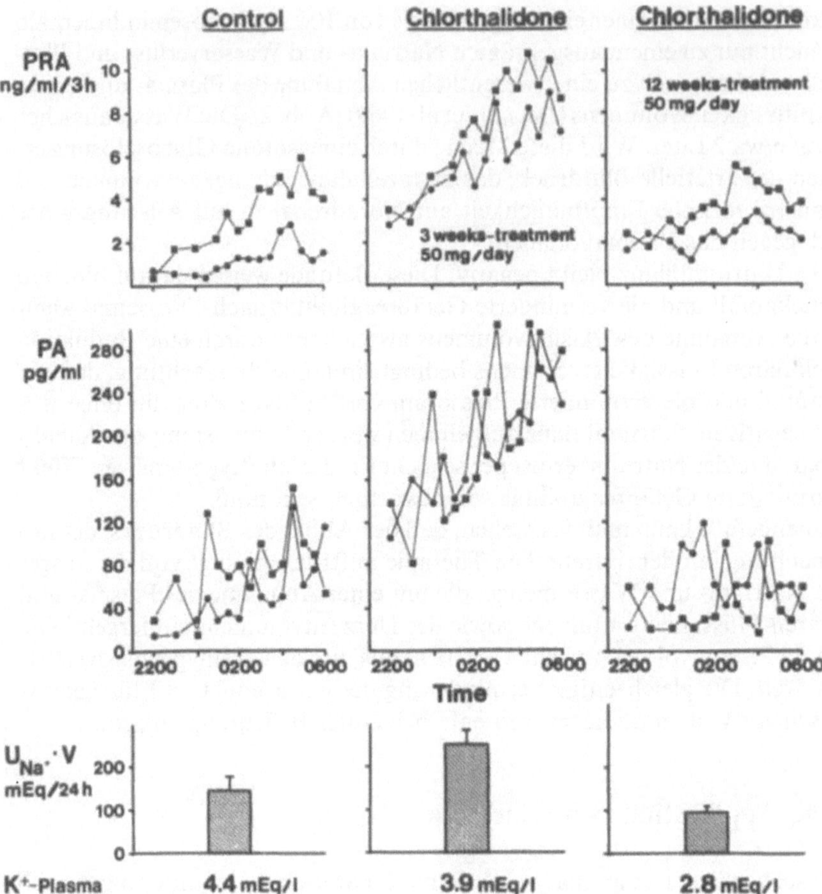

Abb. 3. Einfluß einer 3- und 12wöchigen Therapie mit Chlorthalidon auf die Plasmareninaktivität (PRA), die Plasmaaldosteronkonzentration (PA) und die Natrium-Ausscheidung im Urin (*Stumpe* u. *Kolloch,* unveröffentlichte Befunde)

der erfolgten auch diese Beobachtungen nur an einer kleinen Gruppe von Patienten, die zudem in der Altersverteilung sehr inhomogen waren. Man kann annehmen, daß der auftretende Verlust an Natrium und Wasser durch die natriumkonservierenden Mechanismen soweit kompensiert werden kann, daß ein Gleichgewicht fast erreicht wird, daß aber das verbleibende Defizit zu klein ist, um mit den zur Verfügung stehenden Methoden nachgewiesen werden zu können.

Die Wirksamkeit der natriumkonservierenden Kräfte und die nahezu vollständige Wiederherstellung des Gleichgewichts unter diuretischer Therapie werden u. a. im Verhalten der Renin-Aktivität und der Aldosteron-Konzentration sichtbar. Der initiale Natriumverlust ist von einem starken Anstieg der Plasma-Renin-Aktivität und der Aldosteronkonzentration begleitet (Abb. 3). Nach etwa 5–6 Wochen kommt es zu einem Abfall dieser Parameter, nach 12wöchiger Therapie, hier in diesem Fall mit Chlorthalidon 50 mg täglich, läßt sich keine wesentliche Steigerung in der Aktivität des Renin-Angiotensin-Aldosteron-Systems nachweisen.

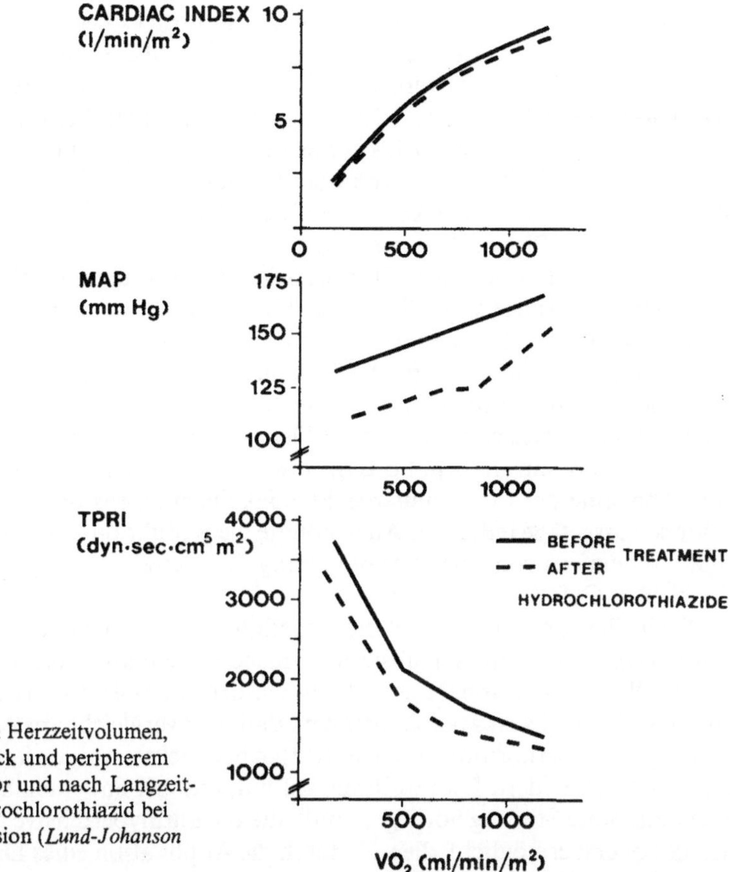

Abb. 4. Verhalten von Herzzeitvolumen, arteriellem Mitteldruck und peripherem Gesamtwiderstand vor und nach Langzeitbehandlung mit Hydrochlorothiazid bei essentieller Hypertension (*Lund-Johanson* 1970)

Die entscheidende Veränderung nach chronischer Diuretika-Therapie, die gleichzeitig für den antihypertensiven Effekt verantwortlich ist, betrifft die Abnahme des gesamtperipheren Widerstands (Abb. 4). So sind nach 8wöchiger Therapie Plasma- und Herzzeitvolumen normal, der mittlere arterielle Blutdruck ist abgefallen, und der gesamtperiphere Widerstand ist signifikant erniedrigt (*Lund-Johansen* 1970). Die Veränderungen lassen sich sowohl in Ruhe als auch unter körperlicher Belastung nachweisen. Diese Befunde weisen darauf hin, daß die hämodynamische Antwort auf ein Diuretikum vom physiologischen Standpunkt aus als ideal anzusehen ist.

Die entscheidende Frage nach dem Wirkungsmechanismus des Diuretikums als Antihypertensivum konzentriert sich also auf die Frage nach der Ursache der Verminderung des gesamtperipheren Widerstandes.

Es ist vermutet worden, daß die Thiazide den Widerstand über einen direkten vasodilatatorischen Effekt reduzieren (*Biamino* et al. 1975). Für eine solche Möglichkeit könnte die Beobachtung sprechen, daß das nicht diuretisch wirksame Diazoxid einen ausgeprägten antihypertensiven Effekt aufweist (*Dikshit* et al. 1973). Gegen die Annahme einer direkten Gefäßwirkung sprechen aber mehrere Gründe: Unter anderem die Tatsache, daß z.B. das Absetzen eines Thiazid-Diuretikums nicht von einem unmittelbaren Anstieg des Blutdrucks begleitet ist und Ausgangswerte erst nach 3–4 Wochen erreicht werden, obwohl die Thiazide den Organismus innerhalb von 48 h wieder verlassen. Weiterhin steigt der Blutdruck nach Absetzen von Thiaziden nicht an, wenn die Natriumzufuhr unter 2 g/Tag eingeschränkt ist (*Tarazi* et al. 1970). Schließlich konnte die Arbeitsgruppe um *Bennet* (*Bennet* et al. 1977) zeigen, daß Thiaziddiuretika bei Hämodialyse-Patienten, deren Urin-Ausscheidung unter 100 ml lag, keinen Einfluß auf den Prädialyse-Blutdruck, das Körpergewicht, das Plasma-Volumen oder die Plasma-Renin-Aktivität haben. Diese Untersuchungen weisen darauf hin, daß der antihypertensive Effekt von der diuretischen bzw. natriuretischen Wirkung abhängt, selbst wenn die Reduktion des Gefäßwiderstandes nicht eine unmittelbare Folge des Natriumverlustes ist.

Obwohl die Abnahme im Plasmavolumen sehr wahrscheinlich nicht für die Verminderung des peripheren Widerstandes in Frage kommt, könnte ein geringgradig vermindertes extrazelluläres Flüssigkeitsvolumen auf Dauer einen Einfluß auf den Gefäßtonus haben. So zeigen die Untersuchungen von *Zelis* (1968), daß eine Abnahme des extrazellulären Flüssigkeitsvolumens die Wandspannung der Widerstandsgefäße reduziert. Auch könnte die Reduktion des extrazellulären Flüssigkeitsvolumens von einer Verminderung des Gewebsdrucks, der von außen auf die kleinen Gefäße einwirkt, begleitet sein.

Schließlich ist eine verminderte Reagibilität der Widerstandsgefäße auf natürlich vorkommende Pressorsubstanzen, insbesondere auf Noradrenalin, als Ursache der Widerstandsabnahme und des Blutdruckabfalls diskutiert worden (*Davidov* et al. 1969). Es ist aber zu betonen, daß eine vergleichbare Abnahme der Gefäßreagibilität bei normotensiven Patienten beobachtet werden kann, ohne daß sich der Blutdruck ändert. Dies weist darauf hin, daß bei Patienten mit Hypertension eine bestimmte Störung vorliegen muß, die die antihypertensive Wirkung des Diuretikums erst ermöglicht, die sich durch die Applikation eines Diuretikums beheben läßt und die letztlich somit an der Blutdruckerhöhung mitbeteiligt sein muß. Die Art dieser Störung ist ungeklärt, doch ist es naheliegend, sie in Regulationsmechanismen des Natriummetabolismus zu lokalisieren.

Schließlich sei noch erwähnt, daß auch die Blutdruckantwort auf eine sympathische Nervenstimulation und der Katecholamingehalt verschiedener Organe nach langfristiger Thiazidtherapie vermindert ist und Änderungen in der Ionenzusammensetzung der Gefäßwand – Natrium- und Kalziumionen sollen eine Rolle spielen – von Bedeutung sein können (*Conway* 1977).

Neuere Untersuchungen weisen darauf hin, daß auch Veränderungen im Kallikrein-Kinin-System unter chronischer Thiazid-Therapie für den antihypertensiven Effekt eine Rolle spielen können: Im Vergleich zu normotensiven Kontrollpersonen ist die Kallikrein-Ausscheidung im Urin bei etwa 60–70% aller Patienten mit manifester mittelschwerer essentieller Hypertonie im Mittel um die Hälfte erniedrigt. Die verminderte Kallikrein-Ausscheidung reflektiert möglicherweise eine reduzierte Bildung intrarenaler vasodilatatorisch wirksamer Kinine. Ein solcher Defekt könnte über eine Zunahme des renalen Gefäßwiderstandes direkt an der Blutdruckerhöhung mitbeteiligt sein. Abbildung 5 zeigt, daß eine 4 wöchige Behandlung mit 50 mg Hydrochlorothiazid zu einer Zunahme der Kallikrein-Ausscheidung auf Normalwerte führte. Der Anstieg der Kallikrein-Ausscheidung war begleitet von einem Blutdruckabfall und einer geringen, allerdings nicht signifikanten

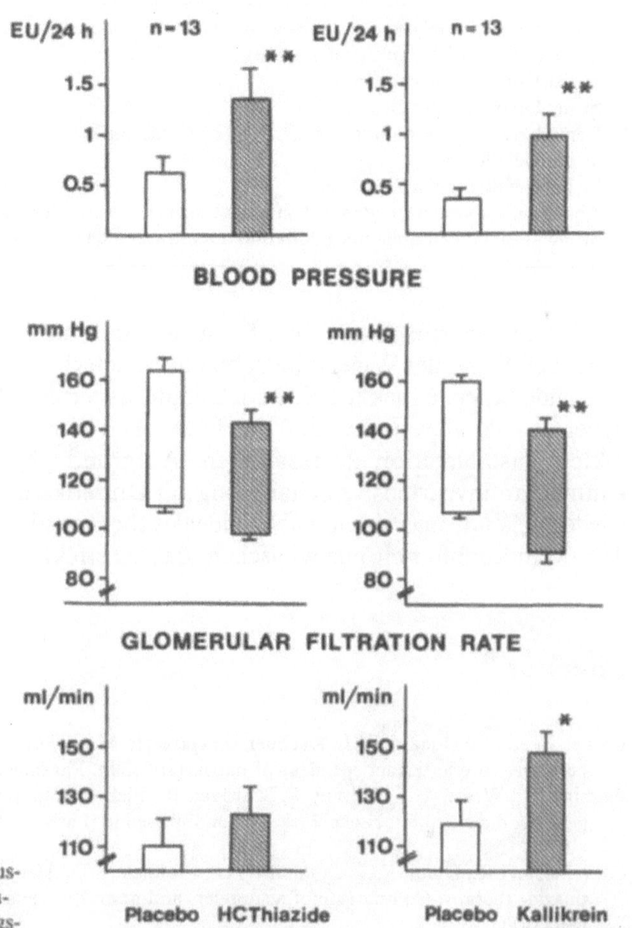

Abb. 5. Verhalten von Kallikreinausscheidung, Blutdruck und glomerulärer Filtrationsrate unter Ausgangsbedingungen, unter Thiazidtherapie und unter 600 BU Kallikrein/Tag bei essentiellen Hypertonikern (*Overlack* et al. 1977)

Zunahme des Glomerulumfiltrates. Der Anstieg der Kallikrein-Ausscheidung und die Abnahme des Blutdrucks unter Thiazid-Therapie waren vergleichbar mit ähnlichen Veränderungen, wie wir sie nach oraler Kallikrein-Therapie beobachtet haben. Die Zufuhr von oralem Kallikrein führte nur bei Patienten mit erniedrigter Kallikrein-Ausscheidung zu einer Zunahme der Kallikreinexkretion und zu einem Blutdruckabfall, nicht dagegen bei Patienten mit normaler Kallikrein-Ausscheidung. Diese Ergebnisse können darauf hinweisen, daß Thiazid-Diuretika in der Lage sind, die verminderte Kallikrein-Ausscheidung bei Patienten mit essentieller Hypertonie zu normalisieren und den möglicherweise gleichzeitig bestehenden Defekt in der intrarenalen Kinin-Bildung zu beeinflussen. Eine solche Wirkung könnte über eine Abnahme des intrarenalen Gefäßwiderstandes an der Blutdrucksenkung mitbeteiligt sein (*Overlack* et al. 1979).

Tabelle 1. Mechanismen des antihypertesiven Effektes

1. Abnahme der initial gesteigerten neurogenen und hormonellen Reflexaktivitäten
2. Reduktion des EZFV mit Beeinflussung
   a) der Höhe des Gewebsdrucks
   b) des Diameters der Gefäße
3. Veränderte Ionenverteilung (Na$^+$, Ca^{++}) im Gefäßmuskel mit Verminderung
   a) des Gefäßtonus
   b) der Gefäßreagibilität auf Na
4. Abnahme des vasomotorischen Tonus als Folge einer veränderten Katecholaminfreisetzung
5. Stimulation von Kininen mit Reduktion des intrarenalen Gefäßwiderstandes

Zusammengefaßt kann man feststellen, daß die Mechanismen, die dem Blut-druckabfall und der Widerstandsabnahme nach chronischer diuretischer Therapie zugrunde liegen, ungeklärt bleiben. Der antihypertensive Effekt scheint im wesent-lichen aus der diuretischen und natriuretischen Wirkung und weniger aus einer di-rekten Vasodilatation zu resultieren. Aufgrund physiologischer Überlegungen kann die antihypertensive Behandlung mit Diuretika derzeit als das am meisten zu-friedenstellende und als ein nahezu ideales therapeutisches Prinzip angesehen wer-den. Man könnte sich nur wünschen, daß es effektiver wäre.

Literatur

Bennet, W.M., McDonald, W.J., Kuehnel, E., Hartnett, M.N., Porter, G.A.: Do diuretics have antihypertensive properties independent of natriuresis? Clin. Pharmacol. Ther. 22, 499–504 (1977)

Biamino, G., Wessel, H.J., Nöring, J., Schröder, R.: Plethysmographische und In-vitro-Untersuchungen über die vasodilatorische Wirkung von Furosemid (Lasix). Int. J. Clin. Pharmacol. 12, 356–368 (1975)

Carvalho, J.G.R., Dunn, F.G., Lohmöller, G., Frohlich, E.D.: Hemodynamic correlates of prolonged thiazide therapy: Comparison of responders and nonresponders. Clin. Pharmacol. Ther. 22, 875–880 (1977)

Conway, J.: Antihypertensive effect of diuretics. In: Handb. d. exp. Pharmakologie Bd. 39, 1977

Cranston, W.I., Juel-Jensen, B.E., Semmence, A.M., Jones, R.P.C.H., Forbes, J.A., Mutch, L.M.M.: Effect of oral diuretics on raised arterial pressure. Lancet 1963 II, 966–970

Davidov, M., Gavrilovich, L., Mroczek, W., Finnerty, F.A.: Relation of extracellular fluid volume to arterial pressure during drug-induced saluresis. Circulation 40, 349–355 (1969)

Dikshit, K., Vyden, J.K., Forrester, J.S., Chatterjee, K., Prakash, R., Swan, H.J.C.: Renal and extrarenal hemodynamic effects of furosemide in congestive heart failure after acute myocardial infarction. New Engl. J. Med. 288, 1087–1090 (1973)

Freis, E.D., Wanko, A., Schnaper, H.W., Frohlich, E.D.: Mechanism of the altered blood pressure responsiveness produced by chlorothiazide. J. clin. Invest. 39, 1277–1281 (1960)

Lund-Johansen, P.: Hemodynamic changes in long term diuretic therapy of essential hypertension. Acta med. scand. 187, 509–518 (1970)

Overlack, A., Stumpe, K.O., Ressel, C., Krück, F.: Defekt im intrarenalen Kallikrein-Kinin-System und Blutdrucksenkung nach oralem Kallikrein bei essentieller Hypertension. Verh. Dtsch. Ges. Innere Medizin, Wiesbaden, Abstr. Nr. 69, 1979

Tarazi, R.C., Dustan, H.P., Frohlich, E.D.: Long-term thiazide therapy in essential hypertension. Evidence for persistent alteration in plasma volume and renin activity. Circulation 41, 709–717 (1970)

Zelis, R., Mason, D.T., Brauwald, E.: A comparison of the effects of vasodilator stimuli on peripheral resistance in vessels in normal subjects and in patients with congestive heart failure. J. clin. Invest. 47, 960–970 (1968)

Tabelle 3. Diuretika in der Monotherapie der arteriellen Hypertonie

Pro

„Physiologische" Blutdrucksenkung
Wenig Kontraindikationen
Günstig bei Herzinsuffizienz
Niedriger Preis

Contra

Viele Laborkontrollen
Geringe Beeinflussung des Belastungs-
hochdruckes
Änderungen des Fettstoffwechsels
Keine Kardioprotektion?
Reninanstieg?

Tabelle 4. Nebenwirkungen der Thiaziddiuretika

Hypokaliämie, metabolische Alkalose
Hyperglykämie
Hyponatriämie, Hypochlorämie
Hyperurikämie
Erhöhtes Thromboserisiko

Niereninsuffizienz an Effektivität verlieren. Durch eine Dosissteigerung (z. B. über 100 mg Hydrochlorothiazid täglich) ist im Gegensatz zu den Schleifendiuretika keine Wirkungssteigerung zu erzielen. Von den kaliumsparenden Diuretika wird lediglich Spironolacton in der Monotherapie der Hypertonie eingesetzt, obwohl anderen kaliumsparenden Diuretika eine ähnliche Wirkung zugeschrieben wurde [3]. Die Schleifendiuretika besitzen in der Behandlung der nicht renalisierten Hypertonie keine größere Bedeutung (s. Tabelle 2). Sie werden gelegentlich bei Patienten mit normaler Nierenfunktion benötigt, wenn Minoxidil, Diazoxid (Hypertonalum) oder Höchstdosen von Clonidin (Catapresan) verabreicht werden, wodurch es zu einer mit anderen Diuretika nicht beherrschbaren Natriumretention kommen kann. Nach neueren Beobachtungen (*Rosendahl, Riegger, Vetter,* unveröffentlichte Daten) kann auch bei der Gabe eines Converting-Enzyminhibitors (SQ 14225) (Captopril) die Verabreichung von Schleifendiuretika erforderlich werden. Bei einer Einschränkung der Nierenfunktion mit Kreatininwerten über 2 mg% sind Thiaziddiuretika nicht mehr wirksam, kaliumsparende Diuretika wegen der Gefahr einer Hyperkaliämie kontraindiziert, und lediglich Schleifendiuretika sind anwendbar. Neuere Diuretika (Etozolin, Elkapin; Tienilsäure, Selacryn [9]), ähneln trotz unterschiedlicher Struktur in der antihypertensiven Wirkung den Thiaziddiuretika. Schließlich werden Kombinationspräparate von Thiaziden und kaliumsparenden Diuretika angewandt, um eine Kaliumverarmung zu vermeiden, die besonders beim digitalisbedürftigen Patienten ungünstig ist (Aldactone-Saltucin, Dytide H, Diucomb; Moduretik).

Die Stellung der Diuretika in der Hochdrucktherapie muß differenziert betrachtet werden. Diuretika werden in der Monotherapie (Basistherapie) der Hypertonie und in der Kombinationsbehandlung (Begleittherapie) eingesetzt.

In der Monotherapie stehen die Diuretika heutzutage in Konkurrenz mit den β-Rezeptorenblockern; es müssen deshalb Pro und Contra beider Medikationen gegenübergestellt werden (Tabelle 3).

Die antihypertensive Wirksamkeit der Diuretika ist limitiert. Die Blutdrucksenkung beträgt im Mittel 20 mm Hg systolisch und 12 mm Hg diastolisch. Je nach Ausgangsblutdruckwerten und Erfolgskriterien der jeweiligen Studie ist in 40–80%

Stellung der Diuretika in der Hochdruckbehandlung

K. HAYDUK

Verschiedene Faktoren beeinflussen den arteriellen Blutdruck und können zu einer essentiellen Hypertonie Anlaß geben (Tabelle 1). Erblichkeit, Alter und Rasse sind nicht zu verändern. Körpergewicht und Natriumaufnahme sind therapeutisch beeinflußbar. Eine chronische Erhöhung des Blutdruckes durch psychischen Streß und Spurenelemente ist fraglich. In dem folgenden Referat wird die Beeinflussung des Blutdruckes durch die Natriumaufnahme und durch eine natriuretische und diuretische Behandlung dargestellt.

Es ist bekannt, daß bei hoher diätischer Kochsalzzufuhr deutliche Blutdruckanstiege mit zunehmendem Alter auftreten, während sich der Blutdruck bei mäßiger Kochsalzaufnahme auf einem niedrigen Niveau, unabhängig vom Alter, einpendelt. Schon 1920 zeigte *Allan*, daß durch Kochsalzverarmung ein Hochdruck gebessert wird [1]. *Kempner* konnte durch strikte Reis-Obst-Diät einen Abfall des erhöhten Blutdruckes erzielen [7]. Schließlich gelang *Volhard* 1931 durch Mersalyl (Salyrgan) eine Blutdrucksenkung [10]. Diese Untersuchungen konnten von *Losse* bestätigt werden [8]: Zunächst kam es unter einer natriumarmen Kost zu einer Blutdruckerniedrigung, danach unter Kochsalzzufuhr zu einem erneuten Blutdruckanstieg und schließlich durch die zusätzliche Gabe von Mersalyl zu einem neuerlichen Blutdruckabfall. Strikte Kochsalzeinschränkung und Mersalyl besitzen heute lediglich eine historische Bedeutung in der Hochdruckbehandlung. Unverändert besteht jedoch das Postulat, bei jedem Hochdruck die Kochsalzzufuhr auf vier bis fünf, maximal acht Gramm täglich zu beschränken. Was einerseits für die Behandlung einer bereits bestehenden Hypertonie gilt, sollte andererseits zur Prophylaxe einer essentiellen Hypertonie beachtet werden.

In Tabelle 2 sind die heute in der Hochdrucktherapie angewendeten Diuretikagruppen aufgeführt. An erster Stelle stehen immer noch die Thiaziddiuretika und nahe verwandte Substanzen (Chlorthalidon, Hygroton; Metolazon, Zaroxolyn), die sich untereinander in ihrer Wirkung praktisch nicht unterscheiden, jedoch bei

Tabelle 1. Faktoren mit enger Beziehung zum arteriellen Blutdruck

1. Erblichkeit
2. Alter
3. Rasse
4. Körpergewicht
5. Natriumaufnahme
6. Psychischer Streß?
7. Spurenelemente?

Tabelle 2. Diuretika in der Hochdruckbehandlung

1. Thiaziddiuretika
2. Kaliumsparende Diuretika
3. "High ceiling" Diuretika
4. Neuere Diuretika, nicht den übrigen Gruppen zuzuordnen
5. Kombination von 1. und 2.

aller behandelten Patienten mit Hypertonie mit einem Therapieerfolg zu rechnen. Ähnliche Erfolgsraten finden sich unter der Behandlung mit β-Rezeptorenblokkern, obwohl im Einzelfall durchaus unter β-Rezeptorenblockade eine stärkere Blutdrucksenkung auftreten kann.

Was spricht pro Diuretika in der Monotherapie der Hypertonie? Kochsalzverarmung scheint die „physiologische Blutdrucksenkung" zu sein, wenn man die Normotension der kochsalzarm ernährten Populationen berücksichtigt. Weiter finden sich weniger Kontraindikationen gegen Diuretika als gegen β-Rezeptorenblocker. Diuretika sind erforderlich bei Hypertonie mit gleichzeitig bestehender Herzinsuffizienz, während β-Rezeptorenblocker bei dieser Situation in der Regel kontraindiziert sind. Schließlich ist der Preis der meisten Diuretika niedriger als der der β-Rezeptorenblocker. Dieser letztere Vorteil wird z. T. durch die häufigeren Laborkontrollen, die unter diuretischer Behandlung erforderlich sind, aufgehoben. Die stärkere Senkung des Belastungs-Hochdrucks durch β-Rezeptorenblocker scheint einen Vorteil gegenüber den Diuretika darzustellen. Weiter könnten Einwirkungen mancher Diuretika auf den Fettstoffwechsel, die allerdings meist bei kurz dauernden Beobachtungen festgestellt wurden (s. Referat *Kewitz, Weidmann*), kardiovaskuläre Folgeleiden der Hypertonie begünstigen. In der sog. Oslo-Studie [6] wurden Patienten unter Thiazidtherapie über fünf Jahre beobachtet. Man konnte keinen Anstieg der Triglyzeride in der gesamten Gruppe finden; es zeigte sich lediglich dann ein Anstieg der Triglyzeride, wenn die Kovariabilität von Triglyzeriden, Gewicht und Harnsäure betrachtet wurde.

Es liegt zusammenfassend gegenwärtig kein Grund vor, in panische Angst wegen möglicher metabolischer Schäden unter diuretischer Behandlung zu verfallen. Schließlich scheinen die β-Rezeptorenblocker eine gewisse Kardioprotektion zu zeigen [4]; zahlreiche Studien über dieses Problem werden gegenwärtig durchgeführt und sollten endgültigen Aufschluß darüber geben, ob eine kardioprotektive Wirkung der β-Rezeptorenblocker bei essentieller Hypertonie zu erwarten ist. Weiter wurde diskutiert, daß die β-Rezeptorenblocker durch ihre reninsenkende Wirkung gewisse Vorteile gegenüber den Diuretika besäßen, die eine Erhöhung der Plasma-Renin-Werte verursachen (Vaskulotoxizität von Renin; Selbstlimitierung der blutdrucksenkenden Wirkung der Diuretika durch den Reninanstieg); für die Richtigkeit dieser „Renin-Hypothese" sind gegenwärtig keine sicheren Daten vorhanden.

In Tabelle 4 sind die bekanntesten Nebenwirkungen der Thiazid- und Schleifendiuretika aufgeführt. Weniger bekannt ist, daß unter der Gabe von Thiaziden eine Hyperkalzämie auftreten kann; Schleifendiuretika senken dagegen das Serum-Kalzium. Weiter kann es zu einer Photosensibilität unter Thiaziden kommen. Bei gleichzeitiger Gabe von Lithium-Carbonat und Thiaziden kann eine Kumulation von Lithium-Carbonat auftreten. Ob Schleifendiuretika die zuletzt erwähnten Nebenwirkungen ebenfalls verursachen, ist nicht bekannt. Während die Thiaziddiuretika und die Schleifendiuretika zu einer Hyperurikämie führen, verursacht Tienilsäure eine Senkung der Harnsäure. Anamnestisch bekannte Harnsäuresteine stellen eine Kontraindikation gegen Tienilsäure dar, und unter dieser Medikation kann es, wie bei jedem Urikosurikum, zu Gichtanfällen kommen.

Diuretika sollten Bestandteil einer jeden antihypertensiven Kombinationstherapie sein (s. Therapievorschläge der Deutschen Liga zur Bekämpfung des hohen

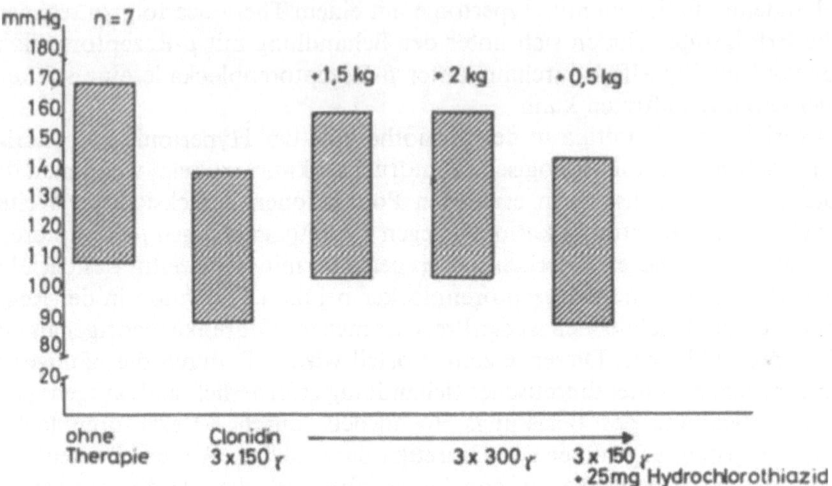

Abb. 1. Bedeutung der diuretischen Therapie in der Hochdruckbehandlung

Blutdruckes). Die meisten Antihypertensiva führen zu einer Natriumretention, wodurch der antihypertensive Effekt der jeweiligen Substanz eingeschränkt oder sogar aufgehoben wird.

Wir konnten dieses Phänomen bei Clonidin beobachten (Abb. 1). Bei sieben Patienten kam es unter der Medikation von 3–150γ Clonidin zu einem deutlichen Blutdruckabfall. Nach einigen Tagen stieg der Blutdruck wiederum an, die Patienten hatten im Mittel 1,5 kg an Gewicht zugenommen. Eine Steigerung der Clonidindosis hatte keinen wesentlichen Effekt auf den Blutdruck. Nach der Gabe eines Diuretikums kam es zu einem Gewichtsabfall und zu einem erneuten Ansprechen des Blutdruckes auf die initiale Dosis von Clonidin. Dieser Effekt von Kochsalz- und Wasserretention auf den Blutdruck konnte bei einem Patienten, dessen schwer einstellbaren Blutdruck wir seit Jahren mit einer Kombinationstherapie erfolgreich behandelten, besonders eindrucksvoll nachgewiesen werden. Der Patient setzte die Diuretikabehandlung für zwei Tage aus, sein Gewicht erhöhte sich um 2,5 kg, der Blutdruck stieg von 130/95 mm Hg auf 250/140 mm Hg an, obwohl ansonsten die gleiche Medikation beibehalten wurde. Der Patient bot das beginnende Bild einer hypertensiven Encephalopathie. Nach Gabe von 100 mg Furosemid oral – der Patient wies eine Niereninsuffizienz mit Kreatinwerten um 1,6 mg% auf – trat eine überschießende Diurese auf. Der Blutdruck des Patienten sackte auf 80/50 mm Hg ab. Nach Erreichen des Ausgangsgewichtes pendelte sich der Blutdruck wiederum auf 130/95 mm Hg ein.

Ein ähnliches Phänomen konnten wir bei einem fünf Monate alten Kind beobachten (*Rosendahl, W., Hayduk, K.,* in Vorbereitung). Es wurden Blutdruckwerte bis 240 mm Hg systolisch gemessen. Unter SQ 14225 normalisierte sich der Blutdruck zunächst. Danach entwickelte sich trotz Fortführen der Medikation mit SQ 14225 eine thiazidresistente Wasserretention mit allmählichem Wiederanstieg des Blutdruckes. Unter Furosemid kam es zu einem Wasserverlust und zu einem Wiederansprechen auf die antihypertensive Therapie.

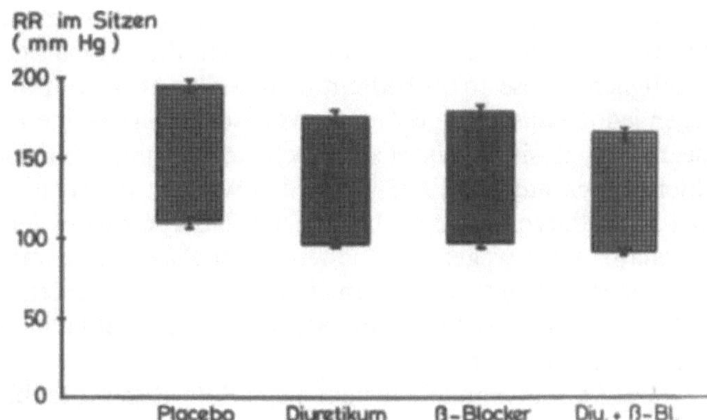

Abb. 2. Beeinflussung des Blutdruckes bei 26 Patienten mit essentieller Hypertonie durch Diuretika und β-Blocker

Ein wichtiges Kapitel in der antihypertensiven Behandlung ist die Patienten-Compliance. Es ist leichter, Patienten zu einer regelmäßigen Medikamenteneinnahme zu bewegen, wenn wenige Tabletten verabreicht werden. Eine komplexe Medikation verringert die Zuverlässigkeit der Medikamenteneinnahme.

Aus diesem Grunde wurden Diuretika-Reserpin-Kombinationen geschaffen, die lange die meist angewendeten Präparate in der Hochdruckbehandlung waren. In jüngster Zeit wurden fixe Diuretika-β-Rezeptorenblocker-Kombinationen hergestellt, die die Vorteile beider Substanzgruppen bei verringerter Tablettenzahl in sich vereinen. In Abb. 2 ist die antihypertensive Behandlung mit einem Diuretikum, einem β-Rezeptorenblocker und einer Kombination der beiden Substanzen gezeigt [5].

Die erste Säule repräsentiert den Ausgangsblutdruck ohne Behandlung. Unter diuretischer Therapie kam es zu einem Blutdruckabfall, der sich von den Werten unter β-Rezeptorenblockade nur unwesentlich unterschied. Durch die gleichzeitige Gabe von Diuretikum und β-Rezeptorenblocker wurde ein weiterer Blutdruckabfall erreicht. Der Blutdruck unter der Kombinationstherapie lag etwa 10 mm Hg systolisch unter der Monotherapie und etwa 25 mm Hg unter den Werten vor Behandlung. Ein weiterer wichtiger Punkt für eine Vereinigung mehrerer Substanzen in einer Tablette ist neben der besseren Patienten-Compliance („der Patient zählt nicht die Inhaltstoffe, sondern die Pillen", *Rötlissberger* 1977) der niedrigere Preise dieser Kombinationspräparate gegenüber den Einzelsubstanzen.

Diuretika haben neben den aufgeführten Indikationen einige wenige spezielle Indikationen in der Hochdruckbehandlung. Bei der Behandlung der Hochdruckkrise sollte, wenn keine Kontraindikationen vorliegen, immer ein Diuretikum gegeben werden. Hierzu empfiehlt sich im Gegensatz zu der Behandlung der unkomplizierten Hypertonie die Gabe eines Schleifendiuretikums. In der Regel wird Furosemid angewandt. Diese Diuretikagabe ist besonders von Bedeutung bei länger dauernder Applikation von Diazoxid, das zu einer starken Natriumretention führt.

Eine weitere spezielle Indikation für Diuretika ist der Hochdruck in der Schwangerschaft. Vor einigen Jahren wurden Diuretika häufig bei der Hochdruckbehandlung in der Schwangerschaft angewandt. Heutzutage ist man davon abgerückt; manche Gynäkologen bezeichnen die Diuretikagabe in der Schwangerschaft als Kunstfehler.

Meiner Ansicht nach sollte man hier einen Mittelweg einschlagen. Eine geringe Blutdruckerhöhung in der Schwangerschaft, die mit mäßigen Ödemen einhergeht, die möglicherweise lokal bedingt sind, sollte nicht diuretisch behandelt werden. Liegen jedoch ausgeprägte Ödeme vor, so sehe ich keine Kontraindikation gegen eine niedrig dosierte diuretische Behandlung mit Thiaziden. Schleifendiuretika sollten jedoch auf alle Fälle vermieden werden, da es sonst zu einem plötzlichen Abfall des Blutvolumens und zu einer Minderperfusion der Plazenta kommt. Spironolacton sollte wegen des Passierens der Plazentarschranke und den möglichen androgenen Wirkungen auf den Feten vermieden werden.

Abschließend möchte ich die Stellung der Diuretika in der Hochdruckbehandlung zusammenfassen:

1. Diuretika sind heutzutage neben den Beta-Rezeptorenblockern die wichtigsten Substanzen der Monotherapie der Hypertonie.
2. Diuretika empfehlen sich besonders bei älteren Patienten, insbesondere wenn Hinweise für eine Herzinsuffizienz vorliegen.
3. Diuretika sind erforderlich bei jeder Kombinationstherapie der Hypertonie.

Literatur

1. Allen, F.M.: J. Amer. med. Ass. *71*, 652 (1922)
2. Araoye, M.A., Chang, M.Y., Khatri, I.M., Freis, E.D.: J. Amer. med. Ass. *240*, 1863 (1978)
3. Distler, A., Keim, H.J., Philipp, Th., Philippi, A., Walter, U., Werner, E.: Dtsch. med. Wschr. *99*, 864 (1974)
4. Gross, F.: Die kardioprotektive Wirkung der Betablocker. Bern, Stuttgart, Wien: Hans Huber 1977
5. Hayduk, K., Christ, H., Krauss, J., Halank, Chr., Kühn, A.: erscheint in Therapiewoche 1979
6. Helgeland, A., Hjermann, I., Holme, I., Leren, P.: Amer. J. Med. *64*, 34 (1978)
7. Kempner, W.: Amer. J. Med. *4*, 545 (1948)
8. Losse, H., Wehmeyer, H.: In: Buchborn, E., Bock, K.D.: Diurese und Diuretika, S. 313. Berlin, Göttingen, Heidelberg: Springer 1959
9. Roberts, C.J.C., Marshall, A.J., Heaton, S., Barritt, D.W.: Brit. med. J. *1979 I*, 224
10. Volhard, F.: Handbuch der inneren Medizin, 2. Aufl. Bd. VI, Berlin: Springer 1931

Langzeitbehandlung der Hypertonie
in einer ärztlichen Praxis 1950–1977 *

J.A. KÄMPFEN, H. BAUMANN und W. VETTER

Zusammenfassung

In der vorliegenden Untersuchung wurden Blutdruckverhalten und Medikamentenverbrauch von 63 Hypertonikern, welche seit 1950 in einer internistisch geführten Allgemeinpraxis behandelt wurden, analysiert.

Die Patienten wurden je nach Beginn einer antihypertensiven Therapie in 6 Gruppen eingeteilt.

Die verordneten Medikamente bestanden aus reinen Reserpinpräparaten, Diuretika, Kombinationspräparaten und anderen Antihypertensiva, wie Methyl-Dopa und β-Blocker.

Die Analyse zeigt, daß seit Einführung der Diuretika und der Kombinationspräparate in den Jahren 1959 und 1960 eine gute Einstellung der Hypertonie bestand. Andere Antihypertensiva wurden entweder wie Methyl-Dopa in stark unterschiedlichem Ausmaß oder wie β-Blocker erst gegen Ende der 27 jährigen Beobachtungsperiode eingesetzt. Ein wesentlicher Einfluß dieser Medikamente auf die über diesen Zeitraum dokumentierten Blutdruckverläufe kann deshalb ausgeschlossen werden.

Unsere Ergebnisse zeigen eindrücklich, daß die Hypertonie in der ärztlichen Praxis mit einfachen Therapieschemata behandelt und kontrolliert werden kann. Unserer Meinung nach weist die konstante, langjährige Führung der Hypertoniker auch auf eine wichtige Rolle der Arzt-Patienten-Beziehung hin.

Einleitung

Der Wert der antihypertensiven Therapie ist unbestritten [1]. Allerdings ist trotz Entwicklung immer neuerer und besserer Antihypertensiva selbst heute noch ein beträchtlicher Prozentsatz der ärztlich behandelten Hypertoniker ungenügend eingestellt [2–4].

Die steigende und beinahe unübersehbare Vielfalt der in den letzten Jahren auf dem Markt erschienenen blutdrucksenkenden Medikamente mag zu der Annahme verleiten, daß das Unvermögen, die Hypertonie effizient zu behandeln, pharmakologisch bedingt ist. Man weiß jedoch heute, daß wichtige Gründe für das „Mißmanagement" der Hypertonie oft ganz unabhängig von der Menge und Art des ver-

---

* Diese Arbeit ist bereits in der „Schweiz. Apoth.-Z." 117, 241–56 (1979) erschienen

ordneten Medikamentes beim Patienten selbst oder in der Arzt-Patienten-Beziehung zu suchen sind [5]. Über den Effekt der heute verfügbaren Antihypertensiva sind unzählige Arbeiten erschienen. Dabei wird in der Regel entweder die akute oder chronische Wirkung untersucht. Beachtlich ist allerdings, daß Langzeitstudien, welche über mehrere Jahre hinausgehen, eher die Ausnahme als die Regel sind.

Die vorliegende Untersuchung analysiert retrospektiv die Behandlung der arteriellen Hypertonie in einer internistisch geführten Allgemeinpraxis über fast 3 Jahrzehnte.

Patienten und Methodik

Patienten. In einer internistisch geführten Allgemeinpraxis** wurde anhand der Krankengeschichten eine retrospektive Studie über die Hypertoniebehandlung durchgeführt. Die Studie erstreckt sich über einen Zeitraum von 27 Jahren (1950–1977).

In die Analyse wurden 63 Patienten aufgenommen; davon waren 43 Frauen (68,3%) und 20 Männer (31,7%).

Die Aufteilung der Patienten in primäre und sekundäre Hypertonien geht aus Tabelle 1 hervor. Dabei zeigten 59 Patienten (93,6%) eine essentielle Hypertonie und 4 Patienten (6,4%) eine sekundäre Hypertonie.

Die Patienten wurden je nach erstmaligem Nachweis erhöhter Blutdruckwerte bzw. Beginn einer antihypertensiven Therapie einer bestimmten Gruppe zugeteilt. Die Gruppeneinteilung geht aus Tabelle 1 hervor.

Methodik. Der Blutdruck wurde immer im Sitzen (nach 3 min) von demselben Untersucher (H. B.) mittels eines Quecksilbersphygmomanometers gemessen. Die Patienten wurden in monatlichen bis dreimonatigen Abständen kontrolliert. Bei jedem Patienten wurde entweder ein vierteljährlicher oder bei Vorliegen mehrerer Werte ein durchschnittlich vierteljährlicher (systolischer bzw. diastolischer) Blutdruckwert ermittelt.

Statistische Berechnungen wurden mittels Student-t-Test durchgeführt. Die zur antihypertensiven Therapie verordneten Medikamente wurden in folgende Gruppen zusammengefaßt:
1. Diuretika: Thiazide, Lasix, Aldozone, Aldactone
2. Reine Reserpinpräparate: Serpasil forte, Adelphan forte
3. Kombinationspräparate: Hydromet, Hygroton-Reserpin, Brinerdin, Adelphan-Esidrex
4. Andere Antihypertensiva: Betarezeptorenblocker, Methyl-Dopa.

Ergebnisse

Blutdruck. Das Blutdruckverhalten der 6 verschiedenen Gruppen ist in Abb. 1 wiedergegeben.

Bei Beginn der Untersuchung betrug in der Gruppe 1 der mittlere systolische Blutdruck 195 mm Hg, der mittlere diastolische 100 mm Hg.

** Praxis Dr. H. Baumann, Winterthur-Seen

Tabelle 1. Wichtigste anamnestische und klinische Daten bei 63 Patienten mit Hypertonie. Die Patienten wurden je nach Beginn einer antihypertensiven Therapie in 6 verschiedene Gruppen eingeteilt

Gruppe	Anzahl der Patienten		Therapiebeginn	Durchschnitts-alter bei Therapiebeginn	Durchschnitts-alter April 1977	Anzahl essentieller Hypertoniker	Anzahl und Art sekundärer Hypertoniker	Mittlerer Beobachtungs-zeitraum (Jahre)
	Männlich	Weiblich						
1	—	3	1950–1954	52	78	3	—	26
2	5	2	1955–1959	53	70	7	—	18
3	3	8	1960–1964	46	60	10	1 einseitige kleine Niere	14
4	3	14	1965–1969	58	67	16	1 Nierenarterienstenose links	10
5	7	9	1970–1974	58	63	15	1 chron. interst. Nephritis	5
6	2	7	1975–1977	60	62	8	1 Quecksilbernephrose	2
Total	20	43				59	4	

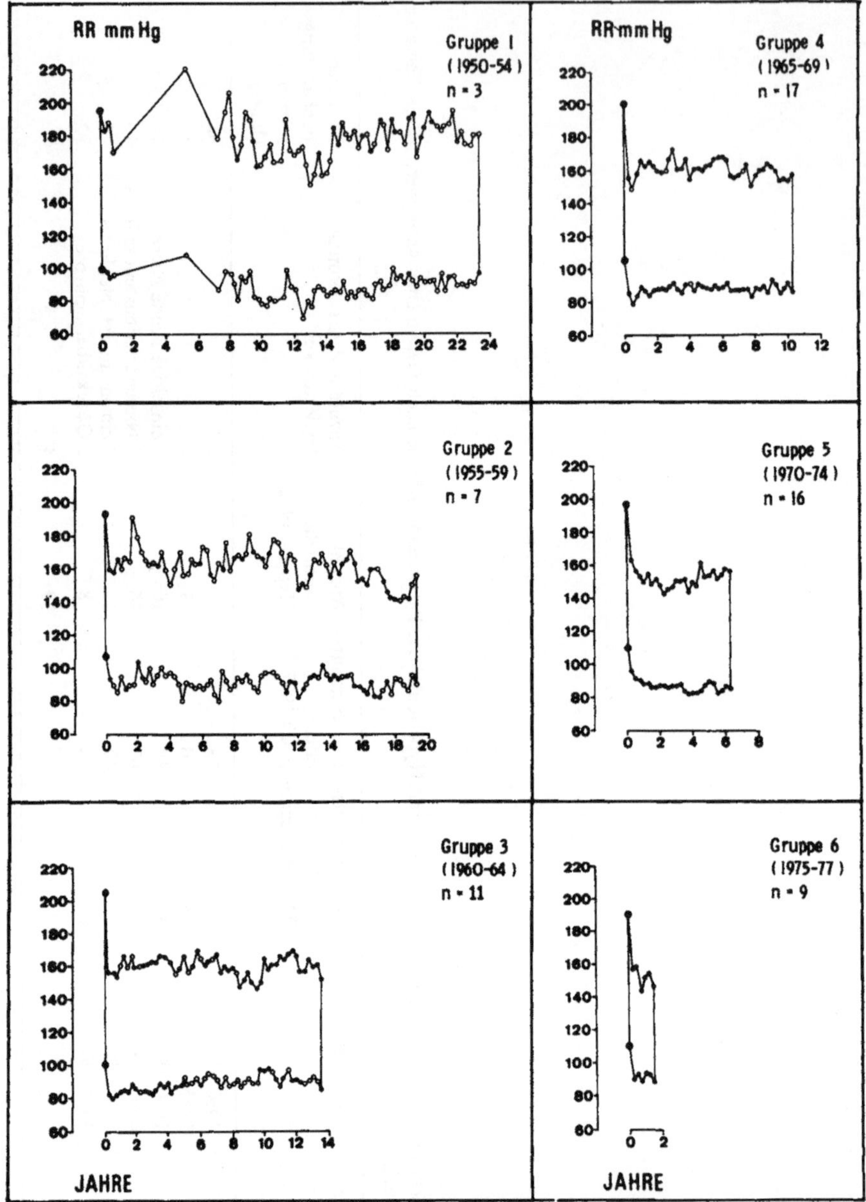

Abb. 1. Mittlerer systolischer und diastolischer Blutdruckwert bei Patienten mit Hypertonie vor und nach Beginn einer antihypertensiven Therapie. Die Patienten wurden nach Therapiebeginn in 6 verschiedene Gruppen eingeteilt. Signifikante Drucksenkungen sind durch geschlossene Kreise ($p < 0{,}05$– $< 0{,}001$) und nicht signifikante durch offene Kreise ($p > 0{,}05$) gekennzeichnet

In dieser Gruppe war die mittlere initiale Blutdrucksenkung gering. Sie betrug systolisch 12 mm Hg und diastolisch nur 2 mm Hg. In den ersten drei Jahren wurde noch keine kontinuierliche antihypertensive Therapie betrieben. Es wurde damals eine intermittierende Stoßtherapie durchgeführt, welche aus „Chinin-Blutdruckpillen" bestand. In dieser Gruppe waren über den gesamten Beobachtungszeitraum von 24 Jahren nur gelegentlich statistisch signifikante Drucksenkungen zu beobachten. Bei Abschluß der Untersuchung betrug der mittlere systolische Druck 180, der diastolische 98 mm Hg.

Die Gruppe 2 zeigte initial folgende Blutdruckwerte: systolisch 193 und diastolisch 107 mm Hg. In dieser Gruppe waren die ersten unter antihypertensiver Therapie ermittelten Blutdruckwerte deutlich niedriger als in Gruppe 1. Die initiale Blutdrucksenkung betrug systolisch 33 mm Hg und diastolisch 15 mm Hg. Im Gegensatz zur ersten Gruppe war in der Gruppe 2 vor allem in den letzten 10 der 20 Behandlungsjahre häufig (> 50% der Werte) eine gegenüber dem Ausgangsdruck signifikante Blutdrucksenkung zu verzeichnen. Vor Therapiebeginn lag der mittlere systolische Blutdruck der Gruppe 3 bei 205, der diastolische bei 101 mm Hg. Die initiale Blutdrucksenkung betrug systolisch 49 mm Hg und diastolisch 19 mm Hg. Mit Ausnahme der diastolischen Werte zwischen dem 5. bis 9. Behandlungsjahr waren in dieser Gruppe fast alle Blutdruckwerte über einen Beobachtungszeitraum von 14 Jahren signifikant niedriger als die zu Beginn ermittelten Blutdruckwerte. Die Gruppe 3 war die erste Gruppe, in welcher der überwiegende Anteil der registrierten Druckwerte signifikant unter den Ausgangswerten lag.

Mit Ausnahme ganz vereinzelter Werte zeigten die Gruppen 4, 5 und 6 über den gesamten mittleren Untersuchungszeitraum von 10, 6 und 2 Jahren unter antihypertensiver Therapie einen signifikanten Abfall der systolischen und diastolischen Blutdruckwerte. Vor Therapiebeginn betrug der mittlere systolische Blutdruck in Gruppe 4 201, in Gruppe 5 198 und in Gruppe 6 192 mm Hg. Die vergleichbaren Werte des diastolischen Druckes betrugen 106, 110 und 112 mm Hg.

Antihypertensiva. In der Abb. 2 sind die verschiedenen Medikamente zusammengestellt, welche von 1954 bis 1977 zur antihypertensiven Therapie verwendet wurden.

Von 1950 bis 1954 wurde keine kontinuierliche Therapie angewandt. In dieser ersten Phase der Blutdrucktherapie wurden sogenannte Stoßtherapien von 14tägiger Dauer mittels „Chinin-Blutdruckpillen" durchgeführt.

Reserpin. Zwischen 1955 und 1959 wurden alle Patienten mit Reserpin behandelt.

Der überwiegende Anteil der 10 Patienten erhielt diese Substanz kontinuierlich, bei 3 Patienten wurde das Medikament intermittierend in Form einer Stoßtherapie verabreicht.

Nach 1959 nahm der Verordnungsprozentsatz an Reserpin stark ab. Diese Abnahme fiel mit der erstmaligen Verwendung von Diuretika und Kombinationspräparaten zusammen. Ab 1964 wurde kein Reserpin mehr als Monotherapie verordnet.

Diuretika. Diuretika wurden erstmals 1959 verordnet. In diesem Jahr erhielten 34% der Patienten ein Thiaziddiuretikum.

Bis 1970 blieb der prozentuale Anteil der Diuretika am Total der verschriebenen Medikamente in dieser Größenordnung und schwankte zwischen 11 und 35%.

Ab 1971 wurde erstmals ein kaliumsparendes Diuretikum, Spironolacton, und zwar entweder als Monosubstanz oder in Kombination mit einem Thiaziddiuretikum eingesetzt.

Seither erhöhte sich die Verschreibung an Diuretika kontinuierlich von Jahr zu Jahr. 1972 erhielten 36%, 1975 bereits 64% und 1977 schließlich 71% der Patienten ein Diuretikum.

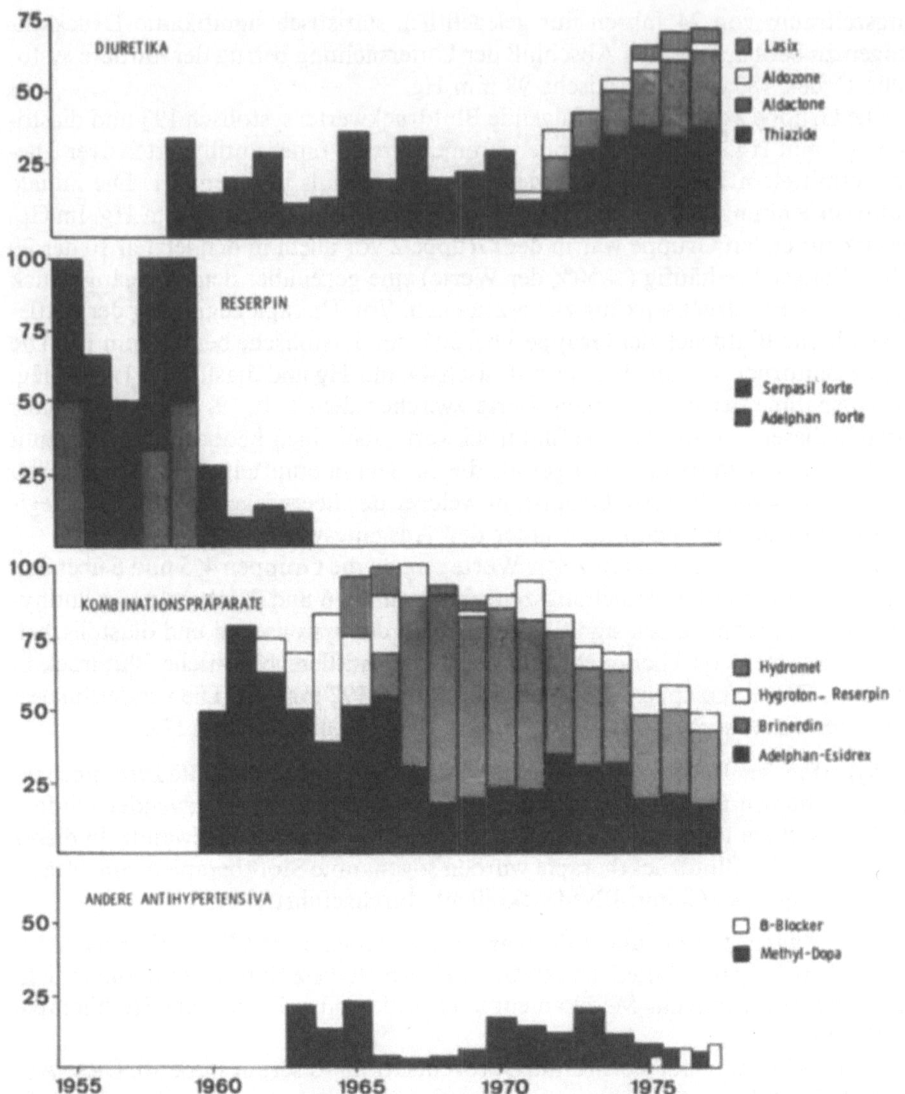

Abb. 2. Prozentualer Anteil verordneter Antihypertensiva (1954–1977) bei 63 Patienten mit Hypertonie. Die Antihypertensiva wurden in Diuretika (Lasix, Aldozone, Aldactone, Thiazide), reine Reserpinpräparate (Serpasil forte, Adelphan forte), Kombinationspräparate (Hydromet, Hygroton-Reserpin, Brinerdin, Adelphan-Esidrex) und andere Antihypertensiva (Betarezeptorenblocker, Methyl-Dopa) aufgeteilt. Da in Einzelfällen mehrere der vorgenannten Medikamentengruppen gleichzeitig gegeben wurden, ergibt die Addition zeitweise mehr als 100%

Seit 1975 wurde bei Fällen mit gleichzeitiger Nieren- und/oder Herzinsuffizienz Furosemid (Lasix) verwendet. Der absolute Anteil des Präparates war jedoch gering (maximal 5% der Patienten).

Kombinationspräparate. Seit 1960 wurden meist reserpinhaltige (Ausnahme Hydromet) Kombinationspräparate verabreicht.

Hydromet, eine Kombination aus Methyl-Dopa (250 mg) und Hydrochlorothiazid (15 mg), wurde nur zwischenzeitlich von 1964 bis 1969 verordnet. Der Anteil dieses Kombinationspräparates lag während dieser Zeit zwischen 2 und 23%.

Im ersten Jahr nach Einführung der Kombinationspräparate nahmen 49% aller Patienten ein derartiges Präparat ein. Bis 1967 stieg dieser Prozentsatz auf fast 100%, um im Anschluß daran beinahe kontinuierlich auf einen Wert von 48% im Jahre 1977 abzufallen. Der Rückgang in der Verordnung von Kombinationspräparaten war mit einem Anstieg der Diuretika vergesellschaftet.

Andere Antihypertensiva. In dieser Gruppe wurden, wie bereits erwähnt, Methyl-Dopa und Betarezeptorenblocker zusammengefaßt.

Methyl-Dopa wurde seit 1963 verordnet. Von 1963 bis 1973 nahmen zwischen 2 und 22% der Patienten dieses Medikament ein. Seit 1973 war eine kontinuierliche Abnahme bis auf einen Wert von 5% im Jahre 1977 zu verzeichnen.

Seit 1975 wurden Betarezeptorenblocker als Antihypertensiva verwandt. In diesem Jahr betrug der Anteil der Patienten, die einen Betablocker erhielten, 3%, in den Jahren 1976 waren es 6% und 1977 8% der Patienten.

Diskussion

In der vorliegenden Arbeit wurden bei 63 Hypertonikern, welche zwischen 1950 und 1977 in einer internistisch geführten Allgemeinpraxis betreut wurden, Blutdruckverhalten und Einnahme von Antihypertensiva retrospektiv analysiert. Aus Gründen der Übersicht wurden die Patienten je nach Therapiebeginn in verschiedene Gruppen eingeteilt.

Die antihypertensive Therapie bestand zunächst aus sogenannten „Chinin-Blutdruckpillen", welche in Intervallen als sogenannte Stoßtherapien verabreicht wurden.

Als erstes echtes Antihypertensivum wurde Reserpin ab 1954 verordnet. Auch bei diesem Medikament wurden bei einem gewissen Anteil von Patienten Therapiezyklen durchgeführt. Ab 1959 erfolgte eine kontinuierliche antihypertensive Therapie. Dieser Zeitpunkt fällt mit der erstmaligen Verordnung von Thiaziddiuretika zusammen.

In der Schweiz wurden Reserpin 1953 und Thiazide 1957 als Antihypertensiva eingeführt [6]. Zwischen der Einführung dieser Medikamente auf dem Schweizer Markt und der Verwendung als Antihypertensiva bei den von uns analysierten Patienten besteht folglich nur eine geringgradige Zeitverschiebung. Reserpinhaltige Kombinationspräparate wurden 1958-59 eingeführt und in der vorliegenden Studie schon 1960 verwendet.

Gleiches gilt für Methyl-Dopa, welches 1962 auf dem Schweizer Markt erschien und 1963 erstmals zur Anwendung kam.

Eine Verzögerung zwischen Einführung und Anwendung in der Praxis ergab sich nur für Betarezeptorenblocker, welche seit 1970 als Antihypertensiva eingesetzt wurden [6]. Der Anteil der Patienten mit Betarezeptorenblockern lag allerdings in den 3 Jahren (1975, 1976 und 1977), in welchen diese Medikamente verordnet wurden, unter 10%.

Die Analyse der Blutdruckverläufe der einzelnen Gruppen zeigt, daß signifikante Senkungen des Blutdrucks mehrheitlich bei jenen Patienten zu beobachten waren, welche seit 1960 behandelt wurden. Dieser Zeitpunkt fällt 1. ungefähr mit der Einführung der Diuretika und der reserpinhaltigen Kombinationspräparate zusammen und 2. mit der Aufgabe der therapiefreien Intervalle und der Anwendung einer kontinuierlichen antihypertensiven Therapie.

Nur die wenigen Patienten der Gruppe 1 wiesen über einen mittleren Beobachtungszeitraum von beinahe 24 Jahren nur gelegentlich einen statistisch signifikanten Druckabfall unter antihypertensiver Therapie auf. Zu beachten ist allerdings, daß das mittlere Alter dieser Patienten deutlich über dem der anderen Gruppen lag. Einzig diese Gruppe erhielt während der ersten drei Jahre eine unspezifische Therapie mit sogenannten „Chinin-Blutdruckpillen". Der antihypertensive Effekt dieses Medikaments ging wahrscheinlich nicht über einen Placebo-Effekt hinaus. Im weiteren Verlauf kamen dann auch bei diesen Patienten die erwähnten Antihypertensiva zur Anwendung. Dabei lagen die mittleren systolischen Blutdruckwerte um 180 mm Hg, die diastolischen konstant unter 100 mm Hg. Druckwerte also, die in Anbetracht des Alters dieser Patienten als befriedigend angesehen werden können.

In der zweiten Gruppe, in welcher mit einer antihypertensiven Therapie zwischen 1955 und 1959 begonnen wurde, war eine Häufung von signifikanten Blutdrucksenkungen im letzten der zwei untersuchten Jahrzehnte zu beobachten. In dieser Patientengruppe schwankten die Mittelwerte des systolischen Blutdrucks zwischen 150 und 180 und der diastolische zwischen 80 und 100 mm Hg. Gegen Ende des Untersuchungszeitraums betrug das mittlere Alter dieser Patienten 70 Jahre. Auch in dieser Gruppe ließ sich unserer Meinung nach in Anbetracht des Alters dieser Patienten eine befriedigende Blutdruckeinstellung erzielen.

In allen anderen Gruppen lagen unter Therapie die mittleren systolischen Blutdruckwerte mit wenigen Ausnahmen unter 160 mm Hg und die diastolischen Mittelwerte unter 95 mm Hg. Eine effiziente und ausreichende Blutdruckeinstellung kann deshalb angenommen werden.

Die Analyse der verordneten Medikamente und der Blutdruckantwort ergibt, daß seit der Einführung von Diuretika und von reserpinhaltigen Kombinationspräparaten in den Jahren 1959–1960 in dem von uns untersuchten Patientengut ein guter antihypertensiver Effekt erzielt wurde.

Eine statistisch signifikante Drucksendung ließ sich mehrheitlich in Gruppe 3 und mit ganz vereinzelten Ausnahmen in den Gruppen 4, 5 und 6 nachweisen. Eine Optimierung der antihypertensiven Therapie ist deshalb anzunehmen. Die gleichzeitige Analyse der verordneten Medikamente scheint darauf hinzudeuten, daß diese Optimierung der Hypertoniekontrolle durch Steigerung der Diuretika und Reduktion der reserpinhaltigen Kombinationspräparate erzielt wurde. An anderen Antihypertensiva wurde vor allem Methyl-Dopa verordnet. Der Anteil dieses Medikaments schwankte allerdings zwischen 22 und 2%, ohne daß dabei eine wesentliche Veränderung der Blutdruckverläufe auftrat. Seit 1973 nahm der Anteil an Patienten unter einer Therapie mit Methyl-Dopa kontinuierlich ab und betrug 1977 nur noch 5%.

β-Rezeptorenblocker wurden nur in den letzten drei Jahren des Beobachtungszeitraumes verschrieben. Der Anteil dieser Medikamentengruppe lag in diesen Jahren konstant unter 10%. Ein wesentlicher Einfluß dieser Medikamentengruppe auf die dokumentierten Blutdruckverläufe ist deshalb nicht anzunehmen.

Es war nicht Zielsetzung der vorliegenden Studie, den individuellen antihypertensiven Effekt der verschiedenen verordneten Medikamente zu analysieren. Auf eine Dokumentierung der Medikamentendosen wurde deshalb verzichtet. Zusammenfassend zeigt die vorliegende, retrospektive Studie über einen langjährigen Zeitraum ein gutes Ansprechen der arteriellen Hypertonie auf Diuretika und Kombinationspräparate. Nur ein relativ geringer Prozentsatz der Patienten erhielt andere Antihypertensiva, wie Methyl-Dopa und Betablocker. Es ist bekannt, daß eine Verabreichung von mehreren Antihypertensiva mit unterschiedlichen Wirkmechanismen besonders bei Patienten mit sekundären Formen der Hypertonie angezeigt ist. In der vorliegenden Untersuchung war der Anteil dieser Patienten sehr gering und betrug nur 6,4%. Dieser Anteil an sekundären Hypertonieformen stimmt mit Untersuchungen unserer Arbeitsgruppe an poliklinischen Patienten überein [7].

Die vorliegende Untersuchung dokumentiert eindrücklich, daß die Hypertonie in der Regel in der ärztlichen Praxis mit einfachen Therapieschemata effizient behandelt werden kann. Wir meinen ferner, daß die gute Hypertoniekontrolle indirekt auf eine wichtige Rolle der Arzt-Patienten-Beziehung hindeutet [5].

Literatur

1. Veterans Administration Cooperative Study. Effects of treatments on morbidity in hypertension. J. Amer. med. Ass. *213*, 1143 (1970)
2. A.M.A. Committee on hypertension: Drug treatment of ambulatory patients with hypertension. J. Amer. med. Ass. *225*, 1647 (1973)
3. LoGerfo, J.P.: Hypertension management in a pre-paid health care project. J. Amer. med. Ass. *233*, 245 (1975)
4. Bühler, F.R., de Lèche, A.S., Schüler, G., Gutzwiller, F., Baumann, F., Schweizer, W.: Das Hypertonieproblem in der Schweiz. Schweiz. med. Wschr. *106*, 99 (1976)
5. Moser, M.: The challenge of patient and physician compliance in hypertension. A simplified approach to treatment as one answer. Clin. Med. *11*, 30 (1975)
6. Escher, M.: Entwicklung der Hypertoniemortalität und des Antihypertensiva-Verbrauchs in der Schweiz. Berlin, Heidelberg, New York: Springer 1977
7. Gremminger, P., Vetter, W., Zimmermann, K., Beckerhoff, R., Siegenthaler, W.: Primäre und sekundäre Hypertonie in einem poliklinischen Krankengut. Schweiz. med. Wschr. *108*, 1 (1977)

Diskussion

Konrads: In Ihrem Referat haben Sie gezeigt, daß die Thiazide die Kallikrein-ausscheidung im Urin erhöhen bzw. auf die bei Normotonikern gemessenen Werte bringen. Sie schließen aus der im Urin gemessenen Kallikreinausscheidung auf die für die Wirkung des Systems wesentliche Aktivität der Kinine. Andererseits ist von McGiff gezeigt worden, daß die diuretische und natriuretische Wirkung der Kinine durch Prostaglandin E_2 modifiziert bzw. vermittelt wird. Gibt es bei Ihren Experimenten Korrelationen zwischen Diurese, Natriurese und Kallikrein-ausscheidung?

Stumpe: Die Kallikreinausscheidung war nach drei- bis vierwöchiger Therapie mit 50 mg Hydrochlorothiazid deutlich erhöht, während die Natriumausschei-dung sich zu diesem Zeitpunkt nicht signifikant von den Ausgangswerten unterschied.

Konrads: Wir haben Schweinepankreas-Kallikrein in vitro untersucht und zu-sammen mit Dr. Hummerich eine In-vitro-Aktivierung von Prorenin gefunden.

Weidmann: Im letzten Diapositiv hatten Sie angeführt, daß eine Diuretikatherapie zu einer Verminderung der Freisetzung von Noradrenalin führt und daß dies ein antihypertensiver Mechanismus sein könnte. Ich kenne aus der Literatur keine solchen Daten. Wir selbst haben bei einem sehr großen Kollektiv keine Abnahme von Noradrenalin im Plasma gefunden.

Stumpe: Die von mir gezeigten Daten sind neuere Untersuchungen einer japani-schen Arbeitsgruppe. Diese Gruppe hat Nebennieren perfundiert und eine ver-minderte Noradrenalinfreisetzung nach Thiaziddiuretika gefunden. Ich selbst habe keine Daten über Noradrenalinkonzentration unter Thiaziddiuretika.

Rumpf: Wenn ich Sie recht verstanden habe, haben Sie die chronische Diuretika-wirkung mit der erhöhten Kallikreinausscheidung in Zusammenhang gebracht. Meine Frage: Wie erklären Sie, daß Spironolacton, das ja auch hypotensiv wirkt, die Kallikreinausscheidung vermindert? Das ist mehrfach in der Literatur be-schrieben worden, und wir selbst haben das in unseren Untersuchungen auch gezeigt.

Stumpe: Dazu habe ich keine Erklärung. Wir haben nur den Effekt der Thiazide auf die Kallikreinausscheidung untersucht. Wir haben erste Hinweise dafür, daß auch Furosemid nach längerer Verabreichung zu einer solchen Zunahme führt. Ich kann auch nicht erklären, warum Thiazide zu dieser Stimulierung führen, während Spironolacton, das diuretisch und kaliuretisch wirkt und auch Renin stimuliert, diesen Effekt nicht hat.

Brod: Warum darf bei den Schwangerschaftsnephropathien kein Diuretikum gegeben werden?

Hayduk: Her Brod die Ansicht von Gynäkologen wiedergegeben. Meine persönliche Meinung: Wenn es sich nur um statische Ödeme handelt, sollten keine Diuretika gegeben werden. Wenn jedoch andere Ödemformen vorliegen, sind mild wirkende Diuretika, z. B. Thiazide, jedoch keine High-ceiling-Diuretika verwendet worden.

Stumpe: Ich glaube, daß die Gynäkologen vor Diuretika Angst haben, weil das Plasmavolumen in der Schwangerschaft nicht vermehrt sein muß, sondern im Gegenteil, eher verringert wird. Eine weitere Verringerung könnte zu unerwünschten Reflexmechanismen führen.

Greger: Sie haben unter Thiaziden einen Anstieg des Filtrats gefunden, was ungewöhnlich erscheint.

Stumpe: Diese Veränderungen wurden nach vierwöchiger Therapie gefunden, doch war der Unterschied zu den Ausgangswerten statistisch nicht signifikant.

Greeff: Wenn der hypertone Wirkungsmechanismus differenziert betrachtet werden soll, dann sollte man doch daran denken, daß Hypertonie nicht gleich Hypertonie ist. Auch eine essentielle Hypertonie verläuft phasenförmig, ist vom Alter abhängig. Vielleicht hilft die Aufgliederung der Patienten nach Alter der Erkrankung weiter, um etwas mehr über den Mechanismus sagen zu können.

Stumpe: Das ist unter anderem auch gemacht worden. Man kann heute wohl sagen, daß es keine Parameter gibt, mit Hilfe dessen vorbestimmt werden könnte, ob Diuretika bei einem bestimmten Patienten hypertensiv wirken oder nicht. Das gilt sowohl für ältere als auch für jüngere Patienten. Wir haben eine ganze Reihe sehr junger Hypertoniker erfolgreich mit Diuretika behandelt. Dabei hat sich gezeigt, daß etwa 30% aller jugendlicher Hypertoniker auf eine Diuretikabehandlung ansprechen; welche Patienten das sind, weiß man vorher nicht.

Krück: Ich kann für Herrn Greeff ergänzend noch sagen, daß es höchstwahrscheinlich eine Reihe von Untergruppen der essentiellen Hypertension gibt, die alle verschiedenartig reagieren. Was wir heute noch in den Sammeltopf der essentiellen Hypertonie reinwerfen, wird sich vielleicht später einmal in einzelne Fraktionen aufgliedern lassen.

Weidmann: Noch eine Bemerkung zu den Fettstoffwechselstörungen unter Diuretika. Bei der Osloer Studie ist kein Anstieg der Triglyceride gefunden worden. Der von uns festgestellte Triglyceridanstieg ist gering und statistisch nicht signifikant. Außerdem sind die Triglyceride in beiden Studien nicht mit dem koronaren Risiko korreliert. Es ist also wichtiger, das Cholesterin zu untersuchen und hier besonders das LDL- und VLDL-Cholesterin.

Kewitz: Ich glaube, daß man mit den Schlußfolgerungen aus der Osloer Studie vorsichtig sein muß, denn es sind nur Triglyceride und Cholesterin bestimmt worden. Es könnte demnach sein, daß in den Fraktionen Veränderungen vorgelegen haben. Außerdem sind Kontrollen bei so großen Studien immer etwas problematisch.

Eine Frage: In all den vielen Schemata der Hypertoniebehandlung werden in der ersten Stufe Diuretika und in der weiteren Stufe Kombinationen mit einem Beta-Rezeptoren-Blocker empfohlen. Warum ist die zweite Stufe nicht die Erhöhung der Diuretikadosis?

Stumpe: Die Dosis-Wirkungs-Kurve der Thiaziddiuretika verläuft flach, so daß bei Erhöhung der Dosis von 75 bis 100 mg auf 150 oder 200 mg (z. B. für Hydrochlorothiazid) kein stärkerer diuretischer und natriuretischer Effekt erreicht werden kann. Nach meiner Meinung sollte man die Dosis nicht weiter erhöhen, weil kein größerer therapeutischer Effekt erreicht wird, aber die Nebenwirkungen wie Hyperurikämie und Hypokaliämie zunehmen.

Schlußwort

Dank der Referate und Diskussionen dieses Symposions sind wir – so darf ich mit Recht sagen – dem Ziel, das ich zu Beginn unserer Tagung ansprach, nämlich einen tieferen Einblick in die Wirkungsweise der Diuretika zu gewinnen, einen Schritt näher gekommen.

Daß eine chemische Substanz überhaupt zu einer nephrotropen Droge und somit zu einem Diuretikum wird, liegt an der Niere selbst, die die Stoffe in der Tubulusflüssigkeit sehr stark anreichern kann, so daß sie dort ihre Wirkung entfalten, während die Konzentration in der gesamten übrigen extrazellulären Flüssigkeit unterschwellig bleibt. Naturgemäß ist die Aktivität auch von physikalischen Eigenschaften (Molekülgröße, Lipoidlöslichkeit, Proteinbindung, elektrischer Ladung), von der Metabolisierung und Ausscheidung abhängig. Überraschenderweise kann aber auch die Kombination verschiedenartiger Diuretika die Bioverfügbarkeit der einzelnen Substanzen beeinflussen: So wird die Plasmakonzentration von Bemetezid durch gleichzeitige Gabe von Triamteren verringert, während umgekehrt Bemetezid die des Triamteren steigert.

Zum ersten Mal konnte festgestellt werden, daß die diuretische Wirkung stereospezifisch sein kann, während der Effekt auf die Nierendurchblutung und die Hemmung der PAH-Sekretion nicht von der sterischen Konfiguration abhängen.

Nähere Einblicke in den Wirkungsmechanismus lassen sich mittels Potentialmessungen an Tubuluszellen gewinnen. So depolarisieren Substanzen, die wie Amilorid primär den Natriumtransport hemmen, die peritubuläre Zellmembran, während solche, die primär am Chloridtransport angreifen (Chlorothiazid, Furosemid, Etacrynsäure, Acetazolamid), zur Hyperpolarisierung führen.

Um biologische Vorgänge und auch deren Beeinflußbarkeit durch Pharmaka richtig zu verstehen, ist der Einblick in zelluläre Stoffwechselabläufe von besonderer Bedeutung. So läßt die dosisabhängige Hemmung des Sauerstoffverbrauchs an isolierten Zellen des aufsteigenden Schenkels der Henle'schen Schleife durch Furosemid, Bumetanid, Piretanid und Etacrynsäure auf einen Angriffspunkt an diesen Zellen schließen. Daß dies nur in Gegenwart von Chlorid in Kombination mit Natrium geschieht, beweist, daß diese Diuretika sich auf den Eintrittsmechanismus von NaCl in die Zellen auswirken. So erscheint auch die Rolle der Carboanhydratase bei der Bicarbonat-Reabsorption in einem neuen Licht, dergestalt, daß das Enzym membrangebunden an der peritubulären Seite ansetzt und die Permeabilität von HCO_3 beeinflußt. Diese Vorgänge lassen sich durch Carboanhydratasehemmstoffe vermindern oder aufheben.

Wenn ein Saluretikum proximal der Stelle der Kaliumsekretion angreift – und dies tun praktisch alle –, kommt es zu einem strömungsabhängigen Verlust von

Kalium- und Wasserstoffionen, dem durch Amilorid wirkungsvoll begegnet werden kann. Alle Saluretika steigern somit die renale Kaliumausscheidung; die Kombination mit Antikaliuretika ist deshalb für die klinische Anwendung stets zu empfehlen.

Zusammen mit der Elimination von Wasser und Salzen nimmt unter dem Einfluß der Diuretika auch die Ausscheidung der Prostaglandine E_2 im Urin zu. Wenn aber die Prostaglandinsynthese, z. B. durch Indometacin gehemmt wird, unterbleibt der diuretisch-natriuretische Effekt von Furosemid und Hydrochlorothiazid. Ob sich daraus weitere Hinweise auf den Wirkungsmechanismus ableiten lassen, ist noch unklar. Auf jeden Fall aber muß die Klinik diesen Beobachtungen schon jetzt die Schlußfolgerung entnehmen, daß Diuretika auf keinen Fall zusammen mit Antiphlogistika verabreicht werden dürfen, wenn das therapeutische Ziel einer Salz- und Wasserelimination nicht in Frage gestellt werden soll.

Die physiologische, durch Kochsalzzufuhr induzierte Natriurese läßt sich nach neuesten Ergebnissen durch ein in der Tubulusflüssigkeit vorhandenes System erklären, das load-abhängig den Natriumtransport der proximalen Tubuluszelle stimuliert und dessen Wirksamkeit durch chronische Kochsalzzufuhr vermindert zu werden scheint. Die exakte Natur dieses Systems bedarf allerdings noch einer eingehenden Definition.

Besonders interessant und für die klinische Anwendung wichtig ist das pharmakokinetische Verhalten einzelner Diuretika bei verschiedenen Graden renaler Funktionseinschränkung. So wird Triamteren bei renaler Insuffizienz nur stark verzögert ausgeschieden, so daß die Gefahr einer Kumulation entsteht. Auch die renale Elimination von Hydrochlorothiazid ist herabgesetzt, jedoch scheinen hier auch extrarenale Ausscheidungswege gangbar zu sein, so daß toxische Erscheinungen weniger zu befürchten sind. Etozolin und sein Metabolit Ozolinon hingegen sind in ihrer Ausscheidung praktisch unabhängig von der renalen Funktion.

Extrarenale Wirkungen der antikaliuretischen Diuretika betreffen vor allem das Herz. Sie bestehen in einer Beeinflussung der Dauer des Aktionspotentials sowie der maximalen Kraftentwicklung der Myokardfaser und antagonisieren glykosidbedingte elektrophysiologische Effekte. Für die Klinik können sich dabei neue Aspekte in der Behandlung kardialer Funktionseinbußen ergeben: Verminderung von Rhythmusstörungen, möglicherweise sogar Besserung der Kontraktionsleistung der Herzmuskelfaser durch Kalium-sparende Pharmaka.

Noch nicht ganz so weit sind die Vorgänge der blutdrucksenkenden Mechanismen der Diuretika aufgehellt. Wenn auch bekannt ist, daß Vertreter dieser Stoffgruppe die Reagibilität der Gefäßwand auf Noradrenalin herabzusetzen scheinen, wenn Hinweise vorliegen, daß Kallikrein für die Aktivierung des Proreninsystems von Bedeutung sein könnte, so muß doch trotz mancher attraktiver Ideen und Schemata die Beantwortung der Frage noch offen bleiben, auf welchem Weg der blutdrucksenkende Effekt zustande kommt.

Ergebnisse von Langzeituntersuchungen zur chronischen Toxizität bei verschiedenen Spezies sind nur mit Vorsicht auf den Menschen übertragbar. Erfreulicherweise zeigen Benzothiadiazine eine beachtlich hohe therapeutische Breite; auch Hinweise auf Kanzerogenität werden bei der gesamten Stoffgruppe der Diuretika nicht gefunden. Ob die beobachtete Nierenschädigung der stark wirksamen und der kaliumsparenden Diuretika für den Menschen je eine Bedeutung gewinnen wird, sei angesichts der geringen Wirkdosis dahingestellt. Da Schleifendiuretika die Calciumausscheidung stimulieren, sollte aber bei längerer Anwendung dem Stoffwechsel des Skelettsystems Beachtung geschenkt werden. Es muß also immer auch bei der klinischen Anwendung der Diuretika auf Nebenwirkungen geachtet werden, wenn auch deutlich hervorzuheben ist, daß die bei tierexperimentellen Toxizitätsstudien verwandten Dosen einem vielfachen der für den klinischen Erfolg am Menschen erforderlichen Dosen entsprechen.

Auf wohl noch unklarem Weg scheint die Dauerapplikation von Saluretika zum Anstieg der Cholesterin- und Triglycerid-Konzentration im Plasma zu führen. Ich möchte allerdings davor warnen, jetzt voreilige Schlüsse daraus zu ziehen, bevor wir wissen, welche Relevanz dieser Beobachtung zukommt. Ob es sich lediglich um biochemische Befunde handelt, oder ob sich hier ein weiterer Risikofaktor ankündigt, bedarf einer strengen klinischen Beurteilung. Quasi als Aperçu könnte man folgern, daß sich vielleicht doch noch eine spezielle Diät zur Behandlung der Hochdruckkrankheit entwickeln läßt, bei der die wenig schmackhafte, salzarme Kost durch reichliche Gaben von Zwiebeln und Knoblauch verbessert werden könnte, von denen ja heute erneut nachgewiesen ist, daß sie in der Lage sind, Cholesterin und Triglyceride zu senken.

Wenn auch bei diesem Symposion nicht alle anstehenden Fragen eine Erklärung finden konnten, so haben uns Referate und vor allem die Diskussionen Wege gezeigt, auf denen weiterzuarbeiten es sich lohnt; sie haben neue Probleme angeschnitten und manchen anscheinend längst geklärten Zusammenhang in anderem Licht erscheinen lassen. Ich danke allen für die rege Beteiligung und schließe in meinen Dank auch Frau Boros und Herrn Dr. Schrey für die vorzügliche Organisation ein.

F. Krück, Bonn

Sachverzeichnis

Teilnehmerverzeichnis

Dr. A. BARTALSKY, O.A.
A-Wien

R.W. BEHNE
DIOMED-Pressedienst, Auf dem Rosenberg 2, 5307 Wachtberg-Villiprott

Dr. med. U. BIERMANN
FA f. Innere Krankheiten, Frankfurter Str., 5230 Altenkirchen/Westerw.

Prof. Dr. H.-D. BOLTE
Klinikum Großhadern, Innere Medizin, 8000 München

Dr. J. BONNIER
Cardioloog, Catharina Ziekenhuis, NL-Eindhoven

Dr. R. BRÄUER
Steinmatten 25, 7803 Wildtal

P. BREHM
Cedona, Oudeweg 147, P.O. Box 850, NL-Haarlem

Prof. Dr. J. BROD
Kliniken der Medizinischen Hochschule Hannover, Nephrologie, 3000 Hannover

Dr. K. BRUYNEEL
Cardiologie, K. Oomsstr. 44, B-Antwerpen

Dr. L.F. CHASSEAUD
Huntingdon Research Centre, GB-Huntington PE 18 6 ES

Dr. med. W. CREMER
Krankenhaus der Barmherzigen Brüder, Zentrum für Dialyse und Nephrologie, 5500 Trier

Prof. Dr. P. DEETJEN
Direktor des Physiologischen Instituts, Schöpfstr. 41, A-6020 Innsbruck

H. DEHMEL
Springer-Verlag, Nachweis wiss. Literatur, 1000 Berlin 15

Dr. H. DETTELBACH
Director of Professional Relations Hoechst-Roussel Pharmaceuticals Inc., Route 202–206 North Sommerville, New Yersey 08876/USA

Prof. Dr. med. A. DISTLER
Johannes-Gutenberg-Universität, Mainz, Klinikum, Postfach 3960, Langenbeckstr. 1, 6500 Mainz

Dr. med. H. DISTLER
Wilhelmstr. 35–37, 5300 Bonn 1

Dr. R. DÜSING
Med. Univ.-Poliklinik, Bonn, Wilhelmstr. 35–37, 5300 Bonn

Priv.-Doz. Dr. med. H. ESSER
Med. Univ.Poliklinik Bonn, Wilhelmstr. 35–37, 5300 Bonn 1

Dr. med. U. EUTEBACH
FA f. Innere Krankheiten, Richteweg 1, 5248 Wissen

Dr. FAURE
Röhm-Pharma, 6100 Darmstadt

Dr. med. E. FINK
Mohnwinkel 5, 8501 Rückersdorf

Dr. med. O. FRÄNKEL
Dörenberg-Klinik, 4505 Bad Iburg

Prof. Dr. E. FRÖMTER
Max-Planck-Institut für Biophysik, 6000 Frankfurt/Main 70

Priv.-Doz. Dr. K. L. FROER
Deutsches Herzzentrum, Lothstr. 11,
8000 München 2

Prof. Dr. G. GIEBISCH
Department of Physiology, Yale University, 333 Cedae Street, New Haven,
Conn. 06510/USA

Dr. med. K. GLÄNZER
Med. Univ.-Poliklinik, Wilhelmstr. 35–37, 5300 Bonn 1

Prof. Dr. GRABENSEE
Med. Einrichtung der Univ. Düsseldorf, Moorenstr. 5, 4000 Düsseldorf

Prof. Dr. med. K. GREEFF
Direktor des pharmakologischen Institutes der Universität Düsseldorf, Moorenstr. 5, 4000 Düsseldorf

Prof. Dr. J. GREVEN
Abtlg. Pharmakologie der Med. Fakultät, an der Rhein.-Westf. Techn. Hochschule Aachen, 5100 Aachen

B. DE GROOT
Cedona, Oudeweg 147, P.O. Box 850,
NL-Haarlem

Prof. Dr. K.-D. GROSSER
Direktor der Med. Klinik I, Städt. Krankenanstalten, Lutherplatz 40,
4150 Krefeld

Dr. D. HÄBERLE
Physiol. Institut der Universität, Pettenkoferstr. 12, 8000 München

Priv.-Doz. Dr. med. K. HAYDUK
Marien-Hospital, Innere Abteilung,
Rochusstr. 2, 4000 Düsseldorf

Dr. med. I. HECK
Medizinische Univ.-Poliklinik, Wilhelmstr. 35–37, 5300 Bonn 1

Prof. Dr. O. HEIDENREICH
Abtlg. Pharmakologie der Medizinischen Fakultät an der Rhein.-Westf. Techn. Hochschule Aachen, Melatener Str. 213, 5100 Aachen

Dr. med. G. HENNE
Hauptstr.102, 5060 Bergisch Gladbach 2

Prof. Dr. W. HERMS
Evang. Krankenhaus, Kirchfeldstr. 40,
4000 Düsseldorf

Prof. Dr. K. HIERHOLZER
Institut für Klinische Physiologie, Klinikum Steglitz der Freien Univ. Berlin,
Hindenburgdamm 30, 1000 Berlin 45

P. HOFFMANN
Falkensteiner Str. 24, 6000 Frankfurt

Prof. Dr. H. HOLZGREVE
Medizinische Poliklinik der Universität München, Pettenkoferstr. 8a, 8000 München 2

Dr. H. J. HOPPE
IPHAR-Institut, Pestalozzistr. 25, 8012 München-Ottobrunn

Dr. M. HROPOT
Hoechst AG, Abt. f. Pharmakologie, Postfach 800320, 6230 Frankfurt/Main 80

Dr. W. HUMMERICH
Med. Univ.-Poliklinik, Josef-Stelzmann-Str. 9, 5000 Köln 41

Prof. Dr. W. KAUFMANN
Dir. des Städt. Krankenhauses, II. Med. Klinik d. Univ.-Klinik, Ostmerheimer Str. 200, 5000 Köln 91

Apotheker KAUTAK
St. Johannes-Hospital, 4100 Duisburg

Prof. Dr. H. KEWITZ
Institut für Klinische Pharmakologie,
Hindenburgdamm 30, 1000 Berlin 45

Prof. Dr. R. KINNE
Max-Planck-Institut für Biophysik,
6000 Frankfurt/Main 70

Prof. Dr. W. KLAUS
Institut für Pharmakologie d. Universität Köln, 5000 Köln 41

Dr. med. KLEHR
Medizinische Klinik Venusberg, 5300
Bonn-Venusberg

Prof. Dr. med. K. KLÜTSCH
Ärztlicher Direktor, I. Med. Klinik,
Stadt- und Kreiskrankenhaus, 6330
Wetzlar/Lahn

Prof. Dr. H. KNAUF
Klinikum d. Albert-Ludwigs-Univ.,
Abtlg. Innere Medizin IV, Hermann-
Herder-Str. 6, D-7800 Freiburg

Dr. A. KONRADS
Medizinische Einrichtungen der Univ.
Köln, Josef-Stelzmann-Str. 9, 5000
Köln 41

PETER F.M. KOTZOLT
Unternehmensber. Büro f. pharm.
Marketing, Brückenweg 15, 4620 Ca-
strop-Rauxel

Prof. Dr. KRÄMER
Med. Univ.-Poliklinik, Robert-Koch-
Str. 40, 3400 Göttingen

Prof. Dr. P. KRAMER
Med. Univ.-Poliklinik Bonn, Wilhelmstr. 35–37, 5300 Bonn

Prof. Dr. O. KRAUPP
Pharmakologisches Institut der Univ.
Wien, Währinger Str. 13 a, A-1090
Wien IX

Prof. Dr. H.J. KRECKE
CA Krankenhaus Hamburg-Altona,
Paul-Ehrlich-Str. 1, 2000 Hamburg

Prof. Dr. F. KRÜCK
Direktor der Med. Univ.-Poliklinik,
5300 Bonn, Wilhelmstr. 35–37

Dr. med. G. KUNZE
FA Innere Krankheiten, Wasserstr. 15,
4430 Steinfurt

Dr. med. G. KUNZE
Klinikum d. Albert-Ludwigs-Univ.,
Abtlg. Innere Medizin IV, Hermann-
Herder-Str. 6, 7800 Feiburg

Prof. Dr. F. LEUSCHNER
Laboratorium f. Pharmakologie und
Toxikologie, Francoper Str. 66 b, 2154
Hamburg 92

Prof. Dr. B. LÜDERITZ
Med. Klinik I, Klinikum Großhadern
der Univ., Marchioninistr. 15, 8000
München 70

Frau Apothekerin B. MARK
Bepotstr. 4, CH-3012 Bern

Prof. Dr. med. Dr. h.c. P. MATIS
Redaktion der Zeitschrift „Die Medizinische Welt", Lenzhalde 3, 7000 Stuttgart 1

Dr. med. F. MATZKIES
Chefarzt, Kurparkklinik, Kurhausstr.
31, 6740 Bad Neustadt/Saale

Dr. med. K. H. METZGER
Kurpark-Sanatorium, 6350 Bad Nau-
heim

Dr. M. MICHELS
Cardioloog, Dijkzigt Ziekenhuis,
NL-Rotterdam

Priv.-Doz. Dr. med. S. MIEDERER
Medizinische Univ.-Poliklinik Bonn,
Wilhelmstr. 35–37, 5300 Bonn 1

Dr. med. D. MÜLLER-PLETTENBERG
Herzkamper Str. 1 a, 5600 Wuppertal 2

Frau Dr. med. MÜLLER-SEIDEL
Boehringer Mannheim, 6800 Mannheim

Dr. R. MUSCHAWECK
Hoechst AG, Postfach 800320, 6230
Frankfurt/Main 80

Prof. Dr. E. NOACK
Pharmakol. Institut der Univ.-Klinik
Düsseldorf, 4000 Düsseldorf

Dr. med. A. OVERLACK
Medizinische Univ.-Poliklinik, Wilhelmstr. 35–37, 5300 Bonn 1

Prof. Dr. D. PALM
Institut für Pharmakologie der Univ.
Frankfurt, Theodor-Stern-Kai, 6000
Frankfurt

Dr. med. W. POEPLAU
St. Marienkrankenhaus, 8450 Amberg

Priv.-Doz. Dr. J. ROSENTHAL
Dept. Innere Med. d. Universität Ulm,
Steinhövelstr. 9, 7900 Ulm

Dr. med. K.W. RUMPF
Med. Univ.-Poliklinik, Robert-Koch-
Str. 40, 3400 Göttingen

Dr. med. J. R. SCHÄFER
FA f. Innere Krankheiten, Salinenstr.
21, 6550 Bad Kreuznach

PD Dr. med. E. SCHNURR
Med. Klinik und Poliklinik, Klinik A,
Moorenstr. 5, 4000 Düsseldorf

Dr. med. A. SCHREY
Melusin Schwarz-Monheim GmbH,
4019 Monheim/Rheinl.

Prof. Dr. med. G. SCHÜTTERLE
Med. Univ.-Klinik, Klinikstr., 6300
Gießen/Lahn

Prof. Dr. J. SCHUSTER
Institut für Arzneimittel des Bundesge-
sundheitsamtes, Postfach, 1000 Berlin
33

Dr. med. U. SCHWANTES
Ferdinand-Sauerbruch-Klinikum, 5600
Wuppertal 1

Mag. P. SLECHTA
c/o Fa. GEBRO, A-6391 Fieberbrunn,

Frau Dr. med. M. SORGER
Medizinische Univ.-Poliklinik, Wilhelmstr. 35–37, 5300 Bonn 1

Dr. med. F. SPÄTH
Therapiewoche, Schriftleitung, Kaiser-
allee 30, 7500 Karlsruhe 1

Prof. Dr. K.O. STUMPE
Med. Univ.-Poliklinik Bonn, Wilhelmstr. 35–37, 5300 Bonn

Chefarzt Dr. med. THIEDE
Leit. Arzt der Med. Abtlg. Herz- und
Kreislauferkrankungen, Städt. Kran-
kenhaus, 6940 Weinheim

Prof. Dr. K. THURAU
Physiol. Institut d. Universität, Pettenkofer Str. 12, 8000 München

Priv.-Doz. Dr. med. G. TRÜBESTEIN
Medizinische Univ.-Poliklinik Bonn,
Wilhelmstr. 35–37, 5300 Bonn 1

P. UDELHOVEN
Hasselbach 4a, 5541 Winterspelt

PD Dr. W. VETTER
Universitätsspital Zürich, Department
für Innere Medizin, Med. Poliklinik,
CH-8091 Zürich

Priv.-Doz. Dr. med. VETTER
Medizinische Univ.-Poliklinik, Wilhelmstr. 35–37, 5300 Bonn 1

B. WEIDMANN
Inselspital Bern, Med. Poliklinik, CH-
3010 Bern

H.W. WEISMANN
Redaktion der Zeitschrift „Praxisku-
rier", Pasinger Str. 8, 8033 Planegg

Dr. E. WERNER
Abtlg. f. Biophysikalische Strahlenfor-
schung, Paul-Ehrlich-Str. 15 u. 20, 6000
Frankfurt/Main

Prof. Dr. C. WERNING
St. Katharinen-Hospital, 5020 Frechen

B. W. WIEDEMANN
„Medical Tribune", Kirchstr. 9, 6301
Heuchelheim

Prof. Dr. med. M. WIEDERHOLT
Klinikum Steglitz der Freien Univ. Ber-
lin, Institut für Klinische Physiologie,
Hindenburgdamm 30, 1000 Berlin 45

Prof. Dr. H.-P. WOLFF
Klinikum der Johannes-Gutenberg-
Universität, I. Med. Klinik u. Polikli-
nik, Langenbeckstr. 1, 6500 Mainz

Priv.-Doz. Dr. med. H. WUTKE
Medizinische Univ.-Poliklinik Bonn,
Wilhelmstr. 35–37, 5300 Bonn 1